JN013334

新訂版

図解
ワンポイント

病理学

第 2 版

•疾病の成り立ちと回復の促進•

著者

岡田 英吉

富山市医師会 健康管理センター
臨床検査部病理診断科・病理診断部長

scio
Publishers Inc.
サイオ出版

改訂版への序言

　図解ワンポイント病理学の初版第1刷は2004年に医学芸術社から出版されました。

　その後、出版社が変わって2015年からは現在のサイオ出版に引き継がれ、今日に至っています。

　その間、増刷時に一部、免疫に関する項目を書き直しましたが、全面的な改訂作業は行われておりません。しかし、初版第1刷の出版から16年を経て、その間の医学の進歩は目覚ましいものがあります。本書がめざす基本的なレベルですら新たな記載が必要な状態となっていました。かなり以前より改訂版への大幅な書き換えが必要である事は自覚しておりましたが、なかなか実現せずに最近にまで至っておりました。

　このたびサイオ出版の担当の中村様から改訂版出版の提示があり即座にその作業に取りかかり、本日無事終了できました。

　改訂の内容としては、病理学総論に於いては特に炎症と腫瘍の項目に関して大幅な書き替えを行いました。病理学各論に関しては、この間に、各疾患に関する取扱規約、ガイドライン、および、WHO分類の改訂が順次行われており、なるべくこれらの最新のものに沿った記述となるように書き替えを行いました。

　内容的には最新の知見に基づく記述となるように努力致した一方で、本書の特徴である簡潔な記述となる様にも最大限の配慮をしたつもりです。すなわち、記述は簡潔でも内容的には高いレベルが維持されていると自負しております。また、見開き2ページで1単位となる構成や要約項目の配置など、従来の本所の特色も十分維持できたと考えています。

　なお、発がんの分子機構の項の執筆に際しては富山大学医学部 臨床腫瘍学講座 の林龍二教授のアドバイスを頂きました。ここに感謝の意を表します。

　この改訂版を用いて病理学の最新の知識が能率的に学習できる事を確信しています。

2020年12月

岡田英吉

はじめに

　本書は主に看護学生の方々が病理学を学ぶために執筆された教科書です。

　病理学は病気の原因、成立過程、およびその結果について学ぶ学問であり、医療チームを構成するすべての職種に共通して必須の教科です。看護師も、もちろんその例外ではありません。

　病理学は病理総論と病理各論に分かれますが、とくにそのうちでも炎症、腫瘍、循環障害といった病気の基本概念について学ぶ病理学総論が重要です。

　病理学総論においては、病気の基本概念を理解し、またそれに関する多くの用語を学習します。これらの概念や用語は医療全般にわたり普遍的に用いられる基本的なものですが、一般にも用いられることがあるため、正確な概念を知らなくても何となくわかっているような気分になることがあります。しかし、医療で使用される場合はその正確な意味に基づかなければならず、曖昧な理解は厳に慎まなければなりません。したがって、看護教育の初期段階で正確な病理学総論を身につけることは、その後の看護学の学習の基礎として非常に重要です。その意味において、本書は病理学総論に力点を置いて執筆してあります。また、病理学各論の部分に関しても、各論を通じてより深く病理学総論を理解できるように配慮したつもりです。

　この教科書を用いて学習された方々は将来、本書に記載のない疾患と遭遇することになるかもしれませんが、病理学総論に立ち戻れば、どのような疾患でも、その本質を理解することができます。

　本書においては、見開き2ページが1単位となる、非常に区切りのよい構成をとっています。左ページには図表を大きく配置し、図表により直感的に理解できるように努めました。また、要約項目を明記し、各単位の重要点が何であるかを明確に示してあります。文章に関しても、段落を大きく区切り各段落ごとの意味を明確にしたつもりです。全体に学習しやすい教科書に仕上がったと思います。また、病理学の学習が終わった後でも、何か疑問が生じたり忘れた点がある場合にその部分だけを参照しやすい構成となっています。

　病理学の学習が修了したあとでも、繰り返し本書を参照していただけたらうれしいと思っています。

2015年10月

岡田　英吉

Contents

改訂版への序言 ……………………………………………………………………… 3

はじめに ……………………………………………………………………………… 5

病理学総論

Ⅰ ▶ 病理学入門 ………………………………………………………………… 14

Ⅱ ▶ 先天異常

❶ 先天異常とその成因 ………………………………………………… 16

❷ 染色体異常 …………………………………………………………… 18

❸ 遺伝子病① …………………………………………………………… 20

❹ 遺伝子病② …………………………………………………………… 22

❺ 環境要因による先天異常 …………………………………………… 24

❻ 先天奇形 ……………………………………………………………… 26

Ⅲ ▶ 代謝障害

❶ 萎縮 …………………………………………………………………… 28

❷ タンパク変性 ………………………………………………………… 30

❸ 脂肪・糖原・色素変性 ……………………………………………… 32

❹ 石灰化・結石症 ……………………………………………………… 34

❺ 黄疸 …………………………………………………………………… 36

❻ 糖尿病 ………………………………………………………………… 38

❼ その他の代謝障害 …………………………………………………… 40

❽ 壊死とアポトーシス ………………………………………………… 42

Ⅳ ▶ 進行性病変

❶ 肥大と過形成 ………………………………………………………… 44

❷再生と化生 ……………………………………………………… 46

❸肉芽組織・創傷治癒・異物処理 …………………………… 48

❹移植と再生医学 ……………………………………………… 50

Ⅴ 循環障害

A 局所循環障害

❶充血・うっ血・浮腫 ………………………………………… 52

❷出血と出血傾向 ……………………………………………… 54

❸血栓症・塞栓症 ……………………………………………… 56

❹虚血と梗塞・側副循環 ……………………………………… 58

B 全身性循環障害

❶ショック ……………………………………………………… 60

❷心不全 ………………………………………………………… 62

Ⅵ 炎症

❶炎症の定義と過程① ………………………………………… 64

❷炎症の定義と過程② ………………………………………… 66

❸炎症細胞 ……………………………………………………… 68

❹炎症の分類 …………………………………………………… 70

Ⅶ 免疫病理と感染症

A 免疫病理

❶液性免疫と細胞性免疫 ……………………………………… 72

❷アレルギー …………………………………………………… 74

❸外因の関与するアレルギー性疾患 ………………………… 76

❹自己免疫疾患と膠原病 ……………………………………… 78

❺免疫不全 ……………………………………………………… 80

B 感染症

❶感染症の成立 ………………………………………………… 82

❷感染源 ……………………………………………………………… 84

Ⅷ 腫瘍

❶腫瘍の定義と分類 ……………………………………………… 86

❷腫瘍の形態 ……………………………………………………… 88

❸腫瘍の発育と進展 ……………………………………………… 90

❹腫瘍と宿主の関係 ……………………………………………… 92

❺腫瘍の悪性度と病期 …………………………………………… 94

❻発がん機構① 発がん因子 …………………………………… 96

❼発がん機構② 発がんの形態・生化学および分子機構（1） …… 98

❽発がん機構② 発がんの形態・生化学および分子機構（2） …… 100

❾腫瘍各論① ……………………………………………………… 102

❿腫瘍各論② ……………………………………………………… 104

病理学各論

Ⅰ 循環器疾患

A 血管・リンパ管

❶動脈硬化症 ……………………………………………………… 108

❷高血圧症 ………………………………………………………… 110

❸動脈瘤 …………………………………………………………… 112

❹静脈瘤・静脈血栓 ……………………………………………… 114

B 心臓

❶先天性心疾患① ………………………………………………… 116

❷先天性心疾患② ………………………………………………… 118

❸虚血性心疾患① ………………………………………………… 120

❹虚血性心疾患② ………………………………………………… 122

❺心臓の肥大と拡張 ……………………………………………… 124

❻心内膜炎・心筋炎 ……………………………………… 126

❼心臓弁膜症 ……………………………………………… 128

❽心筋症 …………………………………………………… 130

Ⅱ 血液・リンパ系臓器疾患

A 血液・骨髄

❶貧血 ……………………………………………………… 132

❷白血病 …………………………………………………… 134

❸その他の骨髄腫瘍性・腫瘍様疾患 …………………… 136

B リンパ組織

❶リンパ節炎・脾疾患・胸腺疾患 ……………………… 138

❷悪性リンパ腫 …………………………………………… 140

Ⅲ 呼吸器疾患

❶上気道疾患 ……………………………………………… 142

❷無気肺 …………………………………………………… 144

❸肺の循環障害 …………………………………………… 146

❹肺炎① …………………………………………………… 148

❺肺炎② …………………………………………………… 150

❻慢性閉塞性肺疾患 ……………………………………… 152

❼拘束性肺疾患 …………………………………………… 154

❽肺腫瘍 …………………………………………………… 156

❾胸膜疾患と縦隔疾患 …………………………………… 158

Ⅳ 消化器疾患

A 口腔・消化管

❶口腔・唾液腺疾患 ……………………………………… 160

❷食道疾患 ………………………………………………… 162

❸胃炎 ……………………………………………………… 164

❹消化性潰瘍 ……………………………………………………… 166

❺胃ポリープ ……………………………………………………… 168

❻胃癌① …………………………………………………………… 170

❼胃癌② …………………………………………………………… 172

❽炎症性腸疾患 …………………………………………………… 174

❾大腸ポリープと大腸癌 ………………………………………… 176

❿その他の消化管疾患 …………………………………………… 178

B 肝臓

❶ウイルス性肝炎 ………………………………………………… 180

❷アルコール性肝障害と薬剤性肝障害 ………………………… 182

❸肝硬変症 ………………………………………………………… 184

❹肝腫瘍 …………………………………………………………… 186

❺胆道疾患 ………………………………………………………… 188

C 膵臓

❶膵炎 ……………………………………………………………… 190

❷膵腫瘍 …………………………………………………………… 192

Ⅴ 泌尿器疾患

❶原発性糸球体疾患① …………………………………………… 194

❷原発性糸球体疾患② …………………………………………… 196

❸その他の糸球体疾患 …………………………………………… 198

❹尿細管・間質の疾患 …………………………………………… 200

❺腎腫瘍とその他の腎疾患 ……………………………………… 202

❻下部尿路疾患 …………………………………………………… 204

Ⅵ 男性生殖器疾患

❶精巣疾患 ………………………………………………………… 206

❷前立腺疾患 ……………………………………………………… 208

Ⅶ 女性生殖器および乳腺疾患

A 女性生殖器
- ❶外陰部と膣の疾患 ………………………………… 210
- ❷子宮頸部の疾患 …………………………………… 212
- ❸子宮体部の疾患 …………………………………… 214
- ❹卵巣疾患 …………………………………………… 216
- ❺妊娠関連疾患 ……………………………………… 218

B 乳腺
- ❶炎症・進行性病変・良性腫瘍 …………………… 220
- ❷乳癌 ………………………………………………… 222

Ⅷ 内分泌疾患
- ❶下垂体疾患 ………………………………………… 224
- ❷甲状腺疾患① ……………………………………… 226
- ❸甲状腺疾患② ……………………………………… 228
- ❹副腎疾患 …………………………………………… 230
- ❺上皮小体疾患 ……………………………………… 232

Ⅸ 運動器疾患
- ❶筋疾患 ……………………………………………… 234
- ❷骨の非腫瘍性疾患 ………………………………… 236
- ❸関節疾患 …………………………………………… 238
- ❹骨腫瘍① …………………………………………… 240
- ❺骨腫瘍② …………………………………………… 242

Ⅹ 皮膚疾患
- ❶皮膚疾患① ………………………………………… 244
- ❷皮膚疾患② ………………………………………… 246

XI 神経疾患

❶頭部外傷 ……………………………………………… 248

❷脳血管障害 …………………………………………… 250

❸中枢神経系の感染症 ………………………………… 252

❹変性疾患 ……………………………………………… 254

❺脳腫瘍① ……………………………………………… 256

❻脳腫瘍② ……………………………………………… 258

❼その他の脳神経疾患 ………………………………… 260

病理解剖と病理検査

病理解剖と病理検査 ……………………………………… 262

参考文献 ………………………………………………………………… 264
さくいん ………………………………………………………………… 265

病理学総論

Ⅰ　病理学入門

Ⅱ　先天異常

Ⅲ　代謝障害

Ⅳ　進行性病変

Ⅴ　循環障害

Ⅵ　炎　症

Ⅶ　免疫病理と感染症

Ⅷ　腫　瘍

❶ 病理学入門

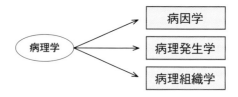

図1-1 病理学の内容

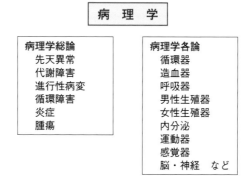

図1-2 病理学総論と各論

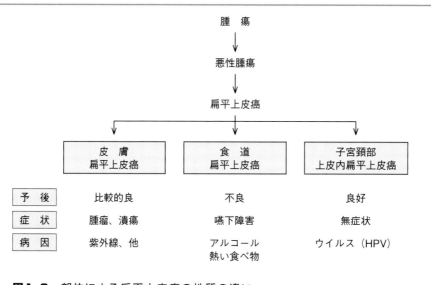

図1-3 部位による扁平上皮癌の性質の違い

　病理学 pathology は病気の原因やその成り立ちを科学的に理解することを目的とした学問である。名前のとおり（patho- ＝ 病気、-ology ＝ 学問）病気の学問である。具体的には人間がどのような原因で病気になり（病因学 etiology）、その病気が人体にどのような機序で影響を及ぼし（病理発生学 pathogenesis）、人体の構造をどのように変化させていく（病理組織学 histopathology）かを勉強する（図1-1）。

　すべての医療に携わるスタッフは、自らの任務の遂行のためには病気のプロセスについて正確な知識と十分な理解をもつ必要があることはいうまでもない。その意味で病理学の知識は職種を問わず、すべての医療スタッフにとって必須のものである。

　病理学は伝統的に総論 general pathology と各論 systemic pathology に分けて講義が行われる。病理学総論においては病気発生のメカニズムを先天異常、代謝障害（退行性病変）、進行性病変、循環障害、炎症および腫瘍の6種類に分けてその概念を勉強する。非常に多くの病気が存在するにもかかわらず、すべての病気はこの6種類のいずれかに必ず該当する。さらにこの概念のもとに、たとえば一般にもよく耳にする、悪性腫瘍、癌、肥大症、化膿性炎症、カタル性炎症といったような病気の概念が明確に定義され、その機序についても知ることができる。病理学の分野にかぎらず、ほとんどすべての医療の分野において現在、病理学総論で定義された病気の概念がそのまま用いられている事実は、病理学的な概念がいかに普遍的なものであるかを物語っている（図1-2）。

　病理学各論は病理学総論を机上の空論に終わらせず、具体的な各臓器ごとの病気について勉強する分野である。各論を勉強するなかで、常に総論を読み返しながら理解を深めていく必要がある。病理学において総論と各論は車の両輪のようなものである。同じ病気のプロセスでも各臓器によって病気の現れ方は異なってくる。

　たとえば、第8章においては病理学総論のうち腫瘍とよばれる概念について勉強し、そのなかで扁平上皮癌という種類の「がん」について勉強する。扁平上皮癌は人体の多くの部分に発生するが、同じ扁平上皮癌であっても発生する部位によってその性質に大きな違いがある。皮膚に発生した扁平上皮癌は増殖が比較的緩徐で適切に治療すれば予後は比較的良好であることが多い。食道も扁平上皮癌が発生しやすい臓器であるが、ここに発生した扁平上皮癌は多くの場合致命的である。子宮も子宮頸部とよばれる部位に扁平上皮癌が好発する。この部位は病理学的な検査のうちでも負担なく容易に行える擦過細胞診が頻繁に行え、かつ細胞診で扁平上皮癌になる一歩手前の状態（これを異形成とよぶ）や、まったく進展のない状態（これを上皮内癌とよぶ）を診断し、治療が可能である。したがって、子宮頸部上皮内癌の予後は非常によい（図1-3）。

　以上のようなことを念頭におき、本書によって病理学の知識を十分身につけ、それが看護学の学習と実践の基礎として大いに役立つことを願っている。

1 先天異常とその成因

Summary

1. 先天異常とは、出生時における形質の正常を外れた大きな偏位である。
2. 先天異常には遺伝子病、染色体異常、胎芽病、胎児病がある。
3. 先天異常の成因には、環境的要因と遺伝的要因がある。

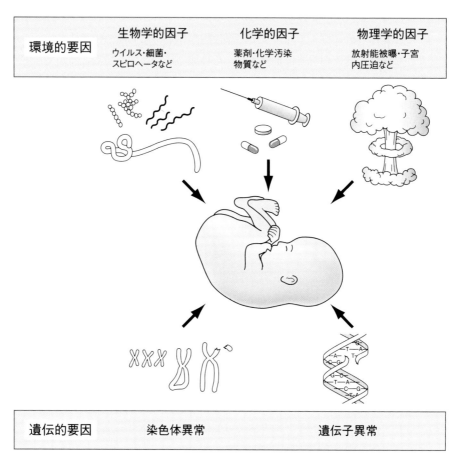

環境的要因	生物学的因子	化学的因子	物理学的因子
	ウイルス・細菌・スピロヘータなど	薬剤・化学汚染物質など	放射能被曝・子宮内圧迫など

遺伝的要因	染色体異常	遺伝子異常

図2-1 先天異常の成因

■ 先天異常 congenital anomaly

　ヒトの個体は、出生時にさまざまな形質の偏位をもっているのが普通である。この偏位の程度が正常範囲を超えて大きい場合、これを先天異常とよんでいる。この異常は、形態異常すなわち外表や内臓の形の異常であったり（これをとくに先天奇形という）、機能異常すなわち物質代謝や精神・運動能力の異常であったりする。

　先天異常には遺伝的要因に起因するものと母体を介する環境要因によるものがある。遺伝的要因に起因するものには配偶子病（染色体異常ともよばれ、染色体の数や形に異常がある）と遺伝子病（染色体レベルでは異常は感知できないがDNAの分子レベルで異常を認める）がある。環境因子に起因するものにはその多くを占める胎芽病（受精から胎齢３ヶ月の終わりまでの胎芽期に特に影響の大きいもの）と、胎児病（妊娠期間中その影響の強さにはあまり変化がないもの）に分類される（図2-1）。

■ 先天異常の出生前診断とマススクリーニング

　妊娠中に胎児に先天異常があるかどうかを診断するのが出生前診断である。胎児の奇形に関しては超音波画像やX線体表撮影によって診断される。染色体や遺伝子の異常に関しては羊水を採取して胎児由来の浮遊細胞を得たり、直接絨毛の一部を採取して調べる事が出来るが、いずれも母体に対する侵襲を伴う。母体への侵襲が少ないのは母体血に含まれる胎児由来のセルフリーDNAを用いた遺伝子診断（NIPT）や、血清マーカーを用いたトリゾミーや開放性神経管奇形の検出（クワトロテスト）などが行われている。しかし、これらは先天異常のある確立を知ることは出来るが確定診断とはならない。

　また、出生後には早期発見・早期治療によって発症を予防したり予後を大きく改善できるような先天性疾患に対するマススクリーニングテストが広く行われている。哺乳開始後数日の時点で足の踵を穿刺して少量の血液を採取し濾紙に吸収・乾燥させたものを検体として用いる。現在日本では、アミノ酸（フェニルケトン尿症など）、有機酸（メチルマロン酸血症など）、脂肪酸、および、糖質（ガラクトース血症）に関する代謝異常、および、内分泌異常（クレチン病と先天性副腎過形成）について、20数項目に関して実施されている。

■ 着床前診断

　体外受精の際に分裂早期の受精卵から細胞を採取し、これを用いて染色体や遺伝子を調べ、先天性疾患の可能性の無いものを選別してから子宮内へ移植するものである。

1．先天異常児をもった親は大きなショックを受けることが多いので、正常な親子の愛情関係を構築できるよう、精神的援助を行うことが重要である。
2．先天異常の内容や重症度はさまざまであるので、正確な診断を行ったうえで、年齢や発達段階に応じた適切な治療を受けられるように援助する。
3．治療を行っても障害を除けない場合も多く、その場合でも将来に向けて社会に適応できるよう、訓練を受けられるように計画していく。

❷ 染色体異常（配偶子病）

Summary

1．ダウン症候群は常染色体 21 番のトリゾミーである。
2．ターナー症候群は性染色体 XO 型、クラインフェルター症候群は XXY 型の性染色体異常である。

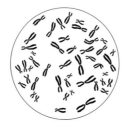

図2-2 ヒトの染色体（男性）

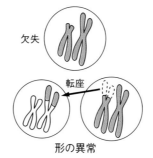

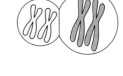

図2-3 染色体異常

21トリゾミー

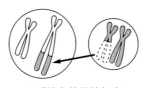

21番染色体長腕転座

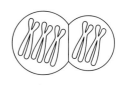

21トリゾミーとのキメラ

図2-4 ダウン症候群の染色体異常

■ 配偶子病 gamete disorder（染色体異常 chromosomal abnormality）

　ヒトの体細胞の染色体は、22対（44本）の常染色体と1対（2本）の性染色体からなっている。常染色体は大きいものから小さいものまで順番に1番から22番までの番号が付されている。性染色体は男性がXY型で、女性はXX型である（図2-2）。

　この染色体の状態を46-XYおよび46-XXと表現する。先天異常の成因となる遺伝的要因のなかで、染色体の形態に異常を認めるものが配偶子病あるいは染色体異常である。

　染色体の形態異常には、数の異常、形の異常、およびキメラがある。染色体の数の異常のうちで最も多くみられるものはトリソミーとよばれるもので、正常では同じ染色体が1対2本ずつあるはずのものが3本存在する。減数分裂の際に相同染色体が2本ずつに分離するはずのものが、3本と1本に分離してしまったために生じた染色体異常である。1本のみの場合はモノソミーである。

　形の異常としては染色体の一部が欠損している欠失、さらにその取れた部分が他の染色体に結合した状態の転座などがある。キメラとは、1つの個体のなかに異なる2種類の染色体をもった細胞がある状態である（図2-3）。

■ 常染色体異常 autosomal chromosome disorder

　常染色体の数の異常で最も頻度の高い異常は、21番目の染色体のトリソミー（21-トリソミー）によって起こるダウン症候群 Down's syndrome で、症状は特有の平坦な顔貌（眼瞼のヒダとつり上がった眼裂、低い鼻など）、猿線とよばれる手掌の皺、精神発達遅滞などを呈する。心奇形を合併することが多く、また細菌感染を受けやすく、白血病となる頻度も高い。純粋のトリソミーでなくても、21番目の染色体の長腕の一部が転座によって余計に導入された場合や、キメラの成分として21-トリソミーを含んでいる場合にも発症する（図2-4）。

　その他の常染色体異常には、18-トリソミーによるエドワーズ症候群や、13-トリソミーのパトー症候群、5番染色体の単腕部分欠損による猫鳴き症候群などがあり、いずれも重症の多発性の奇形や精神発達遅滞を呈する。

■ 性染色体異常 sex chromosome disorder

　性染色体異常は、外見は男性型であったり女性型であったりするが、いずれも性器の形成不全があり、不妊症を訴えることが多い。知能障害を伴うこともあるが、軽症であることが多い。

1. ターナー症候群 Turner syndrome：性染色体がX染色体のモノソミー、つまり1本のみである。これをXO型と表現する。2本あってもそのうち1本の単腕が欠損していたり、XO型とXX型のキメラの場合もある。外見は女性型であるが、女性内性器の形成不全や欠損があるために2次性徴が現れず、不妊症を呈する。低身長と翼状頚とよばれる肩から首へのヒダが身体的特徴である。

2. クラインフェルター症候群 Klinefelter syndrome：性染色体がXXY型やXXXY型をとる異常である。外見は男性型であるが、男性性器の形成不全があり、男性不妊を呈する。乳腺が大きくなる女性化乳房が現れることもある。

❸ 遺伝子病①

Summary

1. 常染色体優性（顕性）遺伝では、病気の遺伝子がホモ接合でもヘテロ接合でも発病する。
2. 常染色体劣性（潜性）遺伝では、病気の遺伝子がヘテロ接合の場合は発病しないが、子孫に遺伝子を伝える可能性がある。

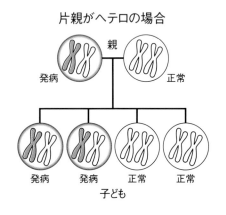

片親がヘテロの場合

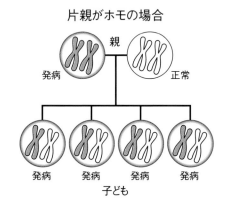

片親がホモの場合

図2-5 常染色体優性（顕性）遺伝病

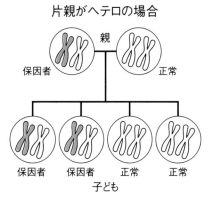

片親がヘテロの場合

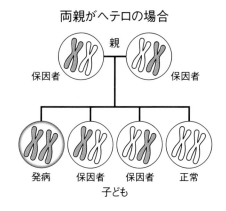

両親がヘテロの場合

図2-6 常染色体劣性（潜性）遺伝病

　遺伝子病は、その異常が1個の遺伝子に依存するか、あるいは複数の遺伝子が関与するかで、単因子遺伝病 single-gene disease と多因子遺伝病に分類される。単因子遺伝病は、さらに常染色体優性（顕性）遺伝病、常染色体劣性（潜性）遺伝病およびX染色体連鎖劣性（潜性）遺伝病に分類される。

■ 常染色体優性（顕性）遺伝病 autosomal dominant disorder

　常染色体優性（顕性）遺伝病では、染色体の形や数に異常は検出できないが、異常の原因となる病的遺伝子は常染色体上にある。遺伝の形式は優性遺伝である。すなわち、相同染色体のうち両方に病的遺伝子がある場合（ホモ接合）はもちろんのこと、一方のみに存在する場合（ヘテロ接合）でも発病する。片親が病的遺伝子をホモ接合でもっている場合は、男女の区別なく子どもに100％の確率で遺伝する。片親がヘテロ接合の場合は、50％の割合で子どもに発病する（図2-5）。

　このタイプの疾患には、家族性高コレステロール血症（低比重リポタンパク受容体の構造遺伝子の異常によりコレステロールの代謝が障害されて、血液中のコレステロールの濃度が高くなる病気）、マルファン症候群 Marfan's syndrome（結合組織の基質を構成するタンパク質であるフィブリリンの構造遺伝子の異常により、全身の結合組織の脆弱性がある。そのため、やせ型の特有の体型を示し、手足が異常に長い。心血管系の脆弱性があり、解離性大動脈瘤による大動脈の破裂や弁膜の異常を生じる）、家族性大腸腺腫症（大腸に多数のポリープを生じ、加齢に伴ってそのうちの一部が癌化する。癌抑制遺伝子であるAPC遺伝子の変異による）などがある。

　常染色体優性（顕性）遺伝病は、直接生命にはかかわらない病気や致死的な病気でも、中年に達してから発病するものが多い。小児期から発病する致死的な病気の遺伝子は、それをもった個体が子孫を残さずに死亡するため、淘汰されてしまうからである。

■ 常染色体劣性（潜性）遺伝病 autosomal recessive disorder

　常染色体劣性（潜性）遺伝では、病的遺伝子が相同染色体の両方にある場合、すなわちホモ接合の場合のみに発症する。ヘテロ接合の場合は発症はしないが、子孫に病的遺伝子を伝える可能性がある。このように症状はないものの病的遺伝子をもっているものを保因者とよぶ。両親とも保因者の場合は、子どもに発病者が出る確率は25％（4人に1人）である（図2-6）。この遺伝形式をとる疾患には、フェニルケトン尿症を含む多くの先天性代謝異常や脊髄性筋萎縮症がある。

　常染色体劣性（潜性）遺伝病は、致死的な重症の病気が多く含まれている。遺伝子をもっていてもヘテロ接合のために発病しない個体が遺伝子を伝えるからである。近親結婚では、両者がその家系に伝えられている隠れた同一の劣性（潜性）遺伝子の保因者である可能性がある。そのため子どもがホモ接合となって発病する可能性が高くなるので、近親結婚は避ける必要がある。

④ 遺伝子病②

Summary

1. X染色体連鎖劣性（潜性）遺伝病は通常男性に発病する。女性では発病する頻度がきわめて低いが、発病遺伝子をもった女性は保因者となる。
2. 生活習慣病の多くは多因子遺伝病である。

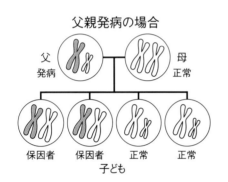

図2-7 X染色体連鎖劣性（潜性）遺伝病

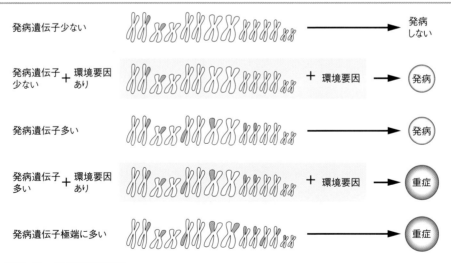

図2-8 多因子遺伝病

■ X-染色体連鎖劣性（潜性）遺伝病 X-linked recessive disorder

　病的遺伝子が性染色体上にあるものが伴性遺伝病である。伴性遺伝病の殆どはすべてX染色体上に病的遺伝子があり、また、劣性（潜性）遺伝の性格を呈する。従ってX-染色体連鎖劣性（潜性）遺伝病とよばれる。この場合、男性はX染色体を1個しかもたないため、病的遺伝子を1個もつだけで発病する。女性はX染色体を2個もっているので、ホモ接合の場合のみに発病し、ヘテロ接合の場合は保因者となる。

　実際の症例では保因者で症状のない母親から息子に遺伝し発症することが多い。父親が正常の場合、息子の発病率は50％（2人に1人）である。異常をもった父親は配偶者が保因者でなければ息子に異常を遺伝させる心配はない。しかし、娘はすべて保因者となる（図2-7）。この種の遺伝疾患で代表的な疾患には以下の様なものがある。

1. 赤緑色覚異常（色盲）：ものの形や色の濃淡はわかるが、とくに赤色や緑色の色彩の区別がつかない色覚異常である。網膜の錐体細胞に含まれる色彩を感知するタンパク質であるヨドプシンの構造遺伝子に異常がある。
2. 真性血友病：血液凝固第Ⅷ因子の構造遺伝子異常のため、血液凝固の障害がある。出血は身体の表面よりは深部で目立つことが多く、関節内出血が特徴的である。
3. デュシェーヌ型筋ジストロフィー：筋肉細胞の細胞骨格タンパク質であるジストロフィンの構造遺伝子であるジストロフィン遺伝子の異常に起因する。小児期より進行性に横紋筋の変性・消失が起こり、20〜30歳ごろまでに呼吸不全や心不全で死亡する。

　X染色体連鎖劣性（潜性）遺伝病に対しては、保因者の発見と優生学的な指導が必要である。X染色体連鎖優性（顕性）遺伝病はまったくないわけではないが、非常に少ない。

■ 多因子遺伝病 disorder of multifactorial inheritance

　1つの遺伝子のみでは病気を起こせない効果の弱い遺伝子が、複数集まって1つの疾患を発症させるのが多因子遺伝病である。各遺伝子の相加効果によって発病するため、関与する遺伝子を多くもつほど重症となる（図2-8）。多因子遺伝病には、本態性高血圧症、成人型糖尿病、痛風、統合失調症などがある。

　生活習慣病の高血圧、糖尿病、痛風など、その大多数は多因子遺伝病である。多因子遺伝病の多くは、環境要因がその発病や重症度に大きく影響していることが特徴的である。したがって生活習慣や食事療法の指導が重要となる。

⑤ 環境要因による先天異常

Summary

1. 臨界期における放射線曝露では、中枢神経系の異常を生じる。
2. 臨界期のサリドマイド投与によってアザラシ肢症を生じる。
3. 先天性風疹症候群は白内障、内耳性難聴、心奇形を呈する。

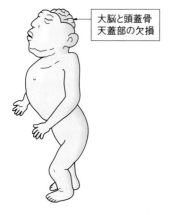

大脳と頭蓋骨
天蓋部の欠損

図2-9 無脳児

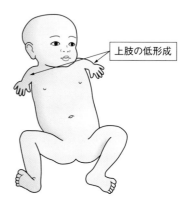

上肢の低形成

図2-10 サリドマイドによるアザラシ肢症

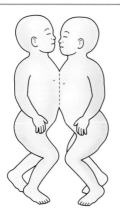

図2-11 胸部結合体

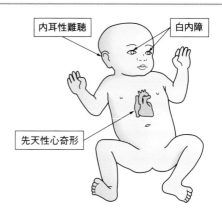

内耳性難聴

白内障

先天性心奇形

図2-12 先天性風疹症候群

　環境要因の影響で先天異常を生じる危険が大きいのは、妊娠開始から3か月の最後までの胎芽期で臨界期ともよばれる。この期間は胎児の主要臓器が形成される時期に相当するためである。

■ 物理的要因 physical factors

　物理的な要因としてとくに重要なのは放射線で、臨界期に被曝するとその影響が大きい。無脳児、小頭症、精神発達遅滞といった中枢神経の異常が起こることが指摘されている（図2-9）。妊娠中に原子爆弾による被曝を受けたり、診断や治療の目的で腹部に放射線を受けた例が報告されている。その他、子宮内で不自然な圧迫を受けると、四肢などの変形を生じる。

　無脳児は、中枢神経の奇形のうちでも比較的頻度の高い（総出産数の0.1%）先天異常であり、患児は通常生後数日以内に死亡する。罹患胎児は羊水の嚥下に障害があるため、妊娠9か月以後に羊水過多症を呈することが多い。診断は羊水内に造影剤を注入して行う体表撮影で確定できる。

■ 化学的要因 chemical factors

　妊婦が薬剤を投与されたり、化学物質に曝露された場合に、先天異常の原因となることがある。薬剤で有名なのは睡眠剤のサリドマイドによるもので、臨界期に投与された場合上肢の低形成に由来するアザラシ肢児を生じる（図2-10）。その他では、有機水銀汚染による胎児性水俣病（中枢神経障害）、ベトナム戦争時の枯れ葉剤に含まれたダイオキシン汚染による結合体（シャム双生児）を含むさまざまな奇形発生が知られている（図2-11）。

■ 生物学的要因 biological factors

　ウイルス感染が重要である。風疹ウイルスの感染を妊婦が臨界期に受けると、先天性風疹症候群とよばれる白内障、内耳性難聴、心奇形をもった子どもが産まれてくる（図2-12）。その他、臨界期に限らず胎児期の感染によって先天異常を呈するものには、先天性トキソプラズマ症（トキソプラズマ原虫による）や先天梅毒（梅毒トレポネーマによる）がある。

　先天性トキソプラズマ症では、経胎盤性または血行性にトキソプラズマ原虫が胎児の脳に達して脳脊髄炎を起こす。このため脳実質の破壊と脳脊髄液の循環障害を起こし、脳室に脳脊髄液が貯留して、脳が膨らむ水頭症とよばれる状態となる。

　先天梅毒のうち早期先天梅毒は生後3カ月以内に発症し、顔面の浸潤・糜爛や手掌・足底の水疱性発疹が出現し、全身性のリンパ節腫脹や肝脾腫がみられる。骨軟骨炎によるパロー仮性麻痺と梅毒性鼻炎も見られる。乳児は発育不全に陥る。
　晩期先天梅毒は通常，生後2年以降に発症し、ハッチントン3症候とよばれる実質性角膜炎、進行性の感音性難聴、ハッチントン歯（ビヤ樽状で先端の尖った永久歯）が見られる。鼻部を侵すゴム腫性潰瘍による鞍鼻を呈することがある。

❻ 先天奇形

Summary

1. 先天奇形には、単体奇形と重複奇形がある。
2. 重複奇形は、分離奇形と結合体に分類される。
3. 重複奇形は、対称奇形と非対称奇形に分類される。

発生の抑制による欠損（心房中隔欠損）

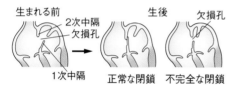

融合の障害（兎唇）

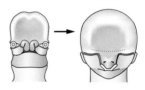

分離の障害（気管食道瘻）

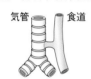

方向の取り違え（内臓逆位）

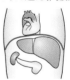

図2-13　単体奇形

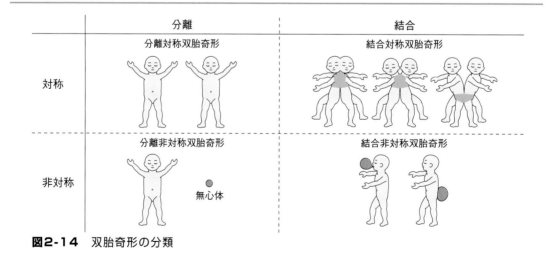

図2-14　双胎奇形の分類

　生下時から形態学的な形の異常を認めるものが先天奇形である。先天奇形は、1個体のなかで形態異常を認める単体奇形と、1つの受精卵から2個体以上の個体が形成される重複奇形に分類される。

■ 単体奇形

　単体奇形で多いのは、心奇形、口唇・口蓋裂、多指（趾）症、ダウン症候群の順である。奇形の原因となる要因はさまざまであるが、その約半分は原因不明である。遺伝的素因の考えられるものもあるが、その多くは多因子遺伝病で特定の原因遺伝子を指摘することは難しい。

　単体奇形の発生機序は、発生すなわち受精卵が分化して器官を形成する過程の障害に起因することが多い。単体奇形は外から見える奇形である外表奇形と、外からは見えにくい内臓奇形に分類される。例として以下のようなものがある（図2-13）。

1. **発生の抑制**：心房中隔欠損が代表的である。正常の心房の形成過程では心房中隔に生理的に欠損孔（2次中隔孔）の存在する時期があり、正常の発生過程ではこの欠損孔はさらに2次中隔の発達により塞がれる。しかし発生が抑制されると、この時点で形成が止まってしまうため、欠損孔が残ってしまう。

2. **発生過程における融合の障害**：たとえば兎唇のように、唇はもともと左右と正中の3部分が発生の過程で癒合するが、この癒合に失敗すると唇に裂け目ができてしまう。

3. **分離の障害**：気管食道瘻のように、本来1本の内胚葉性の管であったものが気道と消化管に分離することに失敗して、両者の交通部分が残ってしまう。

4. **身体の方向の取り違え**：内臓逆位では身体の左右を反対方向に形成してしまう。

■ 重複奇形

　重複奇形は、完全に分離しているか一部のみの結合か、さらに、それらの個体が均等の大きさ（対称）か大小の格差がある（非対称）か、という2つの観点から分類される。

　重複奇形で最も多い二重体（双胎奇形）を例にとると、分離対称双胎奇形は1卵性の双生児で、結合対称双胎奇形はシャム双生児である。分離非対称双胎奇形の場合、小さいほうの個体は無心体といい、心臓がないか痕跡的で、生存はできない。結合非対称双胎奇形は、大きな部分は自生体、小さな部分は寄生体とよばれる。寄生体は殿部と上顎部にみられることが多い（図2-14）。

❶ 萎縮

Summary

1. 萎縮とは後天性の臓器実質容積の減少である。
2. 萎縮には病的萎縮と生理的萎縮がある。

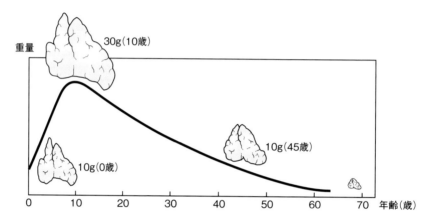

図3-1　胸腺の生理的萎縮

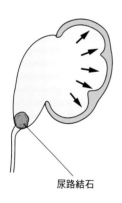

図3-2　水腎症による圧迫萎縮

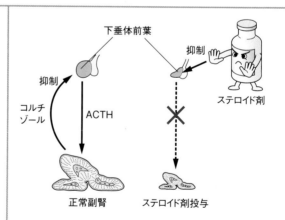

図3-3　副腎皮質の内分泌性萎縮

　いったん成熟して正常の大きさになった臓器や組織が、その実質細胞の数や大きさの減少により容積が小さくなることを萎縮 atrophy という。これに対してはじめから臓器が小さかったり形成されなかった場合は低形成や無形成といい、萎縮とは区別している。

　萎縮の場合は、一個一個の細胞の容積減少による場合や、細胞の数が減少した場合、およびその両者がみられる場合を含んでいる。原因によって萎縮は以下のように分類される。

　機能的に見ると萎縮に陥った臓器では代謝や機能が全般的に低下している。

■ 生理的萎縮 physiological atrophy

　高齢者では加齢に伴って全身臓器の萎縮がみられるが、とくにリンパ系、内分泌系および神経系の臓器で萎縮が目立つ。具体的には脾臓、肝臓、下垂体、甲状腺、大脳などである。また、胸腺は思春期を過ぎれば萎縮する。年齢の経過とともに自然に起こる萎縮が生理的萎縮である（図3-1）。

■ 栄養性（飢餓）萎縮 nutritional atrophy

　全身性の栄養失調状態では全身の臓器が萎縮に陥り、とくに脂肪組織、肝臓で目立つ。局所的には、血管の狭窄などのために血流が徐々に低下した場合、その血管から血流を受けていた臓器は萎縮する。

■ 廃用（無為）萎縮 immobilization atrophy

　長く使われなくなった臓器は萎縮に陥る。病気などで長期にわたり寝たきりの状態になると、足の筋肉が萎縮し、回復してもすぐには歩けないこともある。

■ 神経性萎縮 neurogenic atrophy

　神経の分布が切断されると、その臓器は萎縮する。とくに骨格筋は、神経の変性疾患や外傷によって運動神経の分布を失うと、その分布に一致して萎縮する。

■ 圧迫萎縮 compression atrophy

　長く圧迫を受けると、その臓器は萎縮に陥る。尿管が結石によって閉塞した場合、腎臓は拡張した腎盂に圧迫されて紙のように薄く萎縮してしまう。この状態を水腎症という（図3-2）。

　また、脳脊髄液の循環が閉塞した場合も、脳室内に貯留した脳脊髄液で脳室が拡張し、大脳が圧迫されて萎縮に陥る。これを水頭症とよんでいる。

■ 内分泌性萎縮 hormonal atrophy

　刺激ホルモンの分泌が抑制されると臓器は萎縮を起こす。たとえば、治療の目的でステロイド剤（副腎皮質ホルモンと同じ効果のある薬剤）を長期にわたって投与すると、脳下垂体の前葉から副腎皮質刺激ホルモン（ACTH）の分泌が抑制される。その結果、副腎は萎縮を起こす（図3-3）。

　筋萎縮の典型は筋萎縮性側索硬化症である。錐体路運動神経の変性により神経性筋萎縮を生じる。上下肢・体幹部の筋力低下と筋萎縮に始まり、嚥下困難、呼吸不全に至る。看護援助は褥瘡の予防、誤嚥の防止、栄養状態の維持をはかる。

② タンパク変性

Summary

1. 硝子変性、類線維素変性、アミロイド変性は、いずれも間質にみられる好酸性無構造の沈着物である。
2. 混濁腫脹、空胞変性は、いずれも細胞傷害時に細胞の胞体内にみられる変性である。

正常　　　　　　　　　　　硝子変性

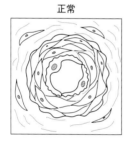

図3-4　細動脈の硝子化

正常　　　　　　　　　　　類線維素変性

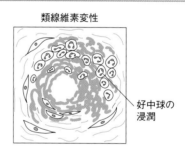

好中球の
浸潤

図3-5　顕微鏡的多発性血管炎でみられる小動脈の類線維素変性

正常　　　　　　　　　　　アミロイド変性

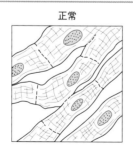
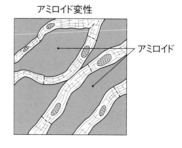

アミロイド

図3-6　心臓のアミロイド変性

　変性とは、特定の代謝経路で代謝障害が起きたために代謝しきれない異常物質が局所に出現・蓄積した状態で、沈着ともよばれる。この異常物質は、正常の状態ではみられないものの場合と、正常でも存在するがその量が異常に多い場合とがある。異常物質がタンパク質性のものである場合がタンパク変性である。タンパク変性のうち主として間質にみられるものが硝子変性、類線維素変性、アミロイド変性である。主として細胞内に水分の貯留がみられるものは混濁腫脹、空胞変性である。

■ 硝子変性 hyalinization

　硝子化ともよばれる。一般組織染色で用いられる色素のエオジンに薄くピンク色に染まる均質無構造な物質が、間質内に出現する変性である。この物質を硝子様物質とよんでいるが、その本体は血漿タンパクに由来するものが多く、同じようにみえるが、病変の種類によってその組成は異なる。血管内から間質に浸み出して沈着する。動脈硬化の際に毛細血管や細動脈の壁にみられるほか、線維組織の膠原線維にもみられる（図3-4）。

■ 類線維素変性 fibrinoid degeneration

　硝子化と同様にエオジンに染まる均質な無構造物質が沈着する変性であるが、硝子化とは異なり、リンタングステン酸ヘマトキシリン染色で濃青色に染まる。自己免疫疾患の病変部や悪性高血圧症の小動脈壁にみられる（図3-5）。

■ アミロイド変性 amyloid degeneration

　ヘマトキシリン・エオジン染色では硝子様物質と似ていて区別がつかないが、コンゴ赤染色でオレンジ色に染まるアミロイドという異常タンパクが沈着する。化学的にはいろいろなものがあるが、免疫グロブリンのL鎖や血漿成分に由来するものが多い。多量に沈着すると実質細胞を圧迫して機能障害を起こすようになる（図3-6）。

■ 混濁腫脹 cloudy swelling

　肉眼的に臓器が腫れて光沢がなくなるので、この名がある。顕微鏡でみると細胞が腫大し、胞体中に微細な顆粒が充満している。この顆粒は傷害され水分を含んで腫大したミトコンドリアである。いろいろな細胞障害の際に実質細胞に起こる。

■ 空胞変性 vacuolar degeneration

　空胞変性では、細胞内に透明な球状物（空胞）が出現する。空胞の本態は、水分を貯留して膨れあがった細胞内小器官である。混濁腫脹と同様に細胞障害による変化であるが、さらに障害が進んだ状態である。

　ここで用いられている硝子様物質、類線維素、アミロイドなどの概念は、形態や染色態度によって定義されたもので、化学的には必ずしも一定の物質ではない。しかし、さまざまの病変で意義のある出現態度を示し、病気の診断に役立つので、今日でも用いられている。

❸ 脂肪・糖原・色素変性

Summary

1. 脂肪変性とは、中性脂肪の沈着である。
2. 糖原変性とは、グリコーゲンの沈着である。
3. ヘモジデローシスは組織球内に、ヘモクロマトーシスは実質細胞内にヘモジデリンが沈着する。

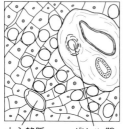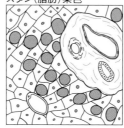

ヘマトキシリン・エオジン染色の標本で空胞状にみえる部分が中性脂肪で、同じ部分がズダン染色では赤く染まることで確認できる

図3-7　肝臓の脂肪変性

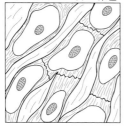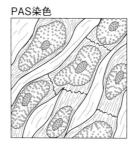

ヘマトキシリン・エオジン染色の標本で心筋細胞の核周囲に空胞状にみえるのは、グリコーゲンが溶け出して抜けた跡。同じ部分がPAS染色では顆粒状に染まるので、グリコーゲンであることが確認できる

図3-8　Ⅱ型糖原病（Pompe病）でみられる心筋細胞の糖原変性

表3-1　糖原病の型と糖原沈着部位

病型	糖原沈着部位
Ⅰ型（フォン・ギールケ病）	肝、腎
Ⅱ型（ポンペ病）	全身（心筋、骨格筋、肝）
Ⅲ型（コリ病）	肝、骨格筋、心筋
Ⅳ型	肝、心筋、骨格筋
Ⅴ型（マッカードール病）	骨格筋
Ⅵ型	肝
Ⅶ型（垂井病）	骨格筋
Ⅷ型	肝

表3-2　リポイド蓄積症、蓄積物および蓄積部位

疾患名	蓄積物	蓄積部位
テイ・サックス病	GM₂ガングリオシド	神経系（含網膜）. 肝. 脾. 心筋
ニーマン・ピック病A型	スフィンゴミエリン	神経系. 肝. 脾. 骨髄
ニーマン・ピック病B型	スフィンゴミエリン	肝. 脾. 骨髄
ニーマン・ピック病C型	コレステロール	神経系
ゴーシェ病	グルコセレブロシド	肝. 脾. 骨髄

■ 脂肪変性 fatty degeneration, steatosis

　脂肪代謝の障害により、細胞内に中性脂肪が蓄積した状態である。脂肪代謝のさかんな肝臓でみられることが多い。肝臓の高度の脂肪変性は脂肪肝とよばれ、肉眼的には肝臓が黄色く腫大する。顕微鏡で見ると、滴状の脂肪が肝細胞の胞体内に認められる（図3-7）。中性脂肪はズダン染色などの脂肪染色で確認できるが、普通の組織標本では作製過程で脂肪が失われるので、凍結切片で染色する必要がある。

■ リポイド（複合脂質）蓄積症

　複合脂質の代謝酵素はリソソーム酵素に属し、その障害で生じた沈着物はリソソームに蓄積する（リソソーム蓄積症）。すべて常染色体劣性（潜性）遺伝病であり、沈着物は肝臓、脾臓、神経系などに蓄積し障害を呈する。テイ・サックス病、ニーマン・ピック病（A,B,C型）、および、ゴーシェ病が知られている（表3-2）。

■ 糖原変性 glycogen degeneration

　糖原すなわちグリコーゲンが沈着する。沈着部位は、先天性の糖原代謝異常である糖原病glycogen storage disease では実質細胞の胞体内である（図3-8）。糖原はPAS染色（過ヨウ素酸シッフ反応）で陽性となる。しかし、糖原は水溶性のためフォルマリン水溶液で組織を固定すると失われてしまうので、アルコール固定の標本が用いられる。糖原病は常染色体劣性（潜性）遺伝病であり、侵される酵素の種類によって糖原の沈着する部位や重症度が異なる。病型はⅠ～Ⅷ型が知られている（表3-1）。そのうちⅡ型（ポンペ病）が最も重症で致死的である。

■ 色素変性 pigment degeneration

1. ヘモジデローシス hemosiderosis：ヘモジデリンは鉄を含む代謝産物で、褐色の色素である。出血や溶血、あるいは大量の輸血のために、赤血球が過剰に崩壊した場合、ヘモグロビン由来の鉄がヘモジデリンに変化して、肝臓、脾臓、骨髄などの組織球に取り込まれた状態で沈着する。臓器は肉眼的にはレンガ色に変色するが、機能障害はあまり起こさない。

2. ヘモクロマトーシス hemochromatosis：鉄の代謝異常や吸収の異常な亢進により、ヘモジデリンが肝臓、膵臓、心筋、皮膚などの実質細胞内に沈着を起こす病態である。ヘモジデローシスと異なり臓器の障害を伴う。肝臓は肝硬変となり、膵臓では内分泌細胞が傷害されて糖尿病を発症する。皮膚ではヘモジデリン沈着に加えてメラニン色素の増加が起き、青銅色を呈するようになる。原発性のものには遺伝性（常染色体劣性（潜性）遺伝）と特発性のものがある。続発性のものは大量輸血、鉄過剰摂取、肝・血液疾患などに続発する。

3. リポフスチン lipofuscin：消耗色素ともよばれる古くなった細胞内小器官の崩壊産物で、黄褐色の色素である。心筋細胞、神経細胞、肝細胞などで老化や消耗性疾患の際に沈着する。

4. メラニン melanin：皮膚や網膜などにある黒褐色の色素である。副腎皮質機能不全のアジソン病では、副腎皮質刺激ホルモン（ACTH）の強い過剰分泌があり、ACTHのメラノサイト刺激作用（通常ではあらわれない潜在的な作用ではあるが、高度の過剰分泌ではあらわれる）によってメラニンが沈着し、皮膚が黒くなる。黒子や色素母斑では、母斑細胞がメラニンを産生し黒色を呈する。

❹ 石灰化・結石症

Summary

1. 石灰化とは、硬いカルシウム塩の沈着である。
2. 転移性石灰化の原因は、高カルシウム血症である。
3. 異栄養性石灰化の母地は変性である。
4. 結石の好発部位は、胆道系と尿路系である。

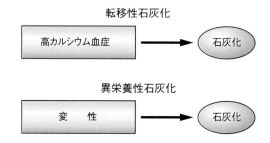

図3-9 石灰化の種類

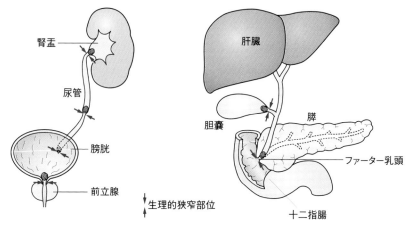

結石は狭窄部位で詰まって嵌頓を起こす。

図3-10 結石の嵌頓

■ 石灰化 calcification

　カルシウム塩が、主としてリン酸カルシウムの形で組織に沈着することを石灰化という。石灰化を起こすと組織は硬くなり、刃物で切ることが難しくなる。その機序には、転移性石灰化と異栄養性石灰化の2種類がある。

1. **転移性石灰化**：血液中のカルシウムイオン濃度が異常に高くなったときに（これを高カルシウム血症とよぶ）、過剰なカルシウムが組織に析出・沈着して起こるもの。

2. **異栄養性石灰化**：壊死や変性に陥った組織が古くなり、硬化して起こるものをいう（図3-9）。高カルシウム血症でなくても起こる。

　血清中のカルシウムの基準値は 8 ～ 10mg/dL である。高カルシウム血症を起こす原因としては、カルシウム濃度を調節している副甲状腺ホルモン分泌が異常に増加する副甲状腺機能亢進症、悪性腫瘍から副甲状腺ホルモン類似物質が分泌される異所性副甲状腺機能亢進症、カルシウムの吸収が亢進するビタミンD中毒などがある。また、悪性腫瘍の骨への転移では、骨が破壊されてカルシウムが溶け出し、高カルシウム血症となる。

■ 結石症 lithiasis

　石のように硬いかたまりが管腔をもった臓器の中にできることを結石症という。分泌物が固まってできることが多い。好発部位は胆道系（胆嚢や胆管）と尿路系（腎盂、尿管、膀胱）である。胆道の結石は、胆汁の成分であるビリルビン、コレステロールおよびこの両者が混合したものが固まってできる。それぞれビリルビン結石、コレステロール結石、混合結石とよばれる。尿路結石は尿中に含まれる、シュウ酸塩、リン酸塩あるいは尿酸塩の固まったもので一番多いのはシュウ酸カルシウム、または、シュウ酸カルシウムとリン酸カルシウムの混合物からなるものである。

　結石は、胆道系や尿路系の構造的に細くなっている部位で詰まりやすい。結石が詰まると内腔を塞いでしまい、その近位部の胆汁や尿の行き場がなくなるため、圧が上がって壁を伸展する（図3-10）。この状態を嵌頓とよび、非常に強い痛みを伴う。この痛みは疝痛とよばれ、急激に起こる腹部の強い痛みである。疝痛の原因が胆道結石による場合は、ビリルビンの排出障害のためにビリルビンが眼球結膜に沈着して黄色くなることが多い（この状態を黄疸という）。尿路結石では結石が尿路の粘膜を傷つけるため、尿中に赤血球が混じっているのが普通である。このことは疝痛の原因を診断する際に利用される。

⑤ 黄疸

Summary

1. 黄疸はビリルビンの沈着による。
2. 溶血性黄疸では、間接ビリルビンが優位に増加する。
3. 閉塞性黄疸では、直接ビリルビンが優位に増加する。

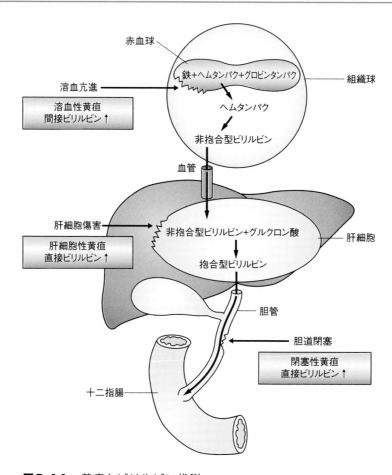

図3-11 黄疸とビリルビン代謝

■ 黄疸とビリルビン代謝（図3-11）

　黄疸 jaundice とは、血液中のビリルビン bilirubin の濃度が異常に高くなった結果、ビリルビンが組織に沈着した病態である。ビリルビンは橙色の物質であるため、組織は黄色を帯びた色に変化する。

　ビリルビンは赤血球に含まれるヘモグロビンの崩壊産物である。古くなって寿命の尽きた赤血球は、組織球に貪食されて分解される。この際、ヘモグロビンのうちヘムタンパクの部分がさらに分解してビリルビンとなり、肝細胞に取り込まれる。肝細胞中では酵素の働きによりグルクロン酸と結合し（これをグルクロン酸抱合と言う）、水溶性の抱合型ビリルビンとなる。胆管内に分泌されたビリルビンは、胆道系を通過して十二指腸内に排泄される。

　抱合型ビリルビンは、血清をジアゾ試薬と反応させるとすぐに陽性反応を示すので、直接ビリルビンともよばれる。これに対して、まだ抱合していない状態のもの（非抱合型ビリルビン）は、アルコールで前処置をした後に反応するので、間接ビリルビンとよばれる。

■ 黄疸の種類

1. **溶血性黄疸 hemolytic jaundice**：赤血球の崩壊が過剰に起こると、多量のビリルビンが産生され、これを処理しきれなくなるため黄疸となる。この場合、グルクロン酸抱合が間に合わないため、血清中では間接（非抱合型）ビリルビンが増加する。

2. **肝細胞性黄疸 hepatocellular jaundice**：肝細胞が破壊されるウイルス性肝炎や、薬剤性の肝障害においては、グルクロン酸抱合の能力が低下する一方で、抱合型ビリルビンの分泌障害もあるため、直接・間接両方のビリルビンが血清中で増加する。しかし、実際は直接ビリルビンが優位であることが多い。

3. **閉塞性黄疸 obstructive jaundice**：胆道系が結石や腫瘍の増殖で閉塞状態となると、胆道内に分泌された抱合型ビリルビンが血液中に吸収され、直接ビリルビン優位の黄疸が生じる。

　黄疸は、通常外から見える皮膚や目の強膜でよく観察できる。とくに強膜は正常では白色で、黄疸による黄色が目立つため、患者の外表所見の重要な観察項目の１つとなっている。直接・間接ビリルビンの合計である総ビリルビンの基準値は 1.2mg/dL 以下であり、2.0mg/dL を超えると黄疸が出現する。

　ビリルビンには毒性があり、多量に沈着した臓器には障害が起こる。成人では脳血液関門があるため黄疸が脳組織に起こることはないが、母子間血液型不適合による新生児の溶血性貧血では、未熟な脳血液関門を通過して脳組織にもビリルビンが沈着して、脳障害を生じる。この場合、大脳基底核などの神経核に強く沈着するため、核黄疸とよばれる。

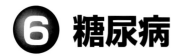

❻ 糖尿病

Summary

1. 糖尿病とは、インスリンの作用不足による高血糖である。
2. 成人型糖尿病は、インスリン・リセプターの機能障害による。
3. 若年型糖尿病は、β細胞の障害によるインスリン不足による。
4. 糖尿病の合併症では、血管系がおかされやすい。

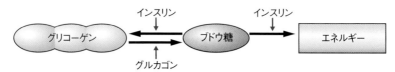

グルカゴンはグリコーゲンを分解して、血糖値を上昇させる。インスリンはブドウ糖を消費してエネルギーに変える一方で、ブドウ糖を重合させてグリコーゲンを合成するため血糖値は低下する

図3-12　インスリンとグルカゴンによる血糖値の調節

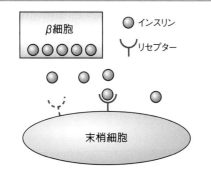

図3-13　インスリン非依存型糖尿病

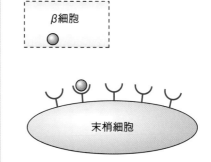

図3-14　インスリン依存型糖尿病

■ 糖尿病とインスリン

　血液中のブドウ糖の濃度（血糖値）は、インスリンinsulinとグルカゴンの作用によって100mg/dL前後に維持されている。インスリンは、細胞膜にあるインスリン・リセプターと結合することにより、ブドウ糖の消費を促進して、血糖値を低下させる。このインスリンの作用不足のために、血糖値が上昇する病態が糖尿病diabetes mellitusである（図3-12）。高血糖となるため、尿中にブドウ糖（尿糖）が検出されるようになる。糖尿病の症状としては口渇や多飲・多尿などがあるが、重大な問題はその合併症によって引き起こされる様々な障害や疾病である。

■ インスリン非依存型糖尿病 non-insulin dependent diabetes mellitus

　成人型糖尿病、２型糖尿病ともよばれ、最も多くみられるタイプの糖尿病である。通常、中年以後に発症する多因子遺伝病で、肥満と運動不足が発病の促進環境因子となる。高血糖の原因は、インスリン・リセプターの減少と機能低下のためである（図3-13）。初期にはインスリン・リセプターの機能低下を代償するためインスリン分泌は亢進するが、やがてβ細胞は疲弊して最後はインスリン分泌の機能不全も加わる様になる。膵臓のランゲルハンス島には、β細胞のアミロイド変性がみられる。

■ インスリン依存型糖尿病 insulin-dependent diabetes mellitus

　若年型糖尿病、１型糖尿病ともよばれる。発症の多くは若年者であるが、成人でもあり得る。膵臓ではβ細胞の消失または著減がみられる。血中インスリンの濃度が著しく低下し、インスリン製剤の投与は必須である。β細胞の障害の原因は自己免疫が関与すると考えられている（図3-14）。糖の代わりに脂肪がエネルギー源として消費され、その結果、酸性のケトン体が産生されるため、ケトアシドーシスを起こしやすい。

■ 糖尿病の合併症

　ブドウ糖は、高濃度になるとさまざまのタンパク質と結合して変性を起こす。とくに血管は直接の影響を受けやすく、冠状動脈、脳の動脈、および大動脈の粥状動脈硬化症が高度となる。また、細動脈や毛細血管の硝子変性（細動脈硬化症）も強く現れ、網膜や腎糸球体がおかされて、失明や腎不全の原因となる。白血球の機能も障害されるため、細菌や真菌感染を起こしやすくなる。末梢神経の障害により、感覚障害と自律神経失調症がみられる。

■ 糖尿病の診断

糖尿病の診断は①ブドウ糖経口負荷試験の2時間値（判定値200mg/dL）、②空腹時血糖（判定値126mg/dL）、および、③随時血糖値（判定値200mg/dL）、および、④HbA1cの測定値（判定値6.5%）によって行われる。HbA1cとはブドウ糖の結合したヘモグロビンであり、ヘモグロビン全体のうちでその占める割合（%）で測定される。HbA1cはまた過去1～2ヶ月間の血糖値のコントロール状態を良く表すので治療効果の評価に役立つ。これらのうち①～③いずれか1つ以上の血糖値が異なる2日の検査で判定値以上となった場合、および、①～③のいずれか1つ以上とHbA1cの両方が判定値以上となれば糖尿病と診断される。（糖尿病診療ガイドライン2019）

　糖尿病の治療の原則は、代謝異常を是正し、正常に近い血糖値を維持することである。２型糖尿病では、食事療法と運動療法により理想体重を維持し、インスリン・リセプターの機能回復をはかる。食事療法のみで血糖の維持ができない場合（正常体重）は、経口血糖降下剤を併用する。１型糖尿病ではインスリンの自己注射によってインスリンを補充し、食事療法を行う。食事療法やインスリン自己注射法には、患者が糖尿病とその治療法をよく理解し、自己管理ができることが必要なため、患者教育が重要である。

7 その他の代謝障害（痛風、肝不全、腎不全）

Summary

1. 痛風では、高尿酸血症を呈する。
2. 肝不全は、高アンモニア血症を呈する。
3. 腎不全では、高尿素窒素血症を呈する。

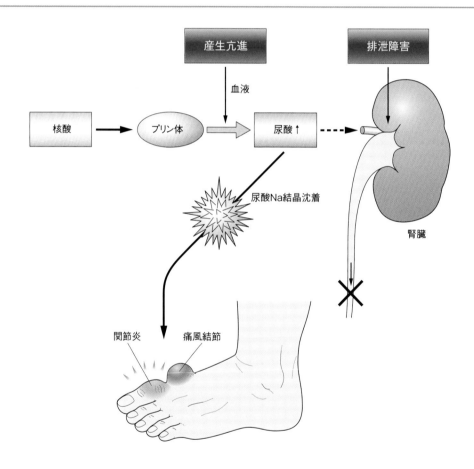

図3-15　痛風

■ 痛風 gout

食品として摂取されたり、体内で崩壊した細胞に由来する核酸は分解してプリン体となり、さらにこれが代謝され、最終的には尿酸となって尿中に排泄される。この代謝過程で尿酸産生の異常亢進や排泄の障害があると血液中の尿酸が異常に増加した病態（高尿酸血症）となる。高尿酸血症の結果、尿酸の結晶が組織に析出して沈着を起こす。沈着の好発部位は関節とその周囲の結合組織で、痛風結節とよばれる結節状の病変をつくる。関節内滑膜への沈着では関節炎を起こし、発作性の強い痛みを伴う。原発性の痛風は多因子遺伝病で、促進環境因子は核酸を多く含む食品である肉類、貝類、豆類の多量の摂取と飲酒である。2次性の痛風は細胞崩壊の亢進する疾患（白血病、乾癬など）で起きる。

原発性痛風は 40 歳以上の男性に多く、関節炎は母趾関節が好発部位である。診断は血液中の尿酸値と関節液中の尿酸ナトリウム結晶の証明によって行われる。痛みのある急性期の治療は患部の安静を保ち、全身性に鎮痛剤、抗炎症剤、コルヒチンの投与を行い、局所関節内にステロイド剤の注入を行う。長期的にはプリン体を多く含む食品（イワシ、カニ、エビ類）の摂取量と飲酒の制限を行う。プリン体の排泄を促進するプロベネシドや、産生を抑制するキサンチンオキシダーゼ阻害剤を投与する。看護援助としては患部を挙上して安静を保ち、発作時にはコルヒチンを服用するように指示する。また、尿酸排泄を促進するため十分な水分摂取を勧め尿量を確保し、尿路結石の予防のため尿をアルカリ性に保つことが必要である。

■ 肝不全 hepatic failure

摂取された余剰なものや不要となった生体内のタンパク質はアミノ酸に分解され、さらに代謝を受けてアンモニアとなる。このアンモニアは生体にとって有毒なため、主に肝臓で尿素につくり変えられる。肝機能障害が高度となった状態は肝不全とよばれ、アンモニアの処理が十分できなくなるために高アンモニア血症を呈するようになる。アンモニアはとくに中枢神経系に対する毒性が強いため意識障害を起こす。この状態は肝性昏睡とよばれる。

■ 腎不全 renal failure

腎臓の機能が障害されると、本来は尿中に排泄されていた老廃物が血液中に貯留し、さまざまの障害を起こしてくる。その内でもとくにタンパク質の分解産物である窒素化合物の排泄が障害されるので、その血液中の濃度は血液尿素窒素 BUN（blood urea nitrogen）として測定され、腎障害の指標として用いられている。BUN の基準値は 20 mg/dL 以下であり、腎機能が悪化して 100 mg/dL 以上となると尿毒症とよばれる。

腎不全の診断において BUN の上昇はタンパク崩壊の亢進のみでも起きうるので、BUN とは別の代謝経路に属し、やはり腎機能障害で上昇するクレアチニン（基準値：0.5 〜 1.5mg/dL）の上昇も確認する必要がある。治療は原則的に原疾患に対して行われるが、尿毒症となっている場合は血液透析や腹膜透析によって血液中の老廃物の除去が行われる。

❽ 壊死とアポトーシス

Summary

1. 壊死とは、生体内の一部の細胞・組織が死ぬことである。
2. アポトーシスとは、計画的なプログラムされた細胞の死である。

正常

核濃縮

核崩壊

核融解

図3-16 壊死の形態学

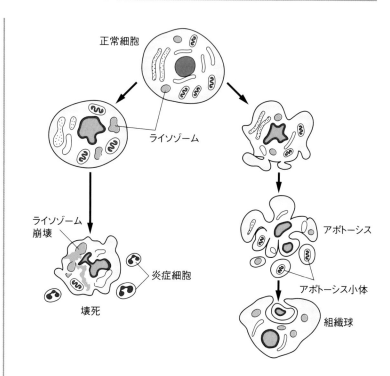

図3-17 壊死とアポトーシス

■ 壊死

　細胞傷害が高度で不可逆的となった結果、生体内の一部の細胞・組織が死に陥ってしまった状態を壊死 necrosis という。傷害は一定の領域に作用するので、ある程度まとまった数の細胞が同時に壊死に陥ることが多い。壊死に陥った細胞では時間の経過とともに核は強く好塩基性に染まって収縮し（核濃縮 pyconosis）、バラバラになり（核崩壊 karyorrhexis）、最後には消失してしまう（核融解 karyolysis）。胞体は均質に好酸性となる。肉眼的にはタンパク質が変性し、硬くなるので凝固壊死 coagulation necrosis とよばれる。凝固壊死に陥った組織では細胞内のライ

ソゾームが崩壊して、消化酵素が放出され、自らの組織を分解し自己融解 autolysis に陥る。融解した細胞は異物となるので炎症反応を伴うことが多い。結核の病巣では壊死に陥った組織はクリームチーズ状を呈するため乾酪壊死 caseous necrosis とよばれ、凝固壊死の特殊な型とされている。タンパク質より脂肪成分のほうが多い脳組織や化膿菌の感染を伴った組織では、凝固壊死を起こさずに壊死組織は直接液化する。このようなものは融解壊死 liquefactive necrosis とよばれる。また、壊死に陥った組織が腐敗菌の感染を受けたものを壊疽 gangrene とよんでいる。

最終的な全身死は体全体の細胞が壊死に陥ることであるが、臨床的な死亡の診断は中枢神経、心臓、および肺の機能の不可逆的な停止をもって行われる。具体的には①心拍動の停止、②自発呼吸の停止、および、③瞳孔散大と対光反射の消失をもって死の三徴候としている。すなわち全身死が確実となった状態をもって死亡とみなしているのである。これらの機能のうち、心臓の機能停止は診断が確実で、一般にも理解が得られやすく、心臓死として広く用いられてきた。中枢神経系全体の機能の非可逆的な停止をもって診断される脳死は科学的にみれば、より本質的な死亡の基準である。すなわち、心機能は中枢神経の支配下にあるからである。臓器移植を考える場合にはとくにこの基準を用いることが必要となっている。しかし、その診断手技は心臓死に比較してより複雑で難しい。なお、脳死と一見似た状態に遷延性意識障害（植物状態）がある。しかし、こちらは脳死とは異なり、脳組織の広範な傷害があるが脳幹部の機能だけは保たれている。そのため意識が無く外部からの刺激にも反応しないが、自発呼吸、心拍、および、対光反射は保たれている。

緩和医療・緩和ケアとは、生命を脅かす疾患に直面した患者とその家族の QOL の改善を目指したものである。そしてこれは早期から疼痛、および、肉体的・心理的・霊的な問題を発見して、それに対する適格な評価と治療を行うことによって実現される。すなわち病気の早い段階から行う事ができて、また、延命を目指す治療（例えば化学療法や放射線療法など）を行っている段階でも、それと併行して行う事もできる。（WHO 2002 年の意訳）

■ アポトーシス

　細胞死が起きて生体内から取り除かれる過程には、壊死以外にアポトーシス apoptosis とよばれる過程がある。この過程は発生などにおいて計画的に細胞を取り除くときにみられる現象で、プログラム化された細胞死とよばれている。細胞死は 1 個 1 個の細胞単位で起きる。核の中の DNA はヌクレオソーム単位ごとに規則正しく分解され、細胞質もアポトーシス小体とよばれる細胞膜に囲まれた小部分に分離され、最終的にはこれらの分離した小体が組織球に貪食されて処理が行われる。ライソゾームの崩壊は起きないので自己融解はみられない。したがって炎症反応を伴うことはない。アポトーシスは胎生期の臓器形成過程の他、ホルモン依存性の臓器の退縮、胸腺における自己反応性 T 細胞の除去などの生理的な状態での細胞の除去に関与している。また、ウイルス感染細胞やがん化した細胞を生体内から排除するときにもみられる。

❶ 肥大と過形成

Summary

1. 肥大は、実質細胞の大きさが大きくなることである。
2. 過形成は、細胞分裂により実質細胞の数が増えることである。

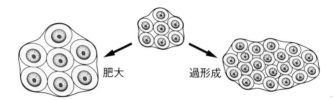

図4-1 肥大と過形成

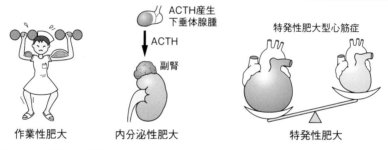

図4-2 肥大の種類

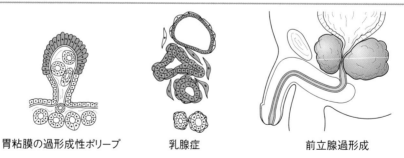

図4-3 過形成（過形成性ポリープ、乳腺症、前立腺過形成）

■ 肥大 hypertrophy

　実質細胞のサイズが大きくなったために臓器や組織が大きくなることを肥大とよんでいる（図4-1）。肥大では機能亢進を伴うことが多く物質代謝も全般的に亢進している。厳密な定義では、個々の細胞が大きくなるだけで細胞の数は増加していないものをいうが、広い意味では同時に細胞数の増加があってもこの用語が用いられている。肥大はその原因からみて、以下の3種類がある（図4-2）。

1．**作業性肥大と代償性肥大**：通常より多くの仕事を続けた場合、それに応じて臓器の肥大が起きる。たとえば、力仕事を行う人やボディービルで筋肉を鍛えている人の筋肉には肥大がみられる。また、心臓に弁膜疾患があったり高血圧症の場合は、心臓から血液を送り出す効率が悪くなっている。必要な血液量を駆出するために心筋はより多くの仕事をしなければならない。この結果、心筋細胞は肥大を起こす。これらは作業性肥大の例である。一方、病気や手術のために片方の腎臓を失うと、残された腎臓は2倍の仕事をすることになるので肥大する。この場合、とくに代償性肥大という用語が用いられる。

2．**内分泌性肥大**：ホルモンの過剰分泌による臓器の肥大である。副腎皮質刺激ホルモンの過剰分泌により副腎皮質の肥大がみられたり、下垂体前葉からの成長ホルモンの過剰分泌により巨人症や先端巨大症がみられる。

3．**特発性肥大**：原因不明の肥大である。特発性の肥大型心筋症では、原因不明の心筋細胞の肥大と配列の乱れがみられる。

　心臓の肥大は適応現象であり、はじめは肥大によって収縮力は増加する。しかし、肥大の程度が進むと心筋に供給される血液の不足などが起き、かえって収縮力が減少することになる。この状態を代償不全とよんでいる。心疾患では、代償不全に陥る前に根治的な治療を行うことが重要である。

■ 過形成 hyperplasia

　過形成とは、実質細胞が細胞分裂を起こし、その数が増加することである（図4-1）。肥大と同様に作業負荷の増大やホルモンの影響でも起こるが、炎症などによる慢性刺激に反応しても起こる。胃の過形成ポリープはその例で、慢性胃炎の炎症による刺激で粘膜上皮が過形成を起こし、隆起性病変（ポリープ）を形成する。女性ホルモンの失調により、不規則な乳腺組織の過形成を認めるのが乳腺症である。また、高齢男性では男性ホルモンの失調のため、前立腺の過形成が起こる（図4-3）。

　胃の過形成性ポリープと乳腺症は、それ自体は大きな障害にはならないが、腫瘤を形成するため、胃癌や乳癌との鑑別が問題となる。診断確定のために、生検による病理学的診断が行われることが多い。前立腺過形成は前立腺癌と同様に排尿障害を起こす。鑑別診断のために生検が行われることがある。

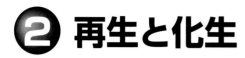

❷ 再生と化生

Summary

1. 再生は、欠損を元と同じ種類の細胞で修復することである。
2. 化生は、欠損を元とは異なる種類の細胞で修復する適応現象である。

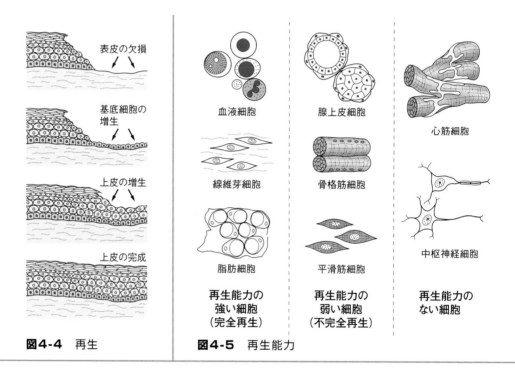

図4-4 再生

図4-5 再生能力

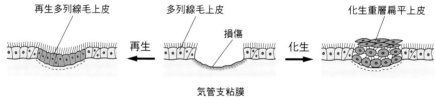

図4-6 再生と化生

■ 再生 regeneration

欠損を元と同じ種類の細胞が増殖して補充・修復することが再生である（図4-4）。再生には、古くなった細胞が生理的に脱落し、これを常に補充する生理的再生と、病的に組織欠損が起きた場合にみられる病的再生がある。たとえば、皮膚の表皮、粘膜上皮、血液細胞などでは生理的再生が行われている。

また再生には、完全に元どおりに修復される完全再生と、ある程度再生するが完全には元どおりにならない不完全再生がある。完全再生が可能なのは再生能力の強い細胞で、生理的再生を行う細胞はすべてこれに含まれる。その他では、末梢神経線維や線維組織、脂肪組織などの結合組織も再生能力が強い。一方、腺上皮や骨格筋、平滑筋は再生能力の弱い細胞で、再生しても瘢痕を含む不完全再生となる。

一般に、分化の程度が低いほど再生能力は強く、分化が高度になるほど再生能力は弱くなる。心筋細胞と中枢神経細胞は高度に分化した細胞であり、ほとんど再生をすることはなく、再生能力のない細胞といわれている（図4-5）。個体別で再生能力をみると、若い個体ほど再生能力が強く、老化するに従って再生能力は衰える。

中枢神経細胞は再生能力がないので、脳梗塞や脳出血で失われた中枢神経の部分は、再生によって機能を回復することはない。しかし、リハビリテーションによって残された中枢神経の部分をトレーニングすることにより、この残された部分が失われた機能を代行できるようになってくる。そのため、リハビリテーションを十分に行うことができれば、再生がなくても機能を回復することはある程度可能である。

■ 化生 metaplasia

一度分化した細胞が、別の分化した細胞に変化する現象が化生である。たとえば、気管支の粘膜は多列線毛上皮からなっているが、慢性気管支炎では線毛上皮の代わりに重層扁平上皮がみられることがある。慢性気管支炎の炎症のために何回も線毛上皮が脱落し、再生を繰り返しているうちに、より丈夫な重層扁平上皮に置き換わってしまったものと考えられる（図4-6）。化生の種類は、変化した結果の成分に基づいて名づけられるので、この場合は扁平上皮化生とよぶことになる。その他では、子宮頚部や膵管の円柱上皮、膀胱の移行上皮で扁平上皮化生がみられる。また慢性胃炎では、胃の粘膜が小腸の粘膜に置き換わる腸上皮化生がある。

化生は、不利な環境における組織の適応現象として起こることが多い。間葉系組織の化生としては、線維組織が骨に変化する骨化性、軟骨に変化する軟骨化生があるが、これらは変性の結果であって、適応とはあまり関係ない。

化生の結果、不利な環境に適応する一方で、本来もっていた機能が低下したり失われることも多い。たとえば、気管支の扁平上皮化生では、線毛上皮のもつ異物を運搬・排出能力が失われる。また胃の腸上皮化生では、固有腺のもつ消化液や粘液の分泌が減少する。化生の起こる疾患では、これらの失われた機能を補うような治療と看護が必要となる。

❸ 肉芽組織・創傷治癒・異物処理

Summary

1. 肉芽組織とは、欠損部を補充する幼若な結合組織である。
2. 肉芽組織は毛細血管、線維芽細胞、膠原線維、および遊走細胞で構成されている。
3. 第1次治癒は、組織欠損が少なく、創面が密着した状態での治癒過程である。

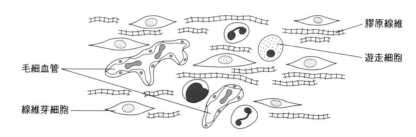

図4-7　肉芽組織

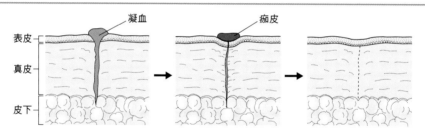

図4-8　第1次治癒

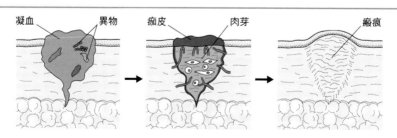

図4-9　第2次治癒

■ 肉芽組織 granulation tissue

　組織欠損が大きく完全再生が不可能な場合、その欠損部は、本来の組織の代わりに血管に富んだ幼若な結合組織で補充される。この修復のために形成される結合組織が肉芽組織である。肉芽組織は毛細血管と線維芽細胞からなり、これにさまざまな程度の膠原線維の沈着と遊走細胞（白血球と組織球）の浸潤を伴っている（図4-7）。

　肉芽は、修復の経過とともに遊走細胞が消失し、毛細血管と線維芽細胞も減少して膠原線維が主体となり、最終的には収縮して瘢痕 scar となる。

■ 創傷治癒 wound healing

　外傷による組織損傷の治癒過程は、損傷の大きさや創面の状態、個体の抵抗力など多くの因子の影響を受け、異なる治癒過程をとる。ここでは皮膚創傷治癒を、第1次治癒と第2次治癒に分けて考えてみる。

1. **第1次治癒**：組織欠損が少なく、感染もなく、創面が密着した状態での治癒過程であり、外科手術のメスによる皮膚切開が典型例である。創面が密着しているため肉芽の形成が少なく、ほとんど瘢痕を残さずに治癒する（図4-8）。

2. **第2次治癒**：傷口が大きく不規則な場合の治癒過程で、感染を伴う場合はさらに欠損が大きくなる。大量の肉芽が形成され、大きく欠損した組織を補充することになる。肉芽は収縮し、大きな瘢痕を残す（図4-9）。

　傷の処置に際しては、なるべく第1次治癒に近いかたちで治るように処置をする必要がある。すなわち創面を清潔にし、異物を取り除き、感染を防ぐために消毒をし、創面を密着させるように固定し包帯をする。密着が不十分な場合は、縫合が必要である。

　創面が挫滅され、不規則で汚い場合は、傷口から壊死組織や異物を切除して、新たに清潔で滑らかな創面をつくり縫合する場合がある。この処置をデブリドマン de' bridement という。

■ 異物処理

　異物とは、本来は生体内に存在しない外界から侵入した微生物や無機物をいう。また、元は生体内の構成成分であったが変化してしまった壊死組織や滲出物なども異物である。生体はこれらの異物を、さまざまなかたちで排除したり離隔をする。この過程が異物処理である。

1. **吸収 absorption**：少量の小さなものや可溶性の異物は、直接リンパ管や毛細血管に吸収されて処理される。線維素のように不溶性のものは、好中球の分解酵素で融解してから吸収する。

2. **貪食 phagocytosis**：細菌などの異物は、好中球や組織球（マクロファージ）などの貪食細胞に貪食されて、その胞体内で分解・処理される。

3. **器質化 organization**：吸収や貪食が困難な異物の場合は、周囲に肉芽組織を形成し、異物を取り込んだ肉芽組織や瘢痕組織を形成する。これを器質化という。肺炎が遷延して肺胞内の滲出物が器質化した場合、とくに肉変化 carnification という用語を用いる。この場合、形成された肉芽は肺胞腔を塞いでしまい、呼吸機能に障害を残す。

4. **被包化 encapsulation**：異物が器質化されて取り込めない場合は、周囲に肉芽組織の壁をつくって囲い込み、生体から分離するようになる。

❹ 移植と再生医学

Summary

1. HLA 不適合のヒトの同種移植では免疫抑制剤の投与が必須である。
2. 骨髄移植を行うためには提供者と受給者の間で HLA の適合が必須である。
3. 再生医学の未来は ES 細胞や iPS 細胞の実用化にかかっている。

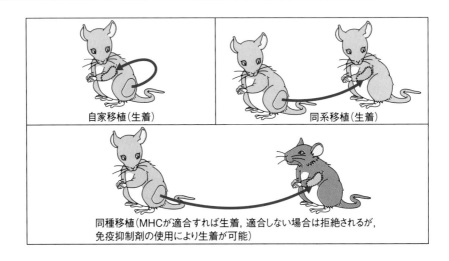

自家移植（生着）　　　同系移植（生着）

同種移植（MHCが適合すれば生着，適合しない場合は拒絶されるが，
免疫抑制剤の使用により生着が可能）

図4-10　移植

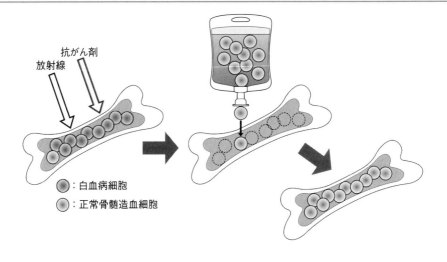

放射線　抗がん剤

●：白血病細胞
●：正常骨髄造血細胞

図4-11　骨髄移植

■ 移植transplantationと拒絶rejection・生着take：

　移植とは、提供者（ドナー）donorから受給者（レシピエント）recipientに組織や臓器を移し植える事である。提供者と受給者の関係により自家移植autograft（自分の臓器を体の他の部分に移植する。）、同種移植allograft（同じ種の間で移植する。）、同系移植isograft（同一種でゲノムも同じもの（一卵性双生児など）の間の移植）、および、異種移植xenograft（異なる種の間の移植。）がある（図4-10）。提供者の状態で、生体移植（生存提供者から移植。）と死体移植（死亡提供者から移植。）に分類される。一般的なのはヒト間の同種移植であり、通常提供者と受給者の主要組織適合抗原MHC major histocompatibility complex（ヒトの場合はHLA）は異なる。そのままでは移植片は免疫学的に異物と認識され排除される（拒絶）が、適切な免疫抑制剤の投与で長期に受け入れられ機能する事（生着）が可能である。

■ 骨髄移植bone marrow transplantation

　白血病など難治性血液疾患の治療として、正常な造血幹細胞を経静脈的に移植する。この造血幹細胞は、提供者の骨髄、末梢血（末梢血幹細胞移植）、および、臍帯血（臍帯血移植）から採取できる。この際、提供者と受給者でHLA型の適合が必要である。適合が不十分な場合はGVHD（移植片対宿主病）が起きる。HLA型の適合率は、同胞間では25％であるが、非血縁者間では数百〜数万分の1である。血縁者に適当な提供者がいない場合は、骨髄バンクを介してHLAの適合する非血縁者からの移植が可能である。移植前に受給者の病的造血細胞を根絶するため、大量の抗がん剤投与や放射線照射が行われ、前処置と呼ばれる。その後、提供者の造血幹細胞を注入する。通常2週間ほどで提供者の造血幹細胞が生着する。（図4-11）

　移植片対宿主病(GVHD)とは移植された臓器に含まれた免疫細胞が宿主の組織を異物と認識して攻撃する結果起きる。重度のGVHDは致死的であるが、白血病の場合は適度であれば残存する腫瘍細胞を攻撃し再発の可能性を減少させる効果もある。

■ 再生医学regenerative medicine

　ヒトから得られた細胞や組織を培養して人体の欠損部位に注入・移植する事によって、再生を図る医学分野である。現在はその適用範囲は限られるが、ES細胞やiPS細胞の実用化が進めば非常に期待の持てる分野である。すなわちES細胞embryonic stem cellはヒト受精卵由来の胚盤胞の内細胞塊から、iPS細胞induced pluripotent stem cellは、マウスの胚性線維芽細胞に4つの遺伝子（Oct3/4 ,Sox2, c-Myc, Klf4）を導入する事で得られる。いずれも全能性幹細胞であり、人体のいずれの組織の細胞へも分化する能力を持つ。理論上はあらゆる人体の失われた細胞、組織、臓器を再生することが可能となる。

A 局所循環障害

① 充血・うっ血・浮腫

Summary

1. 充血は、血管系末梢での動脈血流の増加である。
2. うっ血は、血管系末梢および静脈での静脈血のうっ滞である。
3. 浮腫とは、血管内の水分が組織間隙や体腔内に漏れ出して貯留した状態である。

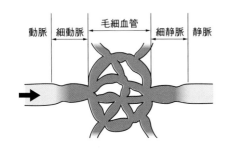

図5-1 充血

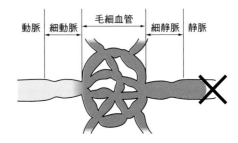

図5-2 うっ血

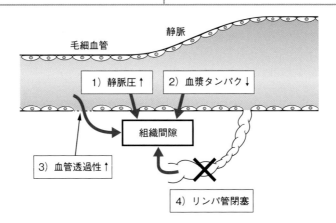

図5-3 浮腫の発生機序

■ 充血 hyperemia、うっ血 congestion、浮腫 edema

1. **充血**：血管の末梢部、すなわち細動脈、毛細血管、細静脈の領域に、動脈血の流入が増加した状態が充血である（**図5-1**）。充血があると局所は熱感と腫脹がみられ、粘膜などのような透光性のある部位では怒張した血管網を認める。末梢血管の拡張に伴う現象で、局所に物理的や化学的な刺激が加わった場合や、交感神経が緊張状態にある場合などに起こる。急性炎症の場合は、とくに著明な充血を起こす。

充血の治療は、血管の拡張を抑えることが基本となる。局所の安静を保ち、冷湿布を施す。炎症性のものでは消炎剤、感染を伴うものでは抗生剤を、局所および全身投与する。

2. **うっ血**：毛細血管、細静脈、静脈に静脈血がうっ滞した状態がうっ血である。静脈が狭窄や閉塞をきたし、静脈圧が上昇した場合にみられる（**図5-2**）。うっ血した部分は暗赤色に腫脹する。全身的なうっ血は、右心室の機能が低下して右心房の圧が上昇した場合（右心不全）に起こる。肺のうっ血は、左心室の機能の障害で生じる。うっ血が慢性に持続すると、臓器は線維化を起こして硬くなる（うっ血硬化症）。

3. **浮腫**：浮腫とは組織間隙に水分が貯留した状態である。そのため、浮腫のある部分は腫脹するが、血液成分を含まないので色調の変化はみられない。浮腫は、血管の中から血球成分を含まない水分が組織間隙内に漏れ出ることによって起こる。発生学的に組織間隙内に2次的に形成された体腔に、水分が貯留した場合も同じ意義をもつので、浮腫の一種と理解されている。胸腔内、腹腔内の水分貯留は、それぞれ胸水、腹水とよばれる。

浮腫の原因は大別すると4種類ある（**図5-3**）。

① **静脈圧上昇**：うっ血が強く起きた場合で、静脈圧が上昇するために、血管内の水分が組織間隙や体腔内に漏れ出してくる。

② **低タンパク血症**：通常の状態では、血液中の水分は膠質浸透圧によって血管内に保持されている。低タンパク血症になると膠質浸透圧が低下し、血管内に十分に水分を保持できなくなるため浮腫となる。

③ **血管透過性の亢進**：炎症などを起こしたときに血管の透過性が亢進すると、水溶性のタンパク質を多く含む水分が漏れ出してくる。この場合、漏れ出した浮腫液にタンパクが多く含まれることが他の浮腫と異なる点である。

④ **リンパ管の機能が障害された場合**：リンパ管は組織間隙内の過剰な水分を吸収し、静脈内に戻す働きをしている。リンパ管の閉塞などがあると、この過剰な水分が組織間隙内に貯留して浮腫が起こる。このタイプの浮腫はリンパ浮腫とよばれる。皮膚のリンパ浮腫が持続すると、線維組織が増加して象の足のように太くなってしまい、象皮病とよばれる。

皮膚の浮腫はむくみとして認識されるが、確認する場合は、指で圧迫して圧迫の跡が指を離しても凹みとして残ること（圧痕形成）で診断できる。肥満などで一見むくんでいるように見えても、浮腫でないときは跡は残らない。浮腫の治療は、第1には浮腫の原因を取り除くことである。しかし根治的な治療の難しい難治性のリンパ浮腫では、弾性包帯や圧迫スリーブによる圧迫療法、マッサージなどの保存的治療が行われる。

A 局所循環障害

② 出血と出血傾向

Summary

1. 出血とは、血管外へ赤血球が出ることである。
2. 出血傾向（出血性素因）とは、出血しやすく止血が困難な状態である。

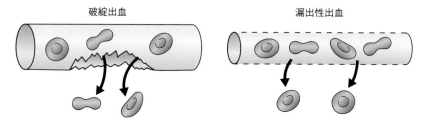

破綻出血　　　　　　　　　　漏出性出血

図5-4 破綻出血と漏出性出血

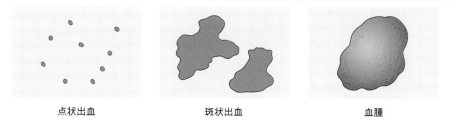

点状出血　　　　　　斑状出血　　　　　　血腫

図5-5 出血の種類

止血機構の異常			血管の脆弱性
血液凝固因子の異常	血小板の異常	線維素溶解亢進	
・真性血友病 ・肝障害 ・DIC	・特発性血小板 　減少性紫斑病 ・白血病		・壊血病 ・シェーンライン 　・ヘノッホ紫斑病

出血傾向

図5-6 出血傾向の原因

■ 出血 hemorrhage

血液の赤血球を含む成分が、血管外へ出てくる状態を出血という。

1. 破綻出血と漏出性出血：出血には、血管が破れて起こる破綻出血と、血管は破れていなくても主として毛細血管から赤血球が漏れ出す漏出性出血がある（**図5-4**）。

破綻出血は、外傷などで血管が損傷した場合に多くみられるが、外傷によらなくても血管壁が動脈硬化などで弱くなったときにも起こる。この場合は、まず血管壁の弱い部分が膨らみ、動脈瘤 aneurysm を形成し、これが最後に破裂することが多い。

漏出性出血は、出血しやすい状態になったときに粘膜などの毛細血管でみられる。

2. 出血の種類：皮膚や粘膜の出血を紫斑 purpura という。紫斑のなかでも、ゴマ粒大程度までの小さなものは点状出血 petechia、それより大きな出血は斑状出血 ecchymosis とよぶ。出血した血液が塊状に固まったものは血腫 hematoma とよばれる。また、気道からの出血は喀血 hemoptysis、消化管内の血液を吐き出した場合は吐血 hematemesis、便に血液が混じって出てきた場合を下血 melena という（**図5-5**）。

3. 出血傾向 hemorrhagic tendency：出血性素因ともよばれ、非常に出血が起きやすく、また出血すると止まりにくい状態をいう。出血傾向の現れる原因としては、止血機構に異常がある場合と、血管の脆弱性に由来するものがある。止血機構の異常としては真性血友病（第Ⅷ凝固因子の欠損）、重症の肝障害（凝固因子全般の産生障害）、播種性血管内凝固症候群（DIC：disseminated intravascular coagulation）、（微小血栓形成に伴う凝固因子の消費による減少）などの血液凝固因子の異常、特発性血小板減少性紫斑病や白血病などのような血小板の機能異常や減少、あるいは線維素溶解亢進などがある。血管の脆弱性による出血傾向は、ビタミンCの欠乏による壊血病や、シェーンライン・ヘノッホ紫斑病などでみられる（**図5-6**）。

播種性血管内凝固症候群（DIC）は毛細血管内の多発性血栓形成の状態で、重篤な基礎疾患の合併症として起こる。DIC では、フィブリノーゲンを主体とする血液凝固因子が消費されて減少し、強い出血傾向を示す。原因となる基礎疾患には、悪性腫瘍、重篤な感染症、産科合併症（子癇、胎盤早期剥離、羊水塞栓症など）、ショック、異型輸血などがある。治療は基礎疾患の治療とヘパリンの投与である。凝固因子の補充療法として、凍結血漿、クリオプレシピテートの投与や血小板輸血が行われ、補助治療として輸液、酸素投与、血圧の維持が行われる。看護援助としては、出血の予防のために筋肉注射を避けることや、とくに皮膚の取り扱いに注意する。出血のモニタリングのために皮膚と粘膜の観察は重要で、便、尿、吐物の潜血にも注意する必要がある。

❸ 血栓症・塞栓症

Summary

1. 血栓とは、血管内・心腔内で血液が凝固することである。
2. 血栓の原因は、血管壁、血流および血液性状の異常である。
3. 血栓の運命には、溶解、器質化、再疎通がある。
4. 塞栓症とは、栓子が血管内に詰まることである。

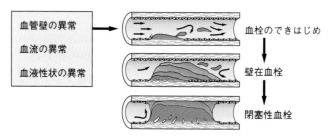

図5-7 血栓の形成

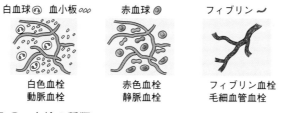

図5-8 血栓の種類

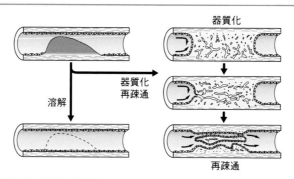

図5-9 血栓の運命

■ 血栓症 thrombosis

　通常、血液凝固が起こらないはずの血管内腔や心腔内で、血液が凝固した病的状態が血栓症である。その凝血塊そのものは血栓 thrombus とよばれる。血栓は、血管内面や心内膜の一部に固着して小さなものが形成され、これが大きく育っていく。大きくなると血管の内腔を狭めたり（狭窄）、完全に塞いでしまい（閉塞）、血流を障害する。内腔を完全に塞がない程度の血栓を壁在血栓、内腔を完全に閉塞した血栓を閉塞性血栓という（図5-7）。

1.　**血栓の原因**：血栓のできる原因は大別すると3つある。
　　① 血管壁の異常：動脈硬化症などで血管内面をおおっている内皮細胞の障害や剥離があると、その部分に血栓が形成される。
　　② 血流の異常：よどみや渦流があると血栓ができやすくなる。
　　③ 血液性状の異常：凝固因子の異常や粘性の増加があると血液が固まりやすい。

2.　**血栓の種類**：動脈内に形成される血栓は、線維素の網目の中に血小板と白血球が含まれており、色が白いので白色血栓といわれる。静脈内の血栓は、線維素内に主として赤血球が含まれているので肉眼的に赤く見え、赤色血栓とよばれる。毛細血管内の血栓は、線維素のみから成ることが多く、フィブリン血栓とよばれる（図5-8）。

3.　**血栓の運命**：血栓はプラスミノーゲンの活性化によって、ある程度溶解（線維素溶解）される。溶解しきれなかったものは、時間の経過とともに肉芽組織に置換され、器質化血栓となる。閉塞性の器質化血栓では、肉芽内の毛細血管が徐々に融合・拡張して、最終的には血流を再開通する。これを再疎通 recanalization とよんでいる（図5-9）。

■ 塞栓症 embolism

　血管の内腔にものが詰まって血流を止めてしまうことを塞栓症という。詰まったものは栓子 embolus とよばれる。栓子の種類によって、血栓塞栓、腫瘍塞栓、脂肪塞栓、空気塞栓、ガス塞栓などがある。動脈内に生じた栓子はその末梢部で塞栓し、静脈内に生じたものは肺動脈やその末梢で塞栓を起こす。

1.血栓塞栓：血栓が剥がれたり、その破片が血流に乗って流れて行き、末梢部で塞栓症を起こす。

2.腫瘍塞栓：悪性腫瘍の腫瘍細胞が血管中に侵入し、塞栓症を起こす。

3.脂肪塞栓：外傷時に骨折や脂肪組織の挫滅があると、骨髄や脂肪組織の脂肪が破綻した血管内に入って塞栓を生じる。

4.空気塞栓：静脈注射の際や、吸気時に陰圧となる頚部の静脈を切開したときなどに、誤って空気が静脈内に入ってしまうことがある。

5.ガス塞栓：潜水中は、気圧が高いため窒素などの気体が多く血液中に溶け込むが、急に浮上すると気圧が下がり、融けていた気体が泡となって遊離し、塞栓を起こす。

　肺塞栓は、下肢の深部静脈にできた血栓が剥がれ、肺動脈に塞栓することによって起こることが多い。外科手術後の合併症として重要である大量の肺塞栓は重篤な病態であり、緊急の治療を要する。症状は急激な呼吸困難、胸痛、不安感、チアノーゼ、循環虚脱などであり、RI肺スキャンや肺血管撮影で診断される。治療はウロキナーゼなどの血栓溶解剤の投与や、外科的な血栓摘出術を行う。予防のためには圧迫ストッキングの着用や、リスクの高い例では下大静脈内血栓フィルターの挿入が行われる。

A 局所循環障害

④ 虚血と梗塞・側副循環

Summary

1. 梗塞は、終動脈ないし機能的終動脈の閉塞によって起こる。
2. 血管の2重支配のある臓器（肺、肝）では、出血性梗塞が起こる。
3. 門脈高血圧に伴う側副血行路形成では、食道静脈瘤、メドゥーサの頭、痔を生じる。

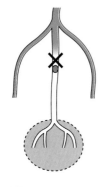

図5-10 終動脈

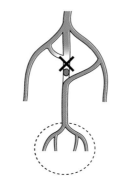

図5-11 吻合枝による側副血行路

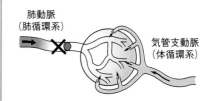

図5-12 肺の出血性梗塞

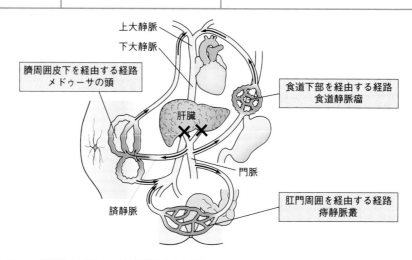

図5-13 門脈圧亢進症の門脈側副血行路

■ 虚血 ischemia と梗塞 infarction

　虚血とは、局所的に血流の減少や途絶が生じ、酸素不足に陥った状態である。梗塞はこの虚血の程度が著しく、その結果、組織が壊死に陥ることである。梗塞の原因は、特定の領域に流れ込む終動脈という吻合枝のない独立した動脈の、狭窄や閉塞によって生じる（図5-10）。吻合枝がある場合は、動脈が閉塞しても梗塞は起こらない。このような梗塞を防ぐ吻合枝を側副血行路とよぶ（図5-11）。また、解剖学的に吻合枝は存在するが、機能的には内腔が閉じていて吻合枝として役に立たないため、終動脈と同じ状態になっている場合は、機能的終動脈とよばれる。

　梗塞巣の多くは、虚血のため肉眼的には蒼白に見える。このため貧血性梗塞とよばれる。反対に梗塞巣に血液が流入して赤く見えるタイプの梗塞もあり、出血性梗塞とよばれる。出血性梗塞は、肺や肝臓のように血管の2重支配のある臓器で多くみられる。たとえば、肺では小循環系（肺循環）に属する肺動脈と、大循環系（体循環）に属する気管支動脈の2種類の血管系が存在している。肺動脈の閉塞で肺が梗塞に陥ると、血圧の均衡が崩れて、気管支動脈系から血液が梗塞巣に流入して出血性梗塞となる。同様に肝臓でも、肝動脈の閉塞によって梗塞を生じると、門脈系の血液が流入して出血梗塞となる。肝臓の出血梗塞はツァーン Zahn の梗塞とよばれる（図5-12）。

■ 側副循環 collateral circulation

　側副血行路は、血管の一部が流れにくくなったときに吻合枝が開通して形成される。その典型例は、肝硬変症における門脈系の側副血行路である。肝硬変症では、肝臓内の門脈が圧迫されて門脈血が流れにくくなるため、門脈高血圧の状態となる。肝臓へ流れ込んでいた門脈血がさまざまな吻合枝を開通して、肝臓以外への側副血行路を形成する。その経路には、主に以下の3種類がある（図5-13）。

1. **食道下部を経由する経路**：肝臓に流入できなかった門脈血のうち、胃の周囲からのものは、食道下部の静脈叢と吻合枝があるため、これを経由して上大静脈へ流れるようになる。このため、食道下部粘膜下の静脈叢には多量の血液が流れて怒張し、食道静脈瘤を形成する。この静脈瘤の破綻出血は止血が難しく、しばしば肝硬変症患者の最終死因となる。

2. **臍周囲皮下を経由する経路**：門脈の枝として胎生期には臍静脈がある。生下時に内腔が閉じて閉塞するが、門脈高血圧によって再開通し、門脈血を臍の周囲の皮下静脈を経て上大静脈と下大静脈に環流するようになる。このため、臍の周囲に放射状に皮下静脈が拡張・蛇行するようになる。この所見は、ギリシャ神話に出てくる怪物メドゥーサにちなんで、メドゥーサの頭 caput medusae とよばれる。

3. **肛門周囲を経由する経路**：門脈血の一部は下方へ向かい、直腸周囲の静脈叢を経由して内腸骨静脈へ流入する。その結果、直腸周囲の静脈叢（痔静脈叢）が拡張し、痔となる。

　食道静脈瘤破裂の症状は、鮮血の吐血や下血であり、上部消化器内視鏡検査によって診断される。治療は、輸血や血液製剤、バゾプレシンの投与のもとに、内視鏡的硬化療法やゼンクスターケン・ブレークモア2重バルーンチューブ（S-B チューブ）による止血が行われる。

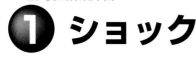

B 全身性循環障害

① ショック

Summary

1. ショックは、急激な全身性末梢循環不全である。
2. ショックには、中枢性ショックと末梢性ショックがある。
3. 血管容積に対して循環血液量が不足した状態で末梢性ショックが起こる。

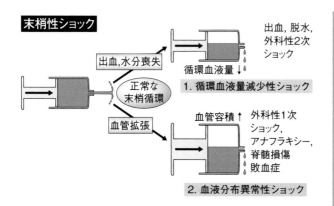

図5-14 末梢性ショック

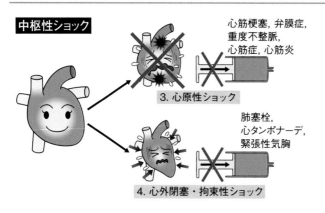

図5-15 中枢性ショック

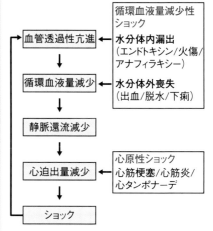

図5-16 ショックの悪循環

■ ショック shock

　全身性の末梢循環不全が急激に起こり、生命維持に欠かせない心臓、脳、肺、腎などの臓器に十分な酸素を供給できなくなった状態がショックである。ショックに陥ると、血圧は低下し、脈拍は微弱となり、皮膚は冷たく、冷や汗をかくようになる。腎臓の虚血のため尿量は減少し、脳虚血から意識障害を生じ、放置すれば多臓器不全の状態となり死亡する。ショックから回復して

も、ショック状態の間に腎臓や肺に非可逆的な虚血性障害を受けてしまった場合は、回復後にこれらの臓器障害で死亡することがある。このような臓器障害をそれぞれショック腎 shock kidney、ショック肺 shock lung とよんでいる。

■ ショックの分類

末梢血管容積に対して循環血液量が不足したため血圧が維持できない状態である末梢性ショックと心拍出量の減少による中枢性のものに分類される。

末梢性ショック（図5-14）

1．循環血液量減少性ショックhypovlemic shock：出血、脱水、血管透過性亢進による血管内水分の漏出などにより循環血液量が減少するとショックに陥る。

2．血液分布異常性ショックdistributive shock：アナフィラキシーや敗血症などにおいては末梢抵抗血管の拡張により循環血液量が減少しなくても血圧が低下してショックに陥る。

中枢性ショック（図5-15）

1．心原性ショックcardiogenic shock：心筋梗塞、弁膜症、心筋症、心筋炎などによる心臓自身の障害により心拍出量が減少してショック状態となる。

2．心外閉塞・拘束性ショックobstructive shock：肺塞栓、心タンポナーデ、緊張性気胸などでは、心臓そのものに傷害がなくても心臓への血液の流入がなかったり圧迫されて心臓からの血液の駆出ができずショックに陥る。

■ 原因別にみたショック

1．**外傷性ショック**：強い痛みや精神的な動揺による反射性の血管拡張により、外傷直後に1次性ショックが起こる。外傷後一定の時間をおいて発症する2次性ショックは、外傷による出血や、1次性ショックの遷延のために血管内皮細胞が障害され、血漿の水分が漏出したときに起こる。

2．**出血性ショック**：大量の出血により循環血液量が減少するために起こるショック。

3．**エンドトキシン・ショック**：細菌感染、とくにグラム陰性桿菌の感染時には、細菌がもつエンドトキシンが血液中に遊離され、血管の内皮細胞を傷害してショックを起こす。

4．**アナフィラキシー・ショック**：薬剤などに対する即時型（Ⅰ型）のアレルギー反応が全身性に起きた状態であるアナフィラキシーの際には、多量の化学伝達物質が血中に放出されショック状態となる。

■ ショックの悪循環

循環血液量の減少は、心臓への静脈血の環流を障害して心拍出量を減少させる。心拍出量の減少は血管内皮細胞を虚血性に傷害し、血管透過性を亢進させる。このようにショック状態が遷延すると、循環血液量の減少と心拍出量減少の悪循環が起こる（図5-16）。

ショックは放置すれば死に至る病態である。迅速な診断と治療が必須である。まず第一に行うべき処置は、気道の確保と換気の維持、静脈路の確保である。静脈路が確保されれば心原性ショックを除いて輸液・輸血を開始する。出血がある場合はその処置を行う。同時に呼吸、血圧、心電図、尿量、体温をモニタリングし、必要に応じてカテコールアミン（ドーパミン、ノルアドレナリンなど）を投与する。原疾患に関する診断を行い、それに従って適切な治療を行う。

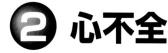
B 全身性循環障害 ─────────────

② 心不全

Summary

1. 慢性左心不全では、肺のうっ血が起こる。
2. 右心不全の原因でいちばん多いのは左心不全である。
3. うっ血性心不全では、全身のうっ血と浮腫が起こる。

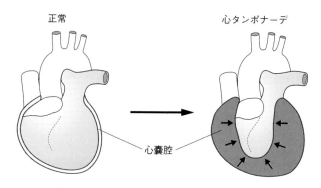

正常　　　　　　　　　　　　　心タンポナーデ

心囊腔

図5-17 心タンポナーデ

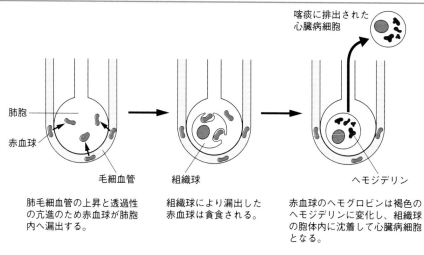

喀痰に排出された
心臓病細胞

肺胞

赤血球

毛細血管　　　　　組織球　　　　　　　　　ヘモジデリン

肺毛細血管の上昇と透過性
の亢進のため赤血球が肺胞
内へ漏出する。

組織球により漏出した
赤血球は貪食される。

赤血球のヘモグロビンは褐色の
ヘモジデリンに変化し、組織球
の胞体内に沈着して心臓病細胞
となる。

図5-18 慢性肺うっ血と心臓病細胞

■ 心不全 cardiac failure

心不全とは、心臓の機能が障害され、十分な血液の駆出ができなくなった状態である。心不全はその経過から急性と慢性に分類される。また、左心室系と右心室系の機能が独立して障害された場合は、それぞれ左心不全と右心不全に区別される。

1. **急性心不全**：急激に心臓のポンプ機能が傷害された場合をいい、中枢性ショックの状態となる。広範な心筋梗塞や心タンポナーデなどが原因となる。

   ※心タンポナーデ：心臓に外傷を受けた場合などに、血液や液体が急速に心嚢腔に貯留し心臓が圧迫された状態。心腔の拡張ができなくなり血液を駆出できなくなる。急激に300mL以上の液体が貯留した場合に起こるといわれている（図5-17）。

2. **慢性左心不全**：左心室から大動脈への血液の駆出が徐々に障害された病態である。肺静脈の血液が大動脈へ十分駆出されないため、肺に慢性のうっ血が生じる。このため、肺静脈や肺毛細血管に血液がうっ滞し、血管内圧も高くなり、肺胞腔内に血液中の水分が漏出するようになる。この状態が肺水腫で、肺胞の換気が障害されるため呼吸困難を起こす。この呼吸困難は、体位などの影響を受けて発作性に症状が出現するため、心臓喘息 athma cardiale とよばれる。また、肺の位置を高くした方が肺静脈圧が低くなって楽になるため、患者は上体を起こした状態で呼吸するようになる（起座呼吸 orthopnea）。さらにうっ血が強くなると赤血球も肺胞内に漏出し、組織球に貪食されて褐色のヘモジデリンに変化し、組織球の胞体内に沈着する。このヘモジデリン沈着を起こした組織球は喀痰の中にも排出されるため、痰は褐色となる。この褐色の組織球は心臓病細胞ともよばれる（図5-18）。肺内の血管は、内圧の亢進のために壁が肥厚して内腔が狭窄する。肺胞壁自体も次第に線維化して硬くなり、褐色硬化 brown induration とよばれる状態になる。

3. **慢性右心不全**：右心室の機能が徐々に障害された場合で、肝臓や腸管、皮膚などでうっ血が起き、浮腫を伴う。胸腔、心嚢腔、腹腔などの体腔では、浮腫液が腔水症のかたちで貯留してくる。慢性右心不全の原因は、原発性の右心室の病気の場合もあるが、最も多いのは慢性左心不全から肺の褐色硬化を経て、右心室に負荷がかかり、この負荷に右心室が耐えられなくなって起こるものである。この場合、慢性の左右両心不全の状態となり、うっ血性心不全という用語が用いられる。

うっ血性心不全の診断は、原因となる基礎心疾患を確定したのち、診断基準となる症状（起座呼吸や心臓喘息など）や身体所見（静脈圧上昇、心拡大、肺ラ音など）を参考にして診断する。治療は、基礎疾患の根治が可能であればこれが最優先となるが、不可能な場合は以下の対症療法を行う。

①生活・食事の指導管理：重症度に応じた安静と運動制限を行い、食塩と水分摂取の制限を指導する。

②鼻カニューレによる酸素吸入を行う。

③薬物療法：利尿薬（サイアザイド、フロセミド）、強心薬（ジギタリス）、血管拡張薬（ヒドラジン、ニトロール、アンジオテンシン変換酵素阻害薬など）の投与を行う。

❶ 炎症の定義と過程①

Summary

1. 炎症の局所症状は発赤、腫脹、発熱、疼痛、機能障害である。
2. 炎症は変質・侵入、循環障害、滲出、組織増殖の過程からなる。

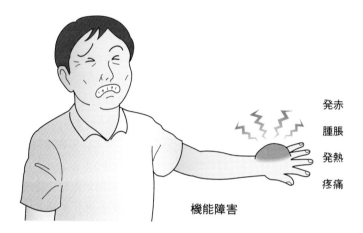

発赤

腫脹

発熱

疼痛

機能障害

図6-1 炎症の症状

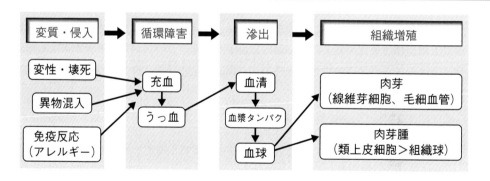

図6-2 炎症の過程

■ 炎症の定義

炎症 inflammation とは、生体が刺激や損傷を受けたり、異物が侵入した場合に起こる一連の反応である。局所の症状としては発赤（rubor 赤くなる）、腫脹（tumor 腫れる）、発熱（calor 熱をもつ）、疼痛（dulor 痛みを感じる）、機能障害がみられる（図6-1）。

炎症は生体防御反応で、これにより障害を局所にとどめ、異物を排除し、組織を修復する過程である。しかし、一方でその経過では苦痛を伴い、さらに無害な刺激に反応して過剰な炎症反応を起こし、生体に不利益をもたらす場合もある。

■ 炎症の原因

1. **組織の損傷（傷害関連分子パターンの認識）**：変性や壊死に陥った細胞・組織は炎症を惹起する。

2. **異物の侵入（病原体関連分子パターンの認識）**：異物の侵入があると炎症が惹起される。特に生物学的な因子の侵入は感染性の炎症を誘導する。

3. **免疫反応**：炎症反応は獲得免疫反応のエフェクター機能としても重要なものである。特に過剰免疫反応（アレルギー）では強く持続性の炎症が引き起こされる。

■ 炎症の過程（図6-2）：

炎症は時間を追って進行する一連の過程から成っている。これらは変質・侵入、循環障害、滲出、組織増殖の4つの過程に大別できる。

1. **変質・侵入**：組織の損傷があると、細胞内では損傷に特有の物質変化が生じる。これらの変化は傷害関連分子パターンとして認識され、炎症性メディエーターが放される。また、異物のうち特に人体に有害なものが侵入すると、病原体関連分子パターンとして認識され、炎症性メディエーターの放出が誘導される。

2. **循環障害**：炎症性メディエーターは血管に働きかけて充血やうっ血を起し、最終的には血行静止に至る。このために局所の血液量が増加して発熱と発赤が出現する。

3. **滲出**：炎症性メディエーターはさらに血管の透過性を亢進させて、血管内の物質を血管外へ漏出させる。これを滲出と呼んでいる。滲出はまず分子量の小さい水・電荷質から始まり、次に補体を含む血漿タンパクが滲出し、更に、血球成分の遊出が見られる様になる。このため炎症局所は腫脹し、また、滲出物の刺激によって疼痛を生じる。このうち白血球は受動的に移動するのみではなく化学走性chemotaxisといって能動的に起炎物質に向かって移動する。また、滲出した細胞成分が組織中に見られる状態は炎症性細胞浸潤と呼ばれる。

4. **組織増殖**：滲出物によって炎症の原因となったものが処理されると、その後には組織欠損を生じることが多い。組織欠損部には線維芽細胞が増殖して肉芽組織が形成されて修復される。肉芽組織による修復が行われない場合は、組織球が増殖し類上皮細胞と名前を変えて肉芽腫が形成される。

❷ 炎症の定義と過程②

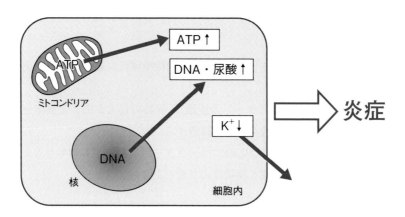

図6-3 傷害関連分子パターンの認識

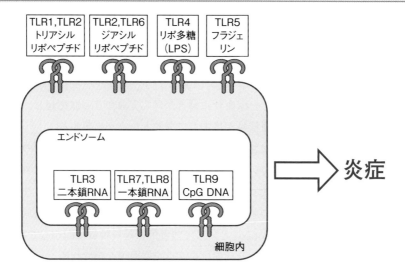

図6-4 Toll様リセプター

表6-1 炎症性メディエーターの産生と機能

	産生細胞・臓器	機能
ヒスタミン	肥満細胞・好塩基球	血管拡張・透過性亢進
プロスタグランディン	肥満細胞・マクロファージ	血管拡張　化学走性因子 全身の疼痛・発熱
ロイコトリエン	肥満細胞・マクロファージ	血管収縮・透過性亢進 化学走性因子　白血球滲出
TNF・IL-1	マクロファージ・血管内皮細胞	白血球滲出、全身発熱
補体タンパク質	肝臓	血管拡張・透過性亢進 化学走性因子　膜傷害複合体

■ 傷害関連分子パターンの認識

　損傷を受けた細胞ではDNAとその分解産物である尿酸が核内から、傷害されたミトコンドリアからはATPが、それぞれ細胞質内へ遊出し、その濃度が上昇する。また、カリウムイオンは細胞膜傷害により細胞外に喪失し、その濃度は減少する。これらの変化は傷害関連分子パターンとして認識される。その結果、炎症性メディエーターであるIL-1の産生・分泌がうながされる。（図6-3）

■ Toll様リセプター（病原体関連分子パターンの認識）

　人体に侵入した異物のうち病原性微生物やウイルスは病原体関連分子パターンとして認識される。この認識に関与する代表的なものはToll様リセプター（TLR：Toll-like receptor）である。

　ヒトのTLRにはTLR1からTLR10の10種類がある。これらのリセプターは獲得免疫とは異なり個々の病原体を特異的に認識するのではなく、それらに共通する分子パターンを認識する。すなわちTLR1、TLR2、TLR6は細菌のリポペプチド、TLR4はグラム陰性菌のエンドトキシンであるリポ多糖（LPS）、TLR5は鞭毛細菌の鞭毛構成タンパク質であるフラジェリン、TLR3はウイルスの二本鎖RNA、TLR7とTLR8は一本鎖RNA、TLR9は非メチル化CpGを認識して炎症性メディエーター（主にサイトカイン）の産生・放出をうながす。なお、TLRはすべて膜貫通型のリセプターであるが、ウイルスの核酸を認識するTLR3、TLR7、TLR8およびTLR9は細胞質内のエンドソームの膜に局在し、その他のものはすべて細胞表面の細胞膜に存在する。（図6-4）

■ 炎症性メディエーター（表6-1）

　炎症性メディエーターは炎症反応を惹起し制御する物質である。炎症部位の細胞が産生・分泌するものと、血管内では不活性の前駆体であるものが炎症巣に滲出し活性化するものがある。それらのうち重要なものについて述べる。

1. **ヒスタミン**：肥満細胞や好塩基球の胞体内顆粒内に貯蔵され、組織の損傷刺激やⅠ型アレルギーの際に放出される。血管を拡張し透過性を亢進する。
2. **アラキドン酸代謝産物**：細胞膜に含まれるアラキドン酸はこれから分離してプロスタグランディンとロイコトリエンを産生する。いずれも血管透過性の亢進と白血球の化学走性因子となる。プロスタグランディンは血管を拡張するが、ロイコトリエンは収縮させる。また、プロスタグランディンは全身的な疼痛と発熱に関与している。
3. **サイトカイン**：細胞から分泌されるタンパク質で、そのうちTNFとIL-1が主に炎症に関与する。局所では血管内皮細胞に働きかけて白血球の滲出をうながし、全身的には発熱の原因となる。
4. **補体タンパク質**：血漿中には20種類以上の補体タンパク質が不活性型として存在している。炎症に際して血管外に滲出し、活性化して血管を拡張し透過性を亢進させる。白血球の化学走性因子でもある。更に、細胞膜傷害複合体を形成し病原微生物の細胞膜に穴を開けて溶解死をもたらす。

❸ 炎症細胞

Summary

炎症に関する細胞には、好中球、好酸球、好塩基球、単球（組織球）、リンパ球（形質細胞）肥満細胞などがある。

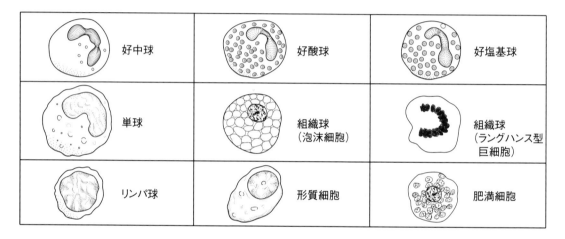

好中球	好酸球	好塩基球
単球	組織球（泡沫細胞）	組織球（ラングハンス型巨細胞）
リンパ球	形質細胞	肥満細胞

図6-5 炎症細胞の種類

炎症の診断は主に局所の所見で行われるが、診断の補助や炎症の程度を評価するための検査が行われる。

①白血球数：白血球の数は炎症により増加する。急性炎症では好中球が増加し、さらに杆状核の好中球が分葉核のものに比べて増加する（核の左方移動）。このことは虫垂炎の補助診断でよく用いられる。

②赤血球沈降速度：血液にクエン酸を加え、ガラス管に注入し立てて置くと、赤血球が下に沈んでくる。この沈んだ高さを一定時間後に測定するのが赤血球沈降速度である。炎症があると沈降速度は促進する。

③CRP：肺炎球菌のもっているC多糖体と沈降反応するタンパク質が血液中に含まれており、CRP（C-reactive protein）とよばれる。このタンパク質は定性反応では正常で陰性（測定限界以下）であるが、炎症があると増加して陽性となる。

以上の検査はすべて非特異的で、炎症以外でも陽性となることがある。他の所見と合わせて総合的に判断する必要がある。

　炎症に際しては、主として血液に由来するさまざまな遊走細胞が関与する。炎症の種類によって遊走細胞の種類や構成に違いがある（図6-5）。

■ 好中球 neutrophil

　分葉性の核と好中性の顆粒を胞体内にもっている。この顆粒はライソゾームに由来し、タンパク分解酵素を多量に含んでいる。細菌性炎症や急性炎症で多く滲出する。化学走性によって細菌や異物をとらえ、顆粒中の酵素で分解する。しかし、自らも脂肪変性を起こして膿球となり、崩壊するとタンパク分解酵素を炎症巣に放出し、組織を分解・破壊することになる。

■ 好酸球 eosinophil

　分葉性の核と好酸性の顆粒を胞体内にもった顆粒球である。Ⅰ型アレルギーによる炎症や寄生虫疾患で多く滲出する。しかし、炎症を起こすというよりも、IgE免疫複合体を貪食したり、Ⅰ型アレルギー反応を抑える物質を放出して炎症を抑制する働きをもっている。

■ 好塩基球 basophil

　好塩基球は、好塩基性の顆粒をもつ細胞で血液細胞として血管内を循環している。顆粒はヘパリン、ヒスタミン、セロトニンおよびその他の化学伝達物質を多く含んでいる。Ⅰ型アレルギーによる炎症で浸潤がみられる。

■ 単球 monocyte・組織球 histiocyte

　単球は血液中を循環する細胞で、腎臓形の単核の核をもち、胞体にはライソゾームを多くもっている。血管外に滲出すると組織球ないしはマクロファージ macrophage とよばれる貪食能の旺盛な細胞となる。脂質を貪食して膨れあがったものは泡沫細胞とよばれる。組織球は慢性炎症で浸潤が目立ち、肉芽腫中ではラングハンス型巨細胞、類上皮細胞、異物型巨細胞などに形を変えてみられる。

■ リンパ球 lymphocyte・形質細胞 plasma cell

　リンパ球は、円形ないしわずかにくぼんだ大きな核と少ない胞体をもった単核細胞で、胞体内顆粒は乏しい。リンパ球にはB細胞とT細胞の2系統の細胞があるが、形態学的には同じように見える。このうちB細胞が免疫グロブリンを産生する活性化された状態となると、胞体が大きく核が偏在した形質細胞に変化する。慢性炎症やウイルス感染による炎症で多く浸潤がみられる。

■ 肥満細胞 mast cell

　粘膜，皮膚など外界と接触する粘膜や結合組織に広く存在する。造血幹細胞由来でヒスタミンやヘパリンを含む胞体内顆粒を持っており、好塩基球に似ているが血管内には存在せず別系統の細胞である。プロスタグランディンやロイコトリエンなどの炎症性メディエーターの産生原として重要である。Ⅰ型アレルギー反応でも重要な役割を演じる。

　炎症巣で多く滲出・浸潤する炎症細胞は、血液中での数も増加する。急性炎症では好中球が増加し、Ⅰ型アレルギー性の炎症や寄生虫疾患では好酸球が増加する。慢性炎症ではリンパ球が増加する。

❹ 炎症の分類

Summary

1. 炎症は、経過によって急性炎症と慢性炎症に分けられる。
2. 目立つ炎症過程により変質性炎、滲出性炎、増殖性炎に分けられる。
3. 化膿性炎は、好中球の滲出を主体とする炎症である。
4. 化膿性炎には蜂窩織炎、膿瘍、蓄膿症がある。
5. 肉芽腫を形成する炎症は特異性炎とよばれ、結核が代表的な疾患である。

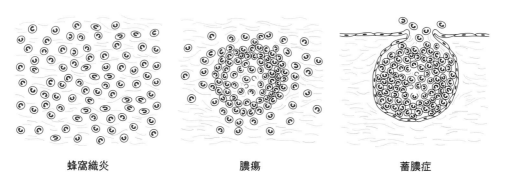

| 蜂窩織炎 | 膿瘍 | 蓄膿症 |

図6-4 化膿性炎症

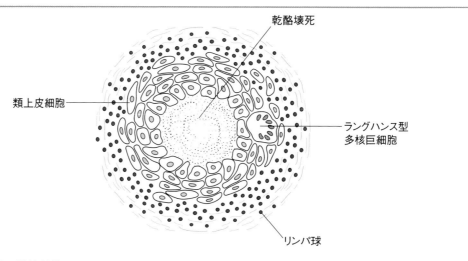

図6-5 結核結節

■ 原因による分類

　炎症の原因を大別すると、①物理的原因（電離放射線、高熱、低温、外傷など）、②化学的原因（強酸、強アルカリ、毒素など）、③生物学的原因（細菌、ウイルス、真菌、原虫など）となる。

■ 経過による分類

　炎症が激しく経過の短いものを急性炎症 acute inflammation、穏やかで経過が長いものを慢性炎症 chronic inflammation とよぶ。

■ 部位による分類

　炎症の起こっている臓器名に炎を付して肝炎、腎炎、頚管炎、肺炎のように分類する。英語では臓器名の形容詞の語尾を -itis に交換する。たとえば hepatitis（肝炎）、nephritis（腎炎）、cervicitis（頚管炎）となる。肺は例外で pneumonia（肺炎）が一般的である。

■ 基本病変による分類

　炎症の過程のうち、どの過程が目立つかによって変質性炎、滲出性炎、増殖性炎に分類される。

1. **変質性炎**：退行性病変のみが目立ち、細胞浸潤や肉芽の増生がほとんどみられないもので、劇症肝炎やクロイツフェルト・ヤコブ病の脳病変がこれにあたる。

2. **滲出性炎**：滲出が目立つ炎症で、滲出するものの種類によってさらに細分される。

　① 漿液性炎：粘性の低い液体である漿液の滲出を主体とする炎症である。

　② カタル性炎：粘膜における粘液や漿液の滲出を主体とする炎症である。

　③ 線維素性炎：線維素の滲出を主体とし、粘膜に起きた場合は滲出物と好中球、壊死物などが粘膜表面に付着して半透明の偽膜を形成し、偽膜性炎とよばれる。

　④ 化膿性炎：好中球の滲出を主体とする炎症である。化膿性炎はさらに、好中球のびまん性浸潤を主体とする蜂窩織炎 phlegmon、好中球の分解酵素によって空洞を形成し、そのなかに膿球を貯留する膿瘍 abscess、副鼻腔などの既存の体腔内に膿球を貯留した状態の蓄膿症 empyema などに分けられる（**図6-4**）。

　⑤ 壊疽性炎 gangrene：腐敗菌の感染による腐敗を伴った滲出性炎をいう。

3. **増殖性炎**：さまざまな成分が増殖する場合があるが、とくに類上皮細胞を含む肉芽腫 granuloma の形成がみられる炎症を特異性炎とよぶ。肉芽腫の形態で病名がわかることが多いからである。特異性炎には結核 tuberculosis、梅毒 syphilis、サルコイドーシス sarcoidosis などがある。このうち結核は結核菌の感染による慢性炎症で、結核結節とよばれる肉芽腫を形成する。結核結節はラングハンス型巨細胞をまじえた類上皮細胞の増殖からなり、リンパ球の浸潤を伴う。中心部には乾酪壊死を認めることが多い（**図6-5**）。梅毒は梅毒トレポネーマによる感染症で、感染後約3年を経ると梅毒第3期となり、ゴム腫とよばれる肉芽腫を形成する。ゴム腫は結核結節に似るが巨細胞は少なく、リンパ球よりも形質細胞の浸潤が目立つ。サルコイドーシスは原因不明の疾患であるが、リンパ節、肺、眼球の脈絡膜などに肉芽腫を形成する。やはり結核結節に似るが、乾酪壊死やラングハンス型巨細胞は認めない。

A　免疫病理

① 液性免疫と細胞性免疫

Summary

1. 液性免疫の主役は B 細胞と免疫グロブリンである。
2. 細胞性免疫の主役は細胞傷害性 T 細胞である。
3. ヘルパー T 細胞への抗原提示は MHC クラス II 分子で行われ、細胞傷害性 T 細胞には MHC クラス I 分子が用いられる。
4. ヘルパー T 細胞のうち、B 細胞の活性化には Th2 細胞からのシグナルが必要であり、細胞傷害性 T 細胞の活性化には Th1 細胞からのシグナルが必要である。

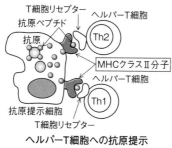

図7-1a　抗原提示

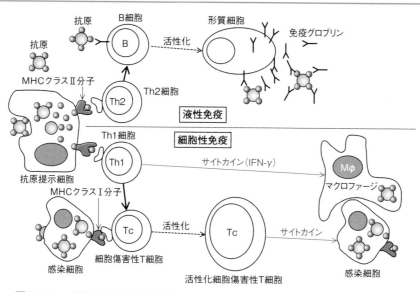

図7-1b　液性免疫と細胞性免疫

　生体防御のための機構はいくつかあるが、そのなかで主役を演じるのは免疫である。免疫は、自分の身体の構成成分であるかどうか、すなわち自己あるいは非自己の認識をして、非自己成分が侵入した場合にこれを特異的に排除する機構である。この免疫反応を引き起こす非自己成分は抗原 antigen とよばれる。さらに免疫は、免疫グロブリン immunoglobulin（Ig）が抗原と反応して引き起こされる液性免疫と、Ｔ細胞がサイトカインを放出して、変貌して非自己となった感染細胞や腫瘍細胞を破壊する細胞性免疫がある。

■ 抗原提示 antigen presentation

　B細胞（Bリンパ球）は表面免疫グロブリンの先端部で直接抗原を認識する。Ｔ細胞（Ｔリンパ球）は直接抗原を認識することはできず、主要組織適合抗原（MHC）分子とともに、細胞表面に抗原の一部（抗原に特徴的なポリペプチド）を提示したものをＴ細胞リセプターで認識する。抗原提示細胞（樹状細胞やマクロファージなど）がヘルパーＴ細胞に対して抗原ペプチドを提示する場合は、MHCのうちクラスⅡ分子を用いるが、抗原提示細胞以外の感染細胞などが細胞傷害性Ｔ細胞に抗原ペプチドを提示する場合はMHCクラスⅠ分子が用いられる（図7-1a）。

■ 液性免疫 humoral immunity

　リンパ球系幹細胞の一部は、骨髄（ヒトのファブリキウス嚢相当器官）でB細胞となる。このB細胞は、自分に特異的な抗原と接触する刺激と、同じ抗原の提示を受けたTh2ヘルパーＴ細胞からのシグナルの両方を受け取ると活性化する。B細胞は増殖して数を増やすとともに形質細胞へと分化する。形質細胞は免疫グロブリンを産生し、血液中に分泌する。この免疫グロブリンは抗原と特異的に結合して、抗原を破壊・排除する（図7-1b）。免疫グロブリンは抗体 antibody ともよばれ、分子構造が互いに少しずつ異なるIgG、IgM、IgA、IgD、IgEの5種類のクラスがある。

■ 細胞性免疫 cellular immunity

　リンパ球系幹細胞のうち胸腺を通過したものはＴ細胞となる。Ｔ細胞は主要組織適合抗原分子とともに提示された抗原ペプチドを認識する。抗原のうちウイルスや結核菌などは細胞内に侵入し、その抗原ペプチドをMHCクラスⅠ分子とともに細胞表面に提示する。細胞傷害性Ｔ細胞（Tc細胞）は提示された自分に特異的な抗原ペプチドと接触する刺激と、同じ抗原を抗原提示細胞によって提示されたTh1細胞からのシグナルを受けて活性化する。活性化したTc細胞はサイトカインを放出して、感染細胞を破壊する。Th1細胞自身もサイトカイン（主にインターフェロンγ）を放出することにより、マクロファージを活性化して抗原や変性細胞を破壊・排除する（図7-1b）。

個体の免疫機能が低下する状態が免疫不全である。先天性の免疫不全には特定の疾患名のついたものが数多くあるが、最も多く遭遇するのは続発性の免疫不全である。とくに、医療行為の副作用として現れる医原性の免疫不全が多くみられる。薬剤では臓器移植の際に用いられる免疫抑制剤、膠原病、ネフローゼ、血液疾患などの治療に用いられる副腎皮質ホルモン、抗てんかん剤のフェニトイン、重金属中毒の治療薬であるペニシラミンなどがこれにあたる。悪性腫瘍の治療のための抗がん剤や放射線療法も免疫不全の原因となる。また、栄養状態の悪化や加齢でも免疫機能は低下する。免疫不全を起こす疾患としては悪性腫瘍、ネフローゼ症候群、タンパク漏出性胃腸症などがある。これらの治療を受けていたり、これらの疾患や状態にある患者の看護においては、免疫不全に陥っていないかどうか常に注意を払う必要がある。

A 免疫病理

② アレルギー

Summary

1. Ⅰ型アレルギーには IgE 抗体と肥満細胞が関与する。
2. Ⅱ型アレルギーは細胞膜上の抗原に抗体が結合して細胞を破壊する。
3. Ⅲ型アレルギーは免疫複合体の沈着による反応である。
4. Ⅳ型アレルギーは細胞性免疫によるアレルギー反応である。
5. Ⅴ型アレルギーはリセプターに対する抗体が刺激的あるいは抑制的に働く反応である。

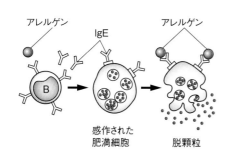

図7-2 Ⅰ型アレルギー（アナフィラキシー型）

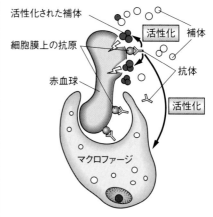

図7-3 Ⅱ型アレルギー（細胞傷害型）

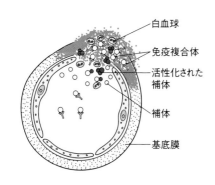

図7-4 Ⅲ型アレルギー（免疫複合体型）

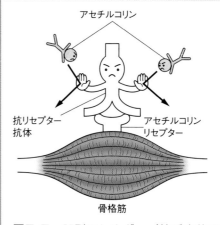

図7-5 Ⅴ型アレルギー（抗受容体反応型）

免疫は生体防御機構として有益な仕組みではあるが、生体にとって不利益な反応を起こす場合もある。生体にとって無害な物質を抗原として認識したり、自らの身体の一部を抗原として反応し、これを排除してしまうことがある。このような有害な免疫反応を過敏反応 hypersensitivity あるいはアレルギー反応 allergy とよんでいる。アレルギー反応の抗原をとくにアレルゲン allergen とよぶ。アレルギー反応には以下の5種類の型がある。

■ Ⅰ型アレルギー反応（アナフィラキシー型反応）

IgE クラスの抗体が産生されることによって起こる反応で、抗原としては花粉、室塵、牛乳、蕎麦、ペニシリンなどがある。これらのアレルゲンに感作されて IgE クラスの抗体が産生されると、IgE は肥満細胞に結合する。この肥満細胞に結合した IgE にアレルゲンが結合すると、肥満細胞の胞体内顆粒からヒスタミンなどの化学伝達物質が放出される（図7-2）。この結果、平滑筋の強い収縮や血管透過性の亢進が起こる。同時に好酸球走化因子も放出されて好酸球の浸潤がみられる。この反応は、抗原と接触すると急激に展開するので即時型反応ともよばれる。全身アナフィラキシーはこの反応が全身性に起こることで、ペニシリンによるものがよく知られている。感作された個体に注射されると急激に血管透過性が亢進し、ショック状態となり、気管支平滑筋の強い収縮により呼吸困難に陥る。

■ Ⅱ型アレルギー反応（細胞傷害型反応）

細胞膜上にある抗原に対して反応する抗体が出現する。この抗体が抗原と結合し、補体活性化、細胞破壊、マクロファージの活性化、炎症反応などを引き起こす。代表的なものは母子間血液型不適合による溶血性貧血である（図7-3）。

■ Ⅲ型アレルギー反応（免疫複合体型反応）

抗原と抗体の結合した免疫複合体 immune complex が形成される。これが血液中に浮遊して流れるうちに毛細血管などに引っかかって沈着し、補体を活性化して炎症を起こす。全身性エリテマトーデス systemic lupus erythematosus（SLE）（抗核抗体と核酸の免疫複合体による）や血清病 serum sickness（異種血清中のタンパク成分とこれに対する抗体の免疫複合体による）はこの例である（図7-4）。

■ Ⅳ型アレルギー反応（遅延型反応）

細胞性免疫による過敏反応であり、接触性皮膚炎 contact dermatitis がこの例である。抗原に接触してから反応が起こるまでに24時間程度かかり、反応のピークに達するには48時間程度を要する。細胞傷害性T細胞が主に関与している。

■ Ⅴ型アレルギー反応（抗受容体反応型反応）

細胞表面のリセプター receptor に対する抗体ができるが、リセプターと結合したときに細胞傷害や炎症を起こさず、その代わりにリセプターの機能を亢進させたり抑制するものである。たとえば、重症筋無力症 myasthenia gravis では筋肉細胞のアセチルコリンリセプターに対する抗体がつくられて結合した結果、筋肉の収縮が抑制される（図7-5）。また、バセドウ病では甲状腺刺激ホルモンリセプターに対する抗体が甲状腺機能を亢進させる。

A 免疫病理

❸ 外因の関与するアレルギー性疾患

Summary

1. リウマチ熱においては、β溶連菌に感作されできた抗体が皮膚、関節、心臓と交差反応を起こす。
2. 急性糸球体腎炎では、β溶連菌と抗体の免疫複合体が腎糸球体に沈着して、糸球体の炎症を起こす。
3. 花粉症と気管支喘息は、Ⅰ型アレルギー反応による疾患である。

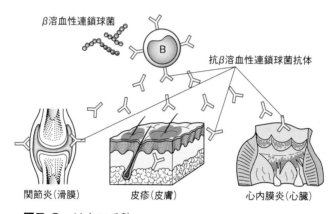

図7-6 リウマチ熱

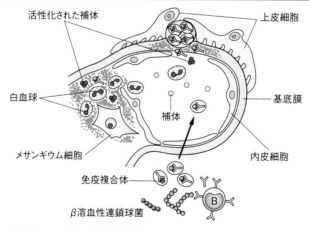

図7-7 急性糸球体腎炎

アレルギーに関連する外因には、細菌性のものと非細菌性のものがある。

■ 細菌が関与するアレルギー性疾患

1. **リウマチ熱 rheumatic fever**：先行する上気道感染の後、2～4週間の無症候期を経て、皮疹と多発性関節炎を伴う発熱性疾患として発症する。主に小児の病気である。同時に体内では心内膜炎 endocarditis（弁膜炎）を起こし、この弁膜炎が心臓の弁の変形をきたし弁膜症となる。上気道感染は β 溶血性連鎖球菌によるもので、これに対する抗体が心臓や関節の滑膜組織とも免疫反応を起こす。このような反応は交差免疫反応とよばれ、Ⅱ型アレルギー反応である（図7-6）。

2. **連鎖球菌感染後急性糸球体腎炎 acute postostreptococcal glomerulonephritis**：リウマチ熱と同様に β 溶血性連鎖球菌の上気道感染の後に無症候期を経て、糸球体の炎症を発症する。腎機能障害のため尿量は減少し（乏尿 oliguria）、浮腫 edema と高血圧 hypertension がみられる。尿には赤血球（血尿 hematuria）やタンパク質（タンパク尿 proteinuria）が出現する。連鎖球菌の成分と抗体が免疫複合体を形成し、糸球体に沈着してⅢ型アレルギー反応を起こすことが原因である（図7-7）。

■ 非細菌性の外因によるアレルギー性疾患

1. **花粉症**：さまざまな花粉に対してⅠ型アレルギー反応を起こすもので、花粉の付着した結膜や鼻粘膜で肥満細胞からのヒスタミンやその他の化学伝達物質が放出される。血管透過性亢進による浮腫や分泌亢進が起こり、末梢神経が刺激されてかゆみを覚える。

2. **気管支喘息 bronchial asthma**：主に肺の気管支においてⅠ型アレルギー反応が起こる疾患である。気管支平滑筋の攣縮、粘膜の浮腫、粘液分泌の亢進により気管支の狭窄が起こる。発作性のヒューヒューという音のする喘鳴を伴った呼吸困難が出現し、とくに息を吐き出すときに障害が著しい（チェックバルブ現象）。

3. **接触性皮膚炎**：皮膚におけるⅣ型アレルギー反応で、漆、化粧品、ニッケルなどの金属、化学繊維、化学薬品などがアレルゲンとなる。

4. **薬剤アレルギー**：複数のタイプのアレルギー反応が起こりうる。ペニシリンはⅠ型アレルギー反応により全身性アナフィラキシーを起こすことがある一方で、赤血球の膜タンパクと結合し、このペニシリン膜タンパク複合体が抗原となってⅡ型アレルギー反応を起こして溶血性貧血となる場合もある。また、キニジンはこれに対する抗体を誘導し、抗体と自らが結合して免疫複合体を形成してⅢ型アレルギー反応を起こす。多くの薬剤で問題となるアレルギー性の薬剤性肝障害は、Ⅳ型アレルギー反応によるものが多い。

Nursing Eye 外因によるアレルギー疾患の診断や抗原の特定のためには皮膚反応試験が行われる。皮膚に抗原と思われるものや可能性のある物質、および陰性コントロール（生理食塩液など）を接種して、一定時間後にその皮膚反応を見比べて判定するものである。具体的には抗原液を滴下し、その上からごく軽く皮膚を刺すプリックテストと、抗原液を皮内注射で真皮内に注射する皮内テストがある。

A　免疫病理

④ 自己免疫疾患と膠原病

Summary

1. 多発性血管炎にみられる自己抗体は ANCA である。
2. SLE は抗核抗体由来の免疫複合体が全身臓器に沈着してⅢ型アレルギー反応を起こす病気である。
3. 関節リウマチの自己抗体はリウマトイド因子である。

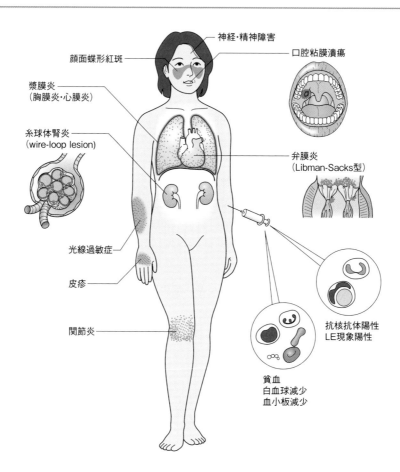

神経・精神障害
顔面蝶形紅斑
口腔粘膜潰瘍
漿膜炎
（胸膜炎・心膜炎）
糸球体腎炎
（wire-loop lesion）
弁膜炎
（Libman-Sacks型）
光線過敏症
皮疹
抗核抗体陽性
LE現象陽性
関節炎
貧血
白血球減少
血小板減少

図7-8　全身性エリテマトーデス

　自分の体内にもっている抗原（自己抗原）と反応するようなリンパ球は自己免疫寛容といって、取り除かれたり抑制されて免疫反応は起きないようになっているのが原則である。しかし、この自己免疫寛容が崩れて自己抗原と免疫反応が起きてしまった病態が自己免疫疾患である。そのうち多臓器にわたって病変がみられる全身性自己免疫疾患では膠原線維のフィブリノイド変性が特徴的な組織所見として認められるので膠原病 collagen disease とよばれている。主な疾患について述べる。

■ 顕微鏡的多発性血管炎 microscopic polyangitis

　全身の細い血管にフィブリノイド変性を伴った壊死性血管炎を生じる疾患で、好中球の胞体内顆粒に対する自己抗体である ANCA anti-neutrophil cytoplasmic antibody が血液中に出現する。

■ 全身性エリテマトーデス（全身性紅斑性狼瘡）systemic lupus erythematosus（SLE）

　若い女性に好発する慢性炎症性疾患で皮膚、腎、肺、関節、心臓など全身性におかされる。皮膚では蝶形紅斑といって顔面に蝶が羽を広げたような皮疹を生じる。腎では針金状の糸球体基底膜肥厚（ワイヤーループ病変 wire-loop lesion）を伴う糸球体腎炎、肺では間質性肺炎、心臓では弁膜疣贅を伴う弁膜炎（リブマン・サックス型心内膜炎）がみられる。免疫調節機構の欠陥があり、さまざまな核内成分に対する自己抗体（抗核抗体）が出現し、そのうちでも抗2本鎖DNA抗体や抗Sm抗体が重要である。免疫複合体を形成して主としてⅢ型アレルギー反応を起こす。採血後の血液を放置するとLE細胞を形成するLE細胞現象が患者の多くでみられる（図7-8）。

■ 強皮症 progressive systemic sclerosis

　皮膚の硬化、レイノー現象（四肢末端の冷感とチアノーゼ）、食道の硬化、間質性肺炎などがみられる。

■ 皮膚筋炎 dermatomyositis、多発性筋炎 polymyositis

　皮膚炎を伴う多発性筋炎である皮膚筋炎と、皮膚炎を欠く多発性筋炎の病型があるが、本質的には同じ疾患である。筋肉の生検で間質性筋炎を証明することで診断される。

■ 関節リウマチ rheumatoid arthritis

　関節滑膜の炎症を主体とする疾患で、免疫グロブリンIgGに対する自己抗体が血中に出現し、リウマトイド因子とよばれる。壊死性血管炎を伴う病型は悪性関節リウマチとよばれる。

■ 橋本病 Hashimoto's thyroiditis

　自己免疫性の慢性甲状腺炎で、サイログロブリンやミクロソームに対する自己抗体が関与する。

Nursing Eye
全身性エリテマトーデスの診断は臨床症状と検査所見の組み合わせで行われる。アメリカリウマチ協会の診断のための分類基準11項目中4項目以上の該当があれば診断される。治療は副腎皮質ステロイド剤の投与で、これに非ステロイド系消炎剤、免疫抑制剤、血漿交換療法などを組み合わせて行われる。治療の副作用や原疾患のため免疫力の低下があるので感染症の予防に努めることが重要である。

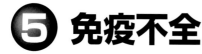

A　免疫病理

❺ 免疫不全

Summary

1. ディ・ジョージ症候群は代表的な先天性の細胞性免疫不全症である。
2. ブルートン型無γグロブリン血症は代表的な先天性の液性免疫不全症である。
3. 後天性免疫不全症候群 (AIDS) は HIV ウイルスの感染症で、ヘルパー T 細胞を破壊する。

細胞性免疫不全
・ディ・ジョージ症候群
B細胞+/T細胞ー

複合免疫不全
・重症複合免疫不全（SCID）
・X連鎖重症複合免疫不全症
・アデノシンデアミナーゼ
（ADA）欠損症
B細胞ー/T細胞ー

液性免疫不全
・ブルートン型
無γグロブリン血症
・IgA 単独欠損症
B細胞ー/T細胞+

図7-9　先天性免疫不全

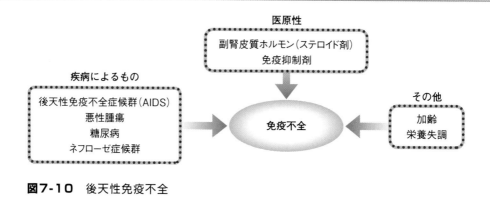

図7-10　後天性免疫不全

　免疫能力の低下ないし欠落がある状態が免疫不全である。免疫不全は先天性と後天性に分類され、さらに先天性は細胞性免疫不全、液性免疫不全、および複合免疫不全に分類される。先天性免疫不全には多数の疾患や症候群があるが、ここではそのうち代表的なものについてのみ述べる。

■ 先天性免疫不全 (図7-9)

1. 細胞性免疫不全

①ディ・ジョージ症候群 Di George syndrome：X染色体連鎖劣性（潜性）遺伝病である。胸腺の無形成・低形成があり、T細胞が欠損するため細胞性免疫不全となる。ウイルス、真菌、結核、原虫感染に対する抵抗力がない。また、生ワクチンの投与で重症感染を起こすので注意が必要である。第3および第4鰓嚢の奇形に由来し、同じ部分から形成される副甲状腺の形成不全を伴うことも多く、低カルシウム血症に由来するテタニーがみられる。B細胞と免疫グロブリンは影響を受けない。

2. 液性免疫不全

①ブルトン型無γグロブリン血症：X染色体連鎖劣性（潜性）遺伝病で、前駆細胞からB細胞への成熟分化の障害があるためB細胞や形質細胞が欠損する。免疫グロブリンが産生されないため化膿菌への抵抗力が弱く容易に敗血症となってしまう。

②IgA単独欠損症：選択的γグロブリン欠損症のなかで最も多いタイプである。一般に症状は軽症であるが、粘膜防御機能が低下するため呼吸器感染や下痢を起こしやすい。

3. 複合免疫不全

①重症複合免疫不全 severe combined immunodeficiency（SCID）：細胞性免疫と液性免疫両者の障害のため反復して重症感染症に陥いる。胸腺、リンパ節、扁桃組織の低形成があり、T細胞もB細胞も著しく減少している。しかし、T・B両細胞の真の欠損症は非常にまれで、実際はT細胞の著明な減少により液性免疫が続発性に障害されていることが多い。

②X連鎖重症複合免疫不全症：X染色体連鎖劣性（潜性）遺伝を示し、T細胞の成熟分化に必要なサイトカインと結合するリセプターの構造異常がある。そのためT細胞が減少や欠損を起こす。

③アデノシンデアミナーゼ（ADA）欠損症：常染色体劣性（潜性）遺伝病で、先天性の酵素欠損症である。その結果アデノシンが蓄積し、T細胞が傷害される。

■ 後天性免疫不全 (図7-10)

1. 後天性免疫不全症候群 aquired immunodeficiency syndrome（エイズ、AIDS）：レトロウイルスであるヒト免疫不全ウイルス（HIV）の感染症である。数年の無症状期を経てウイルスはヘルパーT細胞に感染し、これを破壊することにより免疫不全を発症する。ニューモシスチス肺炎やサイトメガロウイルス感染を起こしやすい。不特定多数との性行為、注射針の共用、非加熱血液製剤などを介して感染が広まった。

2. その他の後天性免疫不全：医原性では副腎皮質ホルモンや免疫抑制剤の投与により免疫不全が起きる。また、悪性腫瘍、ネフローゼ、糖尿病などは免疫力を低下させる。

エイズの診断には血液中の抗HIV抗体の検出を行う。まず酵素抗体法でスクリーニングし、陽性の場合はウエスタンブロット法で確認試験を行う。治療はウイルスに対しては逆転写酵素阻害剤とプロテアーゼ阻害剤を組み合わせた多剤併用療法があり、合併感染症の予防と治療が行われる。精神的援助やカウンセリングも重要である。

B 感染症

① 感染症の成立

Summary

1. 非特異的な感染防御機構としては上皮、分泌物、および食細胞がある。
2. 感染症の成立には病原体の侵入、移動、定着および発症の過程が必要である。

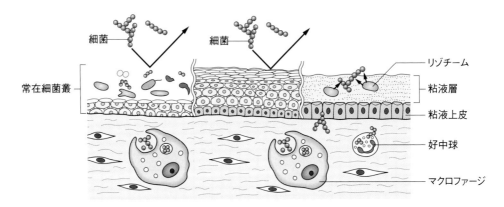

図7-11 非特異的感染防御機構

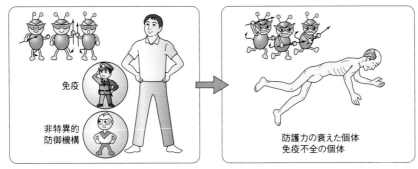

免疫等の防御機構が見張っているときはおとなしい弱毒菌や真菌などが抵抗力が
衰えた個体に対しては凶暴になって襲いかかってくるのが日和見感染である。

図7-12 日和見感染

■ 感染の成立と発症

　　感染 infection とは病原体がさまざまな特異的あるいは非特異的な防御機構を突破して生体内
に侵入し、定着することである。感染の結果、症状を現すことが発症である。感染および発症の

成立は病原体の感染力や毒力と個体の抵抗力の相対的な関係に依存している。病原体の感染力が個体の抵抗力を上まわった場合に感染が成立し、さらに毒力が凌駕した時点で発症する。細菌やウイルスなどで感染が成立しても発症しないことがあり、潜伏感染 latent infection とよばれる。

■ 非特異的感染防御機構

病原体の侵入・定着を阻止するために生体はすでに述べた免疫機構以外にも多くの非特異的な防御機構をもっている。それらには次のようなものがある（図7-11）。

1. **上皮組織による感染障壁**：上皮組織は組織の表面をおおい物理的に病原体の侵入を防いでいる。この障壁は皮膚などの重層扁平上皮では強く、粘膜などの単層円柱上皮では弱い。

2. **分泌物の抗菌作用**：粘膜の表面をおおっている分泌物にはリゾチームなどの抗菌作用のある物質が含まれていることが多く、その作用により病原体の侵入が阻止されている。

3. **常在細菌叢**：皮膚や粘膜の表面には、常在細菌が拮抗して壁を形成している。この壁（＝常在細菌叢）が、新たな病原菌の侵入を防いでいる。

4. **食細胞による抗菌作用**：マクロファージや好中球などは侵入時の炎症により遊走し、非特異的に病原体を貪食し処理を行う。

■ 病原体の侵入様式、選択性、到達様式

病原体の伝播様式により、感染には皮膚や粘膜などからの接触感染、分泌物に含まれた病原体が咳などで飛沫されて広がる飛沫感染、病原体が空中に浮遊してこれを吸入する空気感染などがある。胎盤を介して、あるいは分娩時に産道を通じて、母体から子どもに感染するような形式は垂直伝播 vertical transmission（垂直感染）とよばれている。病原体の種類によって感染を起こす対象の個体種や臓器・組織の選択性がある。化膿菌はこの選択性が不明確でいろいろな種や臓器に感染するが、ウイルスは選択性が高く、たとえばヒトのB型肝炎ウイルスはヒトあるいは霊長類の肝細胞のみに感染する。多くの病原体はこれらの中間の選択性がある。病原体が個体内に侵入したのち感染定着部位まで移動する形式には直接侵入、播種、経管腔性、血行性、およびリンパ行性の到達様式がある。

■ 日和見感染 opportunistic infection

感染防御機構が著しく障害された場合、通常ではほとんど問題とならないような病原性の弱いものが感染・発症を起こすことがある。このような形式の感染を日和見感染とよんでいる（図7-12）。先天性および後天性の免疫不全に際してみられる。病原体としてはアスペルギルス *asperugillus fumigatus*、カンジダ candida albicans、ニューモシスチス・イロベチイ pneumocystis jirovecii などの真菌類、サイトメガロウイルス cytomegalovirus などのウイルス、グラム陰性桿菌、結核などが多い。

■ 菌交代症

抗菌剤はある病原体に有効でも、必ず無効な種類の病原体が存在する。ある病原体に有効な抗菌剤を投与すると、その病原体は消滅する。しかし、この抗菌剤が無効な病原体がいたり、新たに侵入すると、これが増殖して、病原体が入れ替わってしまう。これを菌交代症とよぶ。また、腸内細菌などのように正常細菌叢のある所に抗菌範囲が広く強力な抗菌剤を投与すると、腸内細菌が死滅して、抗菌剤が無効な病原性のある菌と入れ替わってしまう。これも菌交代症である。

B 感染症

② 感染源

Summary

1. 細菌、真菌、および原虫は無細胞性の培地で培養できる。
2. リケッチア、クラミジア、およびウイルスは生きた細胞内でしか増殖できない。
3. ウイルスは DNA か RNA の一方の核酸しかもたず、感染の選択性が高い。
4. プリオンは核酸を持たないタンパク質から成り、通常の消毒法では不活化されない。

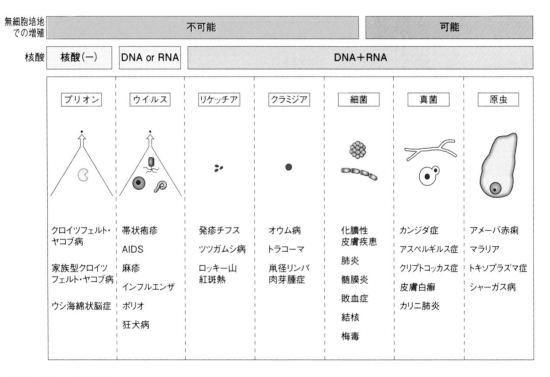

図7-13 病原体

感染源となる病原体には以下のものがある（図7-13）。

■ 細菌 bacterium, bacteria

細菌には真性細菌類、放線菌類、スピロヘータ類、マイコプラズマ類がある。真性細菌類は大きさ1μm前後で、その形から球状の球菌と細長い桿菌に、グラム染色に対する染色態度からグ

ラム陽性菌と陰性菌に分類される。核酸としてDNAとRNAの両方をもっており、細胞を含まない培地で培養が可能である。ジフテリア、ボツリヌス、破傷風菌などは菌体外毒素を分泌し、グラム陰性桿菌類は菌体内に毒素（エンドトキシン endotoxin）をもっている。感染巣において毒素の作用により細胞の変性、壊死、炎症を引き起こす。感染巣から血液中に侵入して細菌が全身を循環するようになった状態は菌血症 bacteremia で、その結果、全身多発性に細菌が定着し、感染病巣を形成した状態を敗血症 sepsis とよんでいる。

■ リケッチア rickettsia

リケッチアは、0.3μm程度の大きさの多形球状から杆状グラム陰性の細菌で、DNAとRNAをもつが無細胞培地では増殖できない。通常、シラミ、ノミ、ダニの細胞質内にいて、病原種はこれらの動物を介してヒトに感染する。発疹チフス、ツツガムシ病、ロッキー山紅斑熱、リケッチア痘瘡、その他の疾患を起こす。

■ クラミジア chlamydia

クラミジアは、0.8～1.5μmの球状の病原体である。生きている細胞内でしか増殖できず、組織選択性が高い。ウイルスに似た性質をもっているので、かつては大型ウイルスとよばれたこともある。オウム病、トラコーマ、鼡径リンパ肉芽腫、非淋菌性尿道炎などの病原体となる。

■ ウイルス virus

ウイルスは15nmから数百nmレベルの大きさの病原体で、一般の光学顕微鏡では見ることはできない。核酸はDNAかRNAの一方のみをもち、生きた細胞内でしか増殖できない。一般に組織選択性が高いため、生体内に侵入すると血行性に各ウイルスの特定臓器に達し、その細胞内に侵入して病変を引き起こす。ウイルスによっては10年以上の潜伏期をもつもの（遅発性ウイルス感染slow virus infection）もある。

■ プリオン prion

プリオンは核酸を持たないタンパク質からなる感染性因子である。ミスフォールドしたタンパク質がその構造を正常の構造のタンパク質に伝えることによって伝播する。狂牛病やクロイツフェルト・ヤコブ病などの伝達性海綿状脳症の原因となる。これらはプリオン病と呼ばれ治療法が確立していない致死性の疾患である。フォルマリンや煮沸法などの通常の消毒法では不活化されない。

■ 真菌 fungus・原虫 protozoan

真菌はカビおよび酵母の仲間で、発酵食品に利用されるものも多いが、ヒトに病原性をもつ種類もある。原虫は2～30μm程度の大きさの単細胞生物である。原虫で風土病の原因となる場合を除けば、いずれも病原性は弱い。しかし、日和見感染の感染源としては非常に重要である。

代表的な化膿菌として黄色ブドウ球菌がある。皮膚感染では毛包に化膿性炎症を起こしたり、皮下にびまん性の化膿性炎症である蜂窩織炎を起こす。骨髄炎、肺炎、敗血症の原因ともなる。多くの抗菌剤に耐性を獲得したメチシリン耐性黄色ブドウ球菌(MRSA)は難治性院内感染を引き起こし問題となる。

1 腫瘍の定義と分類

Summary

1. 腫瘍は生体内の変異細胞の自律的で過剰な増殖である。
2. 腫瘍には悪性腫瘍と良性腫瘍がある。
3. 上皮性の悪性腫瘍は癌腫、非上皮性の悪性腫瘍は肉腫である。

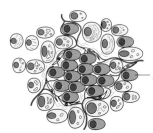

——腫瘍細胞（変異細胞）

図8-1 腫瘍の定義

	上皮性腫瘍	非上皮性腫瘍
悪性腫瘍 がん	癌腫 carcinoma	肉腫 sarcoma

図8-2 癌腫と肉腫

	正常組織	良性腫瘍	悪性腫瘍
上皮組織 epithelial tissue	重層扁平上皮 stratified squamous epithelium 移行上皮 transitional epithelium 腺上皮 glandular epithelium	扁平上皮腫 squamous cell epithelioma 移行上皮乳頭腫 transitional cell papilloma 腺腫 adenoma	扁平上皮癌 squamous cell carcinoma 移行上皮癌 transitional cell carcinoma 腺癌 adenocarcinoma
非上皮組織 non-epithelial tissue	線維組織 fibrous tissue 脂肪組織 fat tissue 平滑筋組織 smooth muscle tissue 横紋筋組織 skeletal muscle tissue 骨組織 bone tissue	腺維腫 fibroma 脂肪腫 lipoma 平滑筋腫 leiomyoma 横紋筋腫 rhabdomyoma 骨腫 osteoma	線維肉腫 fibrosarcoma 脂肪肉腫 liposarcoma 平滑筋肉腫 leiomyosarcoma 横紋筋肉腫 rhabdomyosarcoma 骨肉腫 osteosarcoma

図8-3 腫瘍の命名法

■ 腫瘍の定義

　腫瘍 tumor とは生体の細胞が自律的 autonomous に過剰な増殖を始めた結果形成される組織の塊である。同義語として新生物 neoplasm ともよばれる。自律的とは理由なく勝手気ままにという意味で、細胞の増殖は無意味で無秩序で、その原因を指摘することは困難である。腫瘍の起源となる細胞は通常一個で、腫瘍塊を構成する細胞（腫瘍細胞）はすべてその子孫から構成されるのが原則である。このことを腫瘍の単クローン性とよんでいる。1個の細胞がその性格に異常を生じ（これを変異という）、その結果、自律性の増殖能を獲得したものが腫瘍である（図8-1）。

■ 腫瘍の種類

　腫瘍は自律性の増殖が際限なく続き、最終的にその腫瘍の発生した個体が死ぬまで増殖を続ける悪性腫瘍 malignant tumor と、増殖が一定の状態で停止する良性腫瘍 benign tumor に分類できる。また、腫瘍の由来細胞を大きく分けて上皮細胞に由来する上皮性腫瘍 epithelial tumor と、それ以外の非上皮性細胞に由来する非上皮性腫瘍 non-epithelial tumor に分類される。上皮細胞とは身体の表面をおおう皮膚の表皮、内面である消化管、気道、および尿路の粘膜上皮細胞、およびこれらから分化した腺組織である唾液腺、甲状腺、肝臓、膵臓などの実質細胞がある。非上皮性細胞は発生段階での間葉に由来する結合組織や脂肪組織、さらに筋組織や神経組織の実質細胞が含まれる。頻度は少ないが2個以上の細胞が同時に変異を起こして1個の腫瘍となったと考えられる場合もあり、その結果2種類以上の腫瘍細胞から構成される腫瘍が発生する。このようなものは、混合腫瘍とよばれる。これらの2種類の分類を組み合わせて上皮性の悪性腫瘍は癌腫 carcinoma、非上皮性の悪性腫瘍は肉腫 sarcoma とよばれる（図8-2）。なお、上皮性・非上皮性を含め悪性腫瘍全般をひらがなで「がん」と表現することもある。腫瘍の発生臓器名と組み合わせて食道癌、食道肉腫、胃癌、肝臓癌、子宮肉腫などの表現が用いられる。

■ 腫瘍の命名法（組織診断名）

　癌腫の組織診断名は発生組織名に「癌 carcinoma」を付す。たとえば扁平上皮に由来する癌腫は扁平上皮癌 squamous cell carcinoma、腺上皮に由来するものは腺癌 adenocarcinoma と命名される。肉腫の場合は同様に由来組織名に「肉腫 -sarcoma」を付して、脂肪肉腫 liposarcoma、平滑筋肉腫 leiomyosarcoma、骨肉腫 osteosarcoma と命名される。良性腫瘍においては由来組織名に「腫 -oma」を付して、腺腫 adenoma、上皮腫 epithelioma、平滑筋腫 leiomyoma のようによばれる（図8-3）。各論において詳述するが、中枢神経、造血・リンパ組織、および生殖細胞に由来する腫瘍は上記とは異なり、それぞれ独自の分類・命名法がある。

Nursing Eye　上記のような腫瘍の分類は、単に学問的な興味に基づくものだけではない。その組織型によって腫瘍の好発年齢・部位、悪性度、および進展の様式などに関する性質が異なる。その結果に基づいて治療方針や予後を知るうえで重要な情報となるからである。

❷ 腫瘍の形態（肉眼と組織）

Summary

1. 腫瘍は実質細胞と間質から形成されている。
2. 上皮性腫瘍では腫瘍細胞が集まって胞巣を形成する。
3. 悪性腫瘍細胞は異型性が強く、分化度が低い。

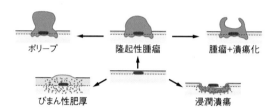

図8-4 表面に発生した腫瘍の肉眼形態

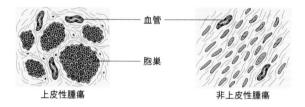

図8-5 上皮性腫瘍と非上皮性腫瘍

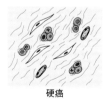
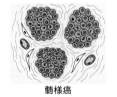

図8-6 硬癌と髄様癌

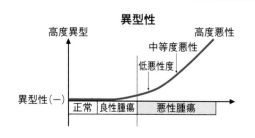
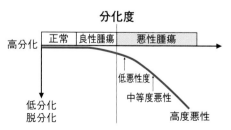

図8-7 腫瘍の異性型と分化度

■ 腫瘍の肉眼形態

腫瘍の発生部位が皮膚、粘膜、漿膜などの表面にある場合は肉眼的に盛り上がり隆起性の腫瘤を形成することが多く、粘膜において大きく隆起した病変はポリープ polyp とよばれる。隆起性腫瘤は、とくに悪性腫瘍においては、中心部が壊死に陥って潰瘍化を伴うことが多い。また、悪性腫瘍は深部へ向かって広がる傾向も強く、その場合大きな潰瘍 ulceration が形成される。また、腫瘍の増殖が組織内に浸み込むように広がって組織のびまん性の肥厚を形成する場合もある（図8-4）。実質臓器の中に発生した腫瘍は結節状の腫瘤を形成する。この腫瘤の中心部は血流が乏しくなることが多く壊死に陥ることがある。これを中心壊死 central necrosis とよんでいる。これも悪性腫瘍でより多くみられる現象である。腫瘍の多くは充実性であるが、なかには大きな嚢状の管腔を形成してその中に分泌液を貯留した嚢胞を形成するものもある。卵巣の腫瘍はこの嚢胞性のものが多くみられる。

■ 腫瘍の組織形態

腫瘍はその本体である腫瘍細胞と、そのまわりに形成される腫瘍間質からなっている。腫瘍細胞は腫瘍実質とよばれ、腫瘍の性質を決定する。腫瘍間質は2次的なものではあるが、栄養血管を含み腫瘍細胞に栄養と酸素を供給し腫瘍の生存には不可欠の成分である。上皮性腫瘍では腫瘍細胞は2個以上が集まって胞巣を形成して増殖するが、非上皮性腫瘍では個々の細胞が離れて間質内に散在して増殖し、胞巣を形成しない（図8-5）。癌腫においては間質の量が実質に比べて多いものを硬癌 scirrhus、反対に実質量の多いものを髄様癌 medullary carcinoma とよんでいる（図8-6）。

腫瘍の組織形態は良性・悪性の鑑別に重要である。良性の腫瘍細胞は発生母細胞と非常によく似ている。たとえば、良性の平滑筋腫の細胞は腫瘤を形成していることを除けば、個々の細胞は正常の平滑筋と全く区別がつかない。一方、悪性腫瘍細胞の特徴は母組織の細胞と比べて大きく形態が異なることが多い。この異なる様式には異型性と分化度の低下がある。異型性とは形の崩れで、一般に母細胞と比較して核は大きく形が不整で、クロマチンは増加し、その分布は不規則となる。また、増殖が旺盛となる結果、核分裂像が増加するが、その形態も異常で、正常ではみられない多極分裂像が出現する。良性腫瘍では異型性がないか、あっても非常に軽度である。分化度の低下（＝脱分化）とは、分化した母細胞でみられる性質が不明確となることである。たとえば、良性の横紋筋腫では明瞭な横紋がみられるが、横紋筋肉腫の低分化のものではほとんど横紋が認められない。分化度に応じて多くの悪性腫瘍は高分化型、中分化型および低分化型に分類される。低分化型で異型性が強いものほど悪性度が高くなる（図8-7）。

腫瘍の母組織の決定や良性・悪性の鑑別のためには、現在のところ、病理組織学的検査が唯一の決定的な方法である。そのためには病変部の組織や細胞を採取しなければならないが、そのための侵襲は必要最低限に抑えるよう努力しなければならない。患者にその必要性や手技の詳細をよく説明し、理解してもらうことも重要である。

❸ 腫瘍の発育と進展

Summary

1. 良性腫瘍は膨張性に、悪性腫瘍は浸潤性に発育する。
2. 悪性腫瘍は播種や転移を起こす。
3. 転移にはリンパ行性転移と血行性転移の2種類がある。

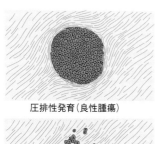

圧排性発育（良性腫瘍）

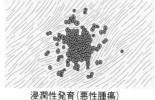

浸潤性発育（悪性腫瘍）

図8-8 圧排性発育（良性腫瘍）と浸潤性発育（悪性腫瘍）

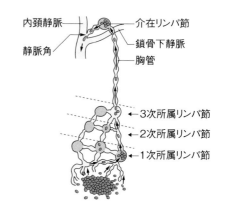

図8-9 リンパ行性転移

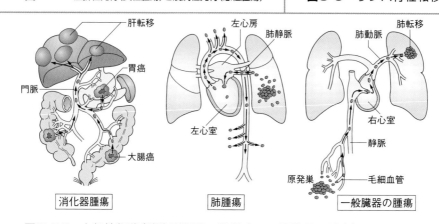

図8-10 血行性転移（消化器腫瘍、肺腫瘍、一般臓器の腫瘍）

　良性腫瘍は発生局所にとどまり、離れた部位に病巣を形成することはない。これに対して、悪性腫瘍は播種や転移によって原発巣と離れた部位にも病巣を形成する。

■ 腫瘍の局所発育

　局所での発育様式は良性腫瘍と悪性腫瘍で異なる。良性腫瘍は周囲の組織との境界は明瞭で、周囲組織を圧迫しながら発育し、一定の大きさに達すれば増殖が停止する。このような増殖の様式を圧排性または膨張性発育 expansive growth とよんでいる。これに対して悪性腫瘍はちょうど木の細かい根が地中を広がるように組織の間を縫って発育し、周囲との境界は不明瞭となる。また、その際に周囲の組織を破壊して広がる傾向がある。このような発育様式は浸潤性発育 infiltrative growth とよばれる（図8-8）。一般に、良性腫瘍の発育は速度がゆっくりしており、悪性腫瘍の発育は急速である。

■ 悪性腫瘍の播種と転移

　良性腫瘍は非常に大きくなっても、発生した局所以外の場所に広がることはない。悪性腫瘍は発生局所（原発巣 primary focus）以外の所にも同じ腫瘍性病変を形成することがある。

　播種dissemination と転移metastasis は悪性腫瘍に特徴的な進展様式である。播種は胸腔や腹腔などに露出した腫瘍細胞がばらまかれて、漿膜などの表面に多数の腫瘍結節をつくるような進展様式である。胸膜や腹膜の播種では播種巣からの出血やリンパ液の漏出により胸水や腹水を伴い、胸膜炎や腹膜炎に似た症状を呈する。そのため、このような状態は癌性胸膜炎や癌性腹膜炎とよばれている。

　また、リンパ管や血管内に侵入した腫瘍細胞がリンパ流や血流にのって流れ、その末梢部で定着して腫瘍を形成することを、それぞれリンパ行性転移および血行性転移とよんでいる。リンパ行性転移は腫瘍細胞がリンパ管の壁を破って、リンパ管内に侵入し、その臓器に分布するリンパ管の流れに沿って周囲のリンパ節に転移を形成する。このような臓器周囲のリンパ節を所属リンパ節とよんでいる。また、これらのリンパ節は原発巣から近い順に、1次、2次、3次所属リンパ節群などとリンパ節のグループに分類される。所属リンパ節転移の後、腫瘍細胞はさらにリンパ管を経由し、最終的には胸管あるいは右リンパ本幹を経由して、静脈角から静脈内へ入る。胸管を角含むリンパ本幹では、この静脈角に流入する直前に介在リンパ節と呼ばれるリンパ節がある。この介在リンパ節への悪性腫瘍の転移は体内の所属リンパ節と違って、直接鎖骨上窩部で体表から触知することが可能である（図8-9）。血行性転移では悪性腫瘍の腫瘍細胞は壁の弱い毛細血管や静脈内へ侵入する。一般に毛細血管や静脈に侵入した腫瘍細胞は肺で塞栓し肺転移を生じる事が多い。消化器腫瘍では門脈系に侵入しやすく、肝転移が多い。肺腫瘍や肺の転移巣からは大循環を介し全身どこでも転移しうる（図8-10）。

■ 再発

　再発recurrence とは手術などの治療によって一端消失した腫瘍が再び現れてくることである。原発巣の部分にみられる局所再発と、異なる部分に生じる転移性再発がある。悪性腫瘍の特徴であるが、良性腫瘍でも手術などで取り残しがあれば再発することもある。

　悪性腫瘍の完治が難しい大きな理由の1つは上記の播種や転移が起きうる点にある。播種や転移は腫瘍発生の進んだ段階で発生し、初期では起きない。したがって、悪性腫瘍は播種や転移のない早期の段階で発見し治療することが重要である。

④ 腫瘍と宿主の関係

Summary

1. 腫瘍は局所的に圧迫、破壊、循環障害などを起こす。
2. 悪性腫瘍が広範に進展すると宿主は悪液質に陥る。
3. 機能性腫瘍では腫瘍細胞が生理活性物質を産生・分泌する。
4. ホルモン依存性腫瘍には前立腺癌、乳癌、子宮内膜癌などがある。

図8-11　悪液質

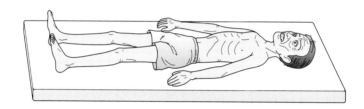

	機能性腫瘍		
	正所性		異所性
原発臓器	甲状腺	膵臓	肺
母細胞	濾胞上皮	β細胞	気道上皮
腫瘍	甲状腺腫	内分泌細胞癌	肺癌（扁平上皮癌、腺癌、未分化癌）
分泌される活性物質	甲状腺ホルモン	インスリン	副甲状腺ホルモン様物質
生体への影響	甲状腺機能亢進症（基礎代謝亢進）	低血糖	副甲状腺機能亢進症（高Ca血症）

図8-12　機能性腫瘍

■ 腫瘍が宿主に及ぼす影響

1. 局所的な影響：良性腫瘍も悪性腫瘍も腫瘍の成長に伴って周囲臓器を圧迫し、血行障害や機能障害を起こす可能性がある。増殖が速くより大きくなる可能性の高い悪性腫瘍のほうが重大な影響を及ぼすことが多い。悪性腫瘍は浸潤性に増殖するので周囲の組織や臓器を破壊し、その結果、壊死や出血を起こす。消化管などの管腔臓器の内面や壁内に発生した腫瘍は管腔を狭窄や閉塞したりして通過障害を起こす。

2. 全身的影響：腫瘍による局所的障害が重要な臓器に及ぶと全身的な影響を及ぼすようになる。たとえば消化管の通過障害は全身性の栄養障害を引き起こす。胆道系やその周囲の腫瘍では胆汁の通過障害を起こし、全身性の黄疸となることがある。泌尿系やその周囲の腫瘍では尿毒症を惹起することもある。悪性腫瘍が多数の転移を形成しその全体量が多くなると腫瘍によって栄養が多量に消費され、宿主は悪液質 cachexia とよばれる非常に疲弊した状態に陥る。高度のやせと貧血のため悪液質顔貌という特有の顔貌を呈するようになり（図8-11）、食欲不振、脱力感が出現し、免疫不全となって日和見感染から死に至る。この悪液質の発生には悪性腫瘍から毒性物質が分泌されるともいわれているが、その詳細は明らかではない。

3. 機能性腫瘍による影響：腫瘍細胞がホルモンなどの生理活性物質を産生することがあり、機能性腫瘍 functional tumor とよばれている。その活性物質のため宿主にいろいろな影響を及ぼす。この生理活性物質は腫瘍の母細胞から予想される物質である場合と母細胞とは関係のない物質を産生する場合がある。たとえば甲状腺腺腫が甲状腺ホルモンを分泌して甲状腺機能亢進症を呈したり、膵島の β 細胞腺腫がインスリンを過剰に分泌し、低血糖を起こすことがある。これらの現象は腫瘍の母細胞から予測が可能であり、正所性機能性腫瘍 normotopic functional tumor である。これに対して肺癌が肺とは関係のない副甲状腺ホルモンの作用をもった物質を大量に産生・分泌して高カルシウム血症となることがある。このような腫瘍は異所性機能性腫瘍 ectopic functional tumor とよばれている（図8-12）。

■ 宿主の腫瘍に及ぼす影響

1. 宿主側の条件：宿主の年齢や体質は腫瘍の増殖や生存に影響を与える。一般的に宿主が若い個体であれば腫瘍の発育や進展は速く、高齢であるほどその進行は遅い傾向がある。宿主の内分泌環境はとくにホルモン依存性腫瘍と呼ばれる前立腺癌、乳癌、子宮内膜癌などの発育進展に影響する。たとえば、前立腺癌は男性ホルモンの分泌で発育が促進され、女性ホルモンで抑制される。この現象は前立腺癌のホルモン療法として応用されている。

2. 宿主の抵抗：生体内では腫瘍に対する防御機構が働いている。その主要なものは細胞性免疫によるもので、腫瘍関連抗原とよばれる腫瘍細胞に出現する抗原に対するものである。

❺ 腫瘍の悪性度と病期

Summary

1. 悪性度は分化度に逆比例し、異型度に比例する。
2. 悪性腫瘍の病期は T（tumor）、N（node）、M（metastasis）で評価する。

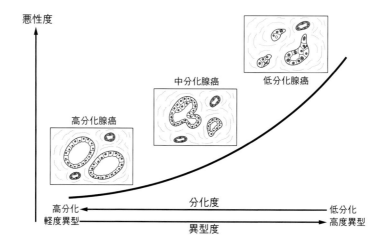

図8-13 悪性腫瘍の悪性度と分化度・異型度の関係

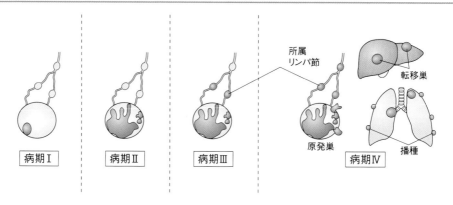

図8-14 悪性腫瘍の病期

■ 腫瘍の悪性度

悪性度とは悪性腫瘍の増殖速度が速く、播種や転移のきたしやすい程度をいう。悪性度の高い腫瘍ほど患者の予後は不良となる。悪性度は腫瘍細胞の分化度に逆比例し、異型度に比例する（図8-13）。正常細胞と同じく低分化な細胞ほど増殖能力が強いためである。分化度と異型度は逆比例することが多い。このため多くの腫瘍の病理組織診断においては組織型に加えて高分化、中分化、低分化の3段階に分類した分化度を併記して、治療法の選択や予後の推定に役立てている。また、子宮内膜の類内膜癌など、一部の腫瘍では分化度の代わりに異型度を用いている。この場合も grade 1 から grade 3 までの3段階に分類する。ただし、非常に低分化な腫瘍は抗がん剤や放射線による治療効果が大きいので、治療法の発達に伴って、かえって予後が改善される例もある。

■ 腫瘍の病期

病期 stage とは腫瘍の進展の程度である。病期が進展するほど予後は不良となる。悪性腫瘍の予後に関しては、悪性度も関係するが、病期のほうがより重要な因子である。

現在最も広く用いられている病期分類は国際対癌連合（UICC）が提唱するTNM分類である。この分類においてT（tumor）は原発巣の大きさと広がりを表し、その程度によりT₀, T₁, T₂, T₃, T₄のように記載する。N（node）はリンパ節転移の有無とその広がりで、やはりN₀, N₁, N₂, N₃のように記載する。M（metastasis）は播種・血行性転移ありのM₁となしのM₀に分類する。この3個の因子を組み合わせてT₂N₁M₀のように表現する。この組み合わせをもとに各臓器に応じて作成された対照表に当てはめて病期Ⅰから病期Ⅳに分類する。病期Ⅰは腫瘍が原発部位に限局していて転移のないもので、予後は非常によい。大まかに言うと病期Ⅱは原発巣は進展しているが、転移は認めないもので比較的予後はよい。病期Ⅲは所属リンパ節転移を認めるが血行性転移や播種のないもので、病期Ⅳは播種・血行転移を認める（図8-14）。病期Ⅳは予後不良である。

悪性腫瘍の治療法には外科手術、化学療法、放射線療法および免疫療法がある。これらは腫瘍の種類、病期、患者の状態によって単独あるいは併用して行われる。

外科手術には根治手術（原発巣と所属リンパ節すべてを切除し完治をめざす）、姑息手術（腫瘍による症状や機能障害を一時的に軽減させる）、腫瘍減量手術（化学療法前に腫瘍量を減らす）、予防手術（悪性腫瘍発生の可能性が高い病変を切除する）、生検手術（悪性腫瘍の疑われる病変のサンプルを採取する）がある。

化学療法は種々の抗がん剤やホルモン剤を投与して腫瘍細胞の崩壊を促す治療法で、白血病・悪性リンパ腫のような造血器系の悪性腫瘍やホルモン依存性腫瘍では効果が大きい。また、手術の前後に併用されることも多い。

放射線療法は外部照射と体内照射がある。肺の小細胞未分化癌などの分化度の低い腫瘍に対する効果が大きい。免疫療法には自己リンパ球をサイトカインで活性化して再注入するキラー細胞療法やBCGなどで免疫力を賦活する免疫賦活療法などがある。

⑥ 発がん機構①発がん因子

Summary

1. 外因性の発がん因子としては化学的、物理的、生物学的因子がある。
2. 生物学的因子としてはウイルス感染が重要である。
3. 家族性大腸腺腫症は遺伝疾患で、大腸癌の発生が高率である。
4. 免疫不全状態では悪性腫瘍の発生率が高くなる。

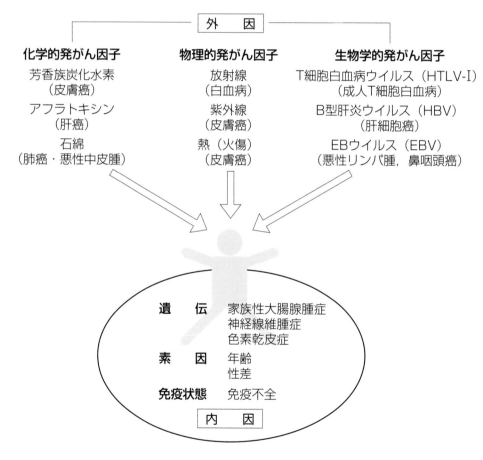

図8-15 発がん因子

■ 発がん因子 （図8-15）

A．外因：

1．化学的発がん因子：山極・市川らはコールタールをウサギの耳に塗って皮膚癌を発生させ、世界で初めて発がん実験に成功した。その後、コールタールに含まれるベンツピレンなどの芳香族炭化水素が本質的な発がん物質であることが確かめられた。その他でも真菌の代謝産物のアフラトキシンと肝臓癌や、石綿と肺癌・悪性中皮腫など多くの化学物質と悪性腫瘍の関係が証明されている。

2．物理的発がん因子：放射線被曝は造血細胞の悪性腫瘍である白血病や皮膚癌の発生頻度を高くすることが知られている。紫外線の被曝でも皮膚癌が発生しやすくなる。火傷の瘢痕に癌が発生することも経験する。

3．生物学的発がん因子：ウイルスが重要である。RNAウイルスでは、レトロウイルスであるヒトT細胞白血病Ⅰ型ウイルス（HTLV-I）がよく知られている。このウイルスの感染は成人T細胞白血病 adult T-cell leukemia の原因となっている。DNAウイルスではB型肝炎ウイルス（HBV）が肝細胞癌発生の原因となり、EBウイルス（EBV）はバーキットリンパ腫、ホジキン病といったリンパ球系の悪性腫瘍や鼻咽頭癌の発生に関与している。ヒト乳頭腫ウイルス（HPV）は子宮頚癌との関連が注目されている。

B．内因：

1．遺伝：家族性大腸腺腫症（大腸癌）、神経線維腫症（神経系腫瘍）、色素乾皮症（皮膚癌）などは遺伝性疾患で、それぞれ括弧内に付記された腫瘍を高頻度に発生する。

2．素因：年齢や性差といった素因も腫瘍の発生に影響する。悪性腫瘍の多くは中高年に発生し、加齢は発がん因子と考えることもできる。しかし、小児や若年者に好発する腫瘍もある。

3．免疫機能状態：免疫不全の状態では悪性腫瘍の発生率が高くなる。臓器移植後で免疫抑制剤の投与を受けている患者では悪性リンパ腫をはじめとして悪性腫瘍の発生率が高くなっていることが知られている。後天性免疫不全症候群では血管系の悪性腫瘍であるカポジ肉腫を合併する。

癌患者のケアにおける大きな課題として疼痛管理がある。悪性腫瘍による疼痛はその多くが臓器や骨への転移や浸潤によるものである。疼痛は持続が6か月以内で、始まりと終わりがはっきりしている急性の痛みと、持続が6か月以上で、始まりと終わりが明確でない慢性の痛みに分類される。急性の痛みは薬物療法でコントロールが可能であるが、慢性の痛みはコントロールが難しい。治療法としては非ステロイド系抗炎症剤や麻薬系鎮痛薬による薬物療法と、脊髄刺激法や根神経切断などの外科的療法がある。看護援助としては以下の点が重要である。
1．患者の痛みは理解されており、痛みからの解放は近いとの印象を伝える。
2．痛みに対する治療の効果を正確に評価する。
3．痛みに合併する問題（悪心・嘔吐、便秘、など）に対して適切な看護ケアを実施する。

7 発がん機構② 発がんの形態・生化学および分子機構 (1)

Summary

1. 悪性腫瘍は正常細胞→（化生）→異形成→上皮内癌→浸潤癌の順で発がん・進展する。
2. 発がんにはイニシエーション→プロモーション→プログレッションの3段階がある。
3. がん遺伝子は正常細胞の増殖およびアポトーシスに関与する遺伝子に由来する。
4. がん抑制遺伝子の欠失・不活化も発がんの原因となる。

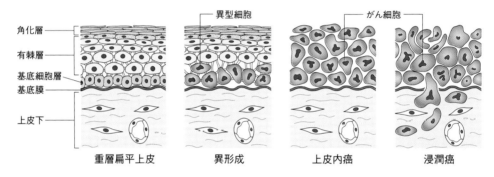

図8-16 発がんの形態（異形成、上皮内癌、浸潤癌）

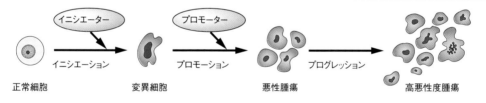

図8-17 発がん（起始、促進、プログレッション）

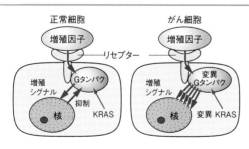

図8-18 がん遺伝子KRASの発がん機序

表8-1 がん遺伝子の種類、がん遺伝子名と発生腫瘍

がん遺伝子	腫瘍
変異遺伝子：	
ALK	肺癌
KRAS	膵癌・肺癌・大腸癌
EGFR	肺癌
融合遺伝子：	
BCR-ABL1	慢性骨髄性白血病
SYT-SSX1/2	滑膜肉腫
EML-ALK	肺癌
遺伝子増幅：	
NMYC	神経芽細胞腫
ERBB2（HER2）	乳癌・胃癌
遺伝子過剰発現：	
MYC	バーキットリンパ腫

■ 発がんの形態

　子宮頚部の扁平上皮癌のように詳細に形態学的な経過を観察できるものでは発がんの前段階に異形成 dysplasia という病変が確認されている。異形成とは異型性 atypia はあるが癌腫 carcinoma の要件を満たさない病変である。子宮頚部ではまず円柱上皮が扁平上皮化生を起こし、この化生扁平上皮が異型性を伴って異形成に変化する。この異形成が扁平上皮癌となるが、初期では発生した上皮層内に限局する上皮内癌 carcinoma in situ にとどまる。さらに時間が経過すると上皮の基底膜を突き破って深部に浸潤して浸潤癌 invasive cancer に進展する（図8-16）。悪性腫瘍は子宮癌にかぎらずこのような複数の段階を経て発生するものと考えられている。

■ 発がんの生化学

　発がん物質による発がん実験から発がん過程は2段階からなることがわかっている。第1段階は起始（イニシエーション initiation）とよばれ、細胞が不可逆的な腫瘍化を起こす過程である。起始を起こす発がん物質はイニシエーター initiator といわれる。第2段階は腫瘍化した細胞が増殖を開始して腫瘍を形成する過程で、促進（プロモーション promotion）という。促進を起こすものはプロモーターである。さらに、発生した腫瘍の悪性度が高くなることを進行（プログレッション progression）とよんでいる（図8-17）。

■ 発がんの分子機構

　腫瘍では、細胞増殖がアポトーシスによる崩壊を上回るため常に細胞数が増加するような変異細胞が発生し、その子孫とともに細胞集合塊を形成する。その原因はDNAの塩基配列の変化によるもの（geneticな異常）と塩基配列以外の修飾（epigeneticな異常）によるものがある。

　geneticな異常による腫瘍発生

1. **増殖関連遺伝子の変異**（表8-1）：細胞増殖に関与する正常なタンパク質の構造遺伝子（プロトオンコジーン）の一部に変異が生じて、制御不能な過剰増殖を誘導する変異タンパク質が出現し腫瘍が発生する。この変異した遺伝子はがん遺伝子（オンコジーン）と呼ばれる。たとえば、増殖因子のリセプターへの結合で生じた細胞増殖のシグナルを細胞内で伝達するGタンパク質がある。その構造遺伝子のKRASが変異して生じた変異Gタンパク質では、制御不能な強く持続する増殖シグナル伝達がおきる（図8-18）。

2. **遺伝子融合によるがん遺伝子の発生**（表8-1）：染色体転座などの遺伝子再編成によってもがん遺伝子を生じる。たとえば慢性骨髄性白血病では染色体転座によって22番染色体のBCRと9番染色体のABLが融合して新たながん遺伝子BCR-ABL1が生じる（表8-1）。

3. **増殖関連遺伝子の増幅・過剰発現**（表8-1）：遺伝子の塩基配列に変異はなくても細胞増殖に関与するタンパク質の遺伝子が過剰発現すると腫瘍が発生する。遺伝子のコピー数が異常に増加してこれが発現する場合と、遺伝子が強力なプロモーター／エンハンサーのすぐ下流に移動して活性化される場合がある。神経芽細胞腫では核内転写因子の遺伝子であるNMYCの増幅が見られる（図8-19）。また、バーキットリンパ腫では8番染色体にある遺伝子MYCが染色体転座によって14番染色体にある免疫グロブリン重鎖のプロモーターの下流に移動して過剰発現される。

7　発がん機構②発がんの形態・生化学および分子機構⑵

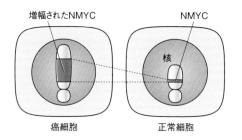

図8-19　NMYCの増幅

表8-2　がん抑制遺伝子とその失活によって発生する腫瘍

がん抑制遺伝子	腫瘍
APC	大腸癌
BRCA 1/2	乳癌　卵巣癌
RB	網膜細胞芽腫
TP53	大腸癌　胃癌　など多くのがん

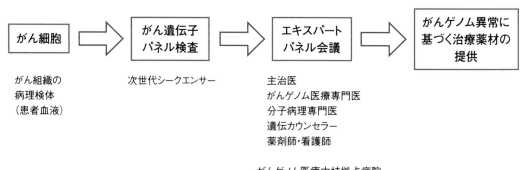

図8-20　がんゲノム医療のながれ

4．がん抑制遺伝子の不活化（表8-2）：腫瘍細胞の増殖を抑制したり、アポトーシスを誘導してこれを取り除くがん抑制タンパク質の遺伝子が不活化されると腫瘍が発生する。多くの癌腫ではがん抑制遺伝子の *TP53* の変異による不活化がある。

5．アポトーシス制御遺伝子の異常：アポトーシスを起こす遺伝子 *BAX* の変異や欠失による不活化や、アポトーシス抑制遺伝子である *BCL2* の過剰発現では老化した細胞を取り除くことが出来ないためこれが蓄積して腫瘍の発生につながる。

6．ミスマッチ修復遺伝子の不活化：細胞分裂時のDNAの複製における核酸塩基の間違い（ミスマッチ）を修復する酵素の遺伝子に変異があって不活化されるとDNAの複製エラーが起きて遺伝子異常による腫瘍の発生頻度が増加する。この際、特にマイクロサテライトとよばれる塩基配列の繰り返し部分にエラーが集積してマイクロサテライト不安定性の増加が見られる。

epigenetic な異常による腫瘍発生

核酸塩基の配列に変化が無くてもがん抑制遺伝子やDNA修復遺伝子にメチル化が起きるとその発現が抑制されて腫瘍の発生に結びつく。同様にDNAの巻き付いているヒストンタンパクの異常なアセチル化や脱メチル化は増殖関連タンパク質、がん抑制タンパク質、および、アポトーシス関連タンパク質の遺伝子の発現に影響をおよぼす。

■ がんゲノム医療（図8-20）

　悪性腫瘍はその発生臓器、病理組織型、および、病期によって標準治療の内容が決定されてきた。一方で発がんの分子機構が徐々に解明され、がん細胞の遺伝子異常に基づいて治療が出来る分子標的治療薬を主体とする治療薬剤の開発も進んでいる。また、次世代シークエンサーの出現によってがん細胞の遺伝子異常を一度にまとめて調べる検査であるがん遺伝子パネル検査が開発され、健康保険の適用対象ともなった。悪性腫瘍を、その発生部位や組織型ではなくて、そのゲノム遺伝子の異常を基礎として個別化された薬物治療を提供するのが がんゲノム医療である。

　がんゲノム医療においは、がんゲノム医療の専門医を含む多職種のがん医療の専門家が参加する会議であるエキスパートパネルを開催し、がん遺伝子パネル検査の結果とその他の患者情報を基に治療方針が決定される。この会議は厚生労働省によって指定された、がんゲノム医療中核拠点病院、および、拠点病院で開催され、連携病院のスタッフがこれに加わる。

　ただし、現時点では保険診療の適応となるのは標準治療が修了したにもかかわらず治癒しなかった症例や、原発不明癌などの標準治療が確立されていないものに限られている。また、検討の結果も治療薬剤が見つからない場合や、可能性のある薬剤が見つかっても未だ臨床試験段階にとどまっている場合も多い。

❽ 腫瘍各論①

Summary

1．扁平上皮癌の組織学的特徴は角化と層構造である。
2．腺癌の組織学的特徴は腺管形成と粘液分泌である。

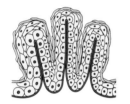

扁平上皮乳頭腫

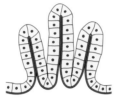

円柱上皮乳頭腫

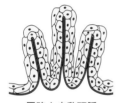

尿路上皮乳頭腫

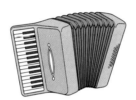

アコーデオンの蛇腹

図8-21　乳頭腫

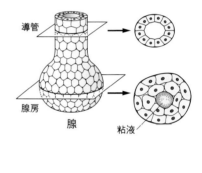

図8-22　扁平上皮癌の特徴

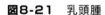扁平上皮癌は扁平上皮の海苔巻き状態

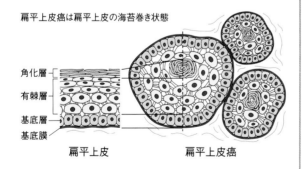

角化層
有棘層
基底層
基底膜
扁平上皮　　　　扁平上皮癌

図8-22　扁平上皮癌の特徴

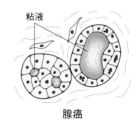

腺癌

図8-23　腺癌の特徴

■ 良性上皮性腫瘍

1．**乳頭腫 papilloma**：蛇腹（じゃばら）のように上皮が折重なって増殖する状態を乳頭状と表現する。上皮が乳頭状に増殖してできた良性腫瘍が乳頭腫である。扁平上皮（皮膚、食道粘膜など）、尿路上皮（膀胱粘膜など）、円柱上皮のいずれからも発生する（図8-21）。

2．**腺腫 adenoma**：腺組織由来の良性腫瘍で、腺房と導管のいずれからも発生する。

■ 悪性上皮性腫瘍（癌腫 carcinoma）

　悪性腫瘍のなかでは最も多く、重要である。由来する上皮の種類に従って扁平上皮癌、腺癌、尿路上皮癌のように名づけられる。形態学的には各由来上皮の性格がどこかに認められることが多い。本来は腺癌であるが、肝臓や腎臓では、その実質から発生する悪性腫瘍は肝細胞癌 hepatocellular carcinoma や腎細胞癌 renal cell carcinoma の名称が優先して用いられている。

1．**扁平上皮癌 squamous cell carcinoma**：重層扁平上皮からなる皮膚、喉頭、食道などに発生することが多いが、子宮頚部や気管支など重層扁平上皮のない部分でも扁平上皮化生を経て発生する。癌になっても認めうる重層扁平上皮の特徴としては角化傾向と扁平上皮の層状構造が重要である（図8-22）。高分化型のものほどこれらの所見が明確に現れ、低分化型ではその特徴を見極めるのが難しくなる。

2．**尿路上皮癌 urothelial carcinoma**：尿路上皮由来の悪性腫瘍で、膀胱、尿管、腎盂粘膜から発生する。多くは乳頭状の構造を示すが、充実性に増殖する場合もある。形態学的な特徴は乏しく腫瘍の発生部位が重要である。

3．**腺癌 adenocarcinoma**：円柱上皮や腺上皮のある臓器であればどこでも発生する。胃癌、大腸癌、胆道癌、膵癌、乳癌、子宮内膜癌の大部分は腺癌である。卵巣癌や肺癌も腺癌が多くみられる。腺癌の形態学的な特徴は癌細胞が管状に並ぶ腺管形成と粘液の分泌である（図8-23）。

4．**未分化癌 undifferentiated carcinoma**：分化の程度が非常に低いため特定の上皮への分化傾向が確認できない癌腫である。本来扁平上皮癌や腺癌であっても非常に低分化でその特徴を発見できなければ未分化癌に分類される。悪性度は高く、患者の予後は不良であることが多い。

■ 良性非上皮性腫瘍

　結合組織成分（線維芽細胞、脂肪細胞、血管など）、平滑筋細胞、横紋筋細胞、中皮細胞などから良性の腫瘍が発生する。それぞれ線維腫 fibroma、脂肪腫 lipoma、血管腫 angioma、平滑筋腫 leiomyoma などの名称が用いられる。正常で各成分の組織や細胞の存在する部位に発生することが多い。神経系腫瘍は独自の名称や分類が用いられている。皮膚の色素細胞由来の腫瘍は色素母斑とよばれメラニンを産生し黒色を呈する。

Nursing Eye　　良性腫瘍は原則的に放置してかまわない。しかし、大きさや部位の関係で美容上や機能的な問題を生じる場合と悪性化の危険がある場合に治療の対象となる。

⑨ 腫瘍各論②

Summary

1. 線維肉腫の組織学的特徴は杉綾模様である。
2. 未分化多形肉腫はいずれの組織成分への分化傾向も認められない肉腫である。その予後は甚だしく不良である。
3. 胎児型横紋筋肉腫は乳児に好発する。
4. 奇形腫は3胚葉成分を含む混合腫瘍である。

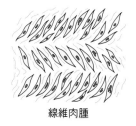

線維肉腫

heringbone pattern（鰊の骨）

図8-24 線維肉腫
（杉綾模様herringbone pattern）

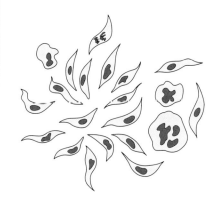

図8-25 未分化多形肉腫

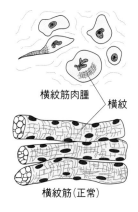

横紋筋肉腫 — 横紋

横紋筋（正常）

図8-26 胎児型横紋筋肉腫（横紋の存在）

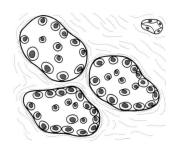

図8-27 胞巣型横紋筋肉腫

■ 悪性非上皮性腫瘍（肉腫）

　良性非上皮性腫瘍と同様に各非上皮性組織から発生するが、神経系および造血器の腫瘍は独自の分類・名称が用いられており、それらについては各論で述べてある。

1. **線維肉腫 fibrosarcoma**：線維芽細胞由来の悪性腫瘍で、体幹や四肢に発生する。組織学的には紡錘形の腫瘍細胞の束状の増殖からなり杉綾模様 herringbone pattern を呈する（図8-24）。成人型と乳児型があり、成人型の低分化型線維肉腫は予後不良であるが、乳児型の予後は比較的良好である。

2. **未分化多形肉腫 undifferentiated pleomorphic sarcoma（UPS）**：中高年者の四肢の深部軟部組織、特に大腿部に高頻度で発生する。高悪性度の多形腫瘍細胞から成る悪性腫瘍で、予後は甚だしく不良である。非上皮性悪性腫瘍すなわち肉腫である事はわかるが、いずれの非上皮性組織への分化傾向も確認出来ない。その一部はかつて悪性線維性組織球腫 malignant fibrous histiocytoma（MFH）と呼ばれたが、現在はその名称には根拠がないとされ使用されなくなった（図8-25）。

3. **脂肪肉腫 liposarcoma**：中高年者の大腿部、殿部および後腹膜に好発する。高分化型のものは比較的予後良好であるが、低分化型の予後は不良である。

4. **横紋筋肉腫 rhabdomyosarcoma**：胎児型、胞巣型および多形型に分類されるがいずれも予後は不良である。胎児型横紋筋肉腫は乳児の頭頸部や泌尿生殖器に好発する。多彩な腫瘍細胞の増殖からなるが、腫瘍細胞のどこかに横紋を認めることが多い（図8-26）。胞巣型横紋筋肉腫は小児・若年成人の四肢に好発する。組織学的には線維性の隔壁に境された胞巣状構造をとり、辺縁部の腫瘍細胞が隔壁に付着しているようにみえる（図8-27）。多形型は中高年の四肢、とくに大腿部の筋肉内に好発する。

■ 混合腫瘍

1. **非上皮性混合腫瘍**：2種類以上の非上皮性成分からなる腫瘍は間葉腫 mesenchymoma で、さらに悪性の成分を含む悪性間葉腫と良性の成分のみからなる良性間葉腫に分類する。

2. **上皮性非上皮性混合腫瘍**：癌腫と肉腫の混在するものは癌肉腫 carcinosarcoma とよばれ、子宮に多くみられる。悪性中胚葉性混合腫瘍ともよばれる。

■ 奇形種 teratoma

　内胚葉、中胚葉および外胚葉の3胚葉成分がすべて含まれる腫瘍が奇形腫である。

1. **成熟奇形腫**：奇形腫のうち分化成熟した成分のみからなる良性のものである。最も多いのは皮様嚢腫 dermoid cyst とよばれる嚢状の腫瘍で、嚢胞内面は表皮でおおわれ、壁内に毛根や皮脂腺などの皮膚付属器をもっている。その他に消化器や呼吸器の上皮、骨・軟骨、神経組織などを含んでいる事がある。嚢胞内容物は脂肪と毛髪を含むのが特徴である。卵巣に最も多いが、睾丸にも発生し、さらに縦隔や第四脳室など、身体の正中線上にも発生する。

2. **未熟奇形腫**：好発部位は成熟奇形腫と同様であるが、構成成分に未熟で異型性のある成分を含むものをいう。悪性腫瘍である。

病理学各論

Ⅰ 循環器疾患

Ⅱ 血液・リンパ系臓器疾患

Ⅲ 呼吸器疾患

Ⅳ 消化器疾患

Ⅴ 泌尿器疾患

Ⅵ 男性生殖器疾患

Ⅶ 女性生殖器および乳腺疾患

Ⅷ 内分泌疾患

Ⅸ 運動器疾患

Ⅹ 皮膚疾患

Ⅺ 神経疾患

A　血管・リンパ管

1　動脈硬化症

Summary

1．動脈硬化症では粥状硬化症と細動脈硬化症が重要である。

2．動脈硬化症の4大危険因子は高血圧症、糖尿病、喫煙、および高脂血症である。

3．粥状動脈硬化症は粥状硬化斑の形成を特徴とする。

4．粥状硬化斑は内膜の病変で、線維性肥厚とコレステリン結晶を含む中心軟化部からなる。

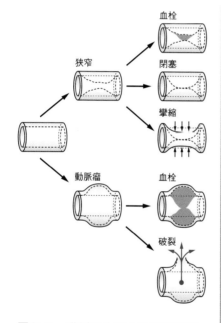

図9-1　動脈硬化による循環障害

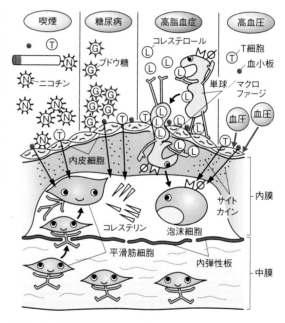

図9-3　粥状硬化症の発生機序

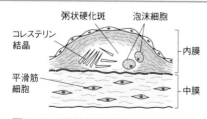

図9-2　粥状硬化斑

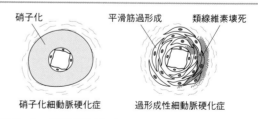

図9-4　細動脈硬化症

■ 動脈硬化症 arteriosclerosis

動脈硬化症とは加齢とともに血管が劣化し壁の硬化と肥厚がみられる慢性病変の総称である。そのうち重要なものは粥状硬化症と細動脈硬化症の２種類である。動脈硬化症が進展すると血管の内腔が狭くなるため血流が減少したり、さらに血栓形成を伴って血流が途絶し循環障害を起こす。また、動脈壁が硬化性病変のため破壊されて弱くなり、内圧に負けて拡張を起こす。この状態が動脈瘤 aneurysma であり、血栓形成を伴ったり、破裂して出血を起こす（図9-1）。動脈硬化症の初期病変は既に小児期でもみられるが、実際に循環障害を引き起こすのは中高年以降である。

■ 動脈硬化症の危険因子

動脈硬化症の原因を一義的に決めることはできないが、動脈硬化症の進展と密接に関連している要因が知られており、危険因子とよばれている。最も重要な危険因子risk factorは高血圧症、糖尿病、喫煙、および高脂血症の４因子である。これらは動脈硬化の４大危険因子とよばれている。

■ 粥状硬化症 atherosclerosis

弾性型動脈（大動脈や肺動脈幹）や筋型動脈（冠状動脈、腎動脈、脳底部動脈、腸間膜動脈などの臓器動脈）に生じる動脈硬化のタイプで、内膜の脂肪沈着と線維化に始まり、最終的には粥状硬化斑 atheromatous plaque（アテローマ）とよばれる内腔に隆起した病変を形成する。粥状硬化斑は線維化により肥厚した内膜と、その中の軟化部からなり、軟化部にはコレステリン結晶や変性物質を入れており、辺縁部には泡沫細胞を含むことが多い（図9-2）。

■ 粥状硬化症の発生機序

粥状硬化症発生の第一歩は内皮細胞の損傷である。４大危険因子の結果生じる血管内圧の増加、高濃度のブドウ糖、ニコチン、およびコレステロールは内皮細胞を損傷する。内皮が損傷されると単球／マクロファージや血小板、T細胞などが損傷された内膜に付着してサイトカインを放出する。その結果、中膜の平滑筋細胞が内膜の中に遊走・侵入し、同時に平滑筋細胞は通常の収縮型から合成型に変化し、膠原線維を合成・放出して線維化を起こす。単球はマクロファージに変化して血液内のコレステロールを内膜の中へ運び込む。コレステロールを貪食したマクロファージは泡沫細胞とよばれる。泡沫細胞が変性すると、貪食されたコレステロールがコレステリン結晶となって析出する（図9-3）。

■ 細動脈硬化症 arteriolosclerosis

細動脈に生じる動脈硬化症で、硝子化細動脈硬化症と過形成性細動脈硬化症の２種類がある。前者は慢性の高血圧に伴い、壁の硝子化からなる。後者は急激な強い高血圧で出現し、平滑筋の層状の過形成からなり、類線維素壊死を伴うことが多い（図9-4）。

Nursing Eye

動脈硬化症は全身に起こるが、とくにおかされやすい部位と疾患は以下のとおり。
1. 脳動脈－脳梗塞、脳出血　　2. 冠状動脈－心筋梗塞、狭心症
3. 腹部大動脈－大動脈瘤　　　4. 腎動脈－腎動脈狭窄
5. 四肢動脈－四肢の壊疽

A 血管・リンパ管

❷ 高血圧疾患

Summary

1. 本態性高血圧症は多因子遺伝病である。
2. 本態性高血圧症には良性高血圧と悪性高血圧がある。
3. 2次性高血圧症は腎性高血圧症と内分泌性高血圧症が重要である。

表9-1　成人における血圧値の分類（高血圧治療ガイドライン2019年より）

分　類	診察室血圧（mmHg）			家庭血圧（mmHg）		
	収縮期血圧		拡張期血圧	収縮期血圧		拡張期血圧
正常血圧	<120	かつ	<80	<115	かつ	<75
正常高値血圧	120-129	かつ	<80	115-124	かつ	<75
高値血圧	130-139	かつ/または	80-90	125-134	かつ/または	75-84
Ⅰ度高血圧	140-159	かつ/または	90-99	135-144	かつ/または	85-89
Ⅱ度高血圧	160-179	かつ/または	100-109	145-159	かつ/または	90-99
Ⅲ度高血圧	≧180	かつ/または	≧110	≧160	かつ/または	≧100

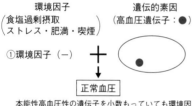
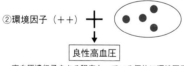
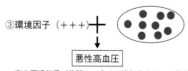

図9-5　本態性高血圧症

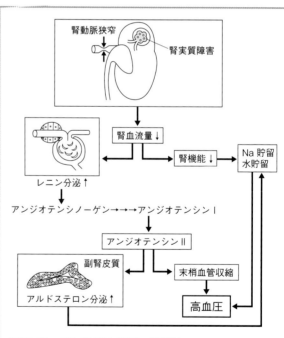

図9-6　2次性高血圧症（腎性）

原因となる内分泌疾患	分泌ホルモン
バセドウ病（甲状腺過形成）	サイロキシン
クッシング病（脳下垂体機能腺腫）	副腎皮質刺激ホルモン（ACTH）
原発性アルドステロン症（副腎皮質機能腺腫）	アルドステロン
褐色細胞腫（副腎髄質機能腫瘍）	アドレナリン・ノルアドレナリン

図9-7　2次性高血圧症（内分泌性）

　高血圧 hypertension とは血圧の維持のメカニズムに異常があり、そのため血圧が持続的に高い病態である。診察室内で測定した拡張期血圧が90 mmHg以上かつ／または収縮期血圧が140 mmHg以上の状態が持続する場合に高血圧症と診断される（表9-1）。高血圧症は粥状硬化症と細動脈硬化症のいずれをも促進するため、冠状動脈疾患と脳血管障害の最も重要な危険因子である。心肥大によるうっ血性心不全や腎硬化症による腎不全の原因ともなりうる。

■ 本態性高血圧症 essential hypertension

　高血圧症のほぼ90％は詳細な検査を行っても原因が特定できない。このような最も頻度が高く原因疾患のない高血圧症が本態性高血圧症である。本態性高血圧症は多因子遺伝病であり、明確な遺伝形式は認めないが、家族歴は素因として重要である。環境要因としては食塩の摂取量、ストレス、肥満、および喫煙が重要である。本態性高血圧症の大部分は良性高血圧とよばれるタイプのもので、壮年期以降に発症し、長期慢性の経過をとって動脈硬化症を促進する。これに対して悪性高血圧は比較的若年に発症し、急激な高血圧（拡張期血圧で130 mmHg以上）のために脳出血や腎血管障害で短期のうちに死亡する危険性がある（図9-5）。良性高血圧と悪性高血圧は遺伝的学には独立した疾患ではなく、悪性高血圧は本態性高血圧症の遺伝子が多く集積した場合に発症する。

■ 2次性（続発性）高血圧症 secondary hypertension

　原因疾患が特定できる高血圧症が2次性高血圧である。そのうち最も頻度が高いのは腎性高血圧で、慢性糸球体腎炎などの腎実質の慢性疾患（腎実質性高血圧）や、腎動脈の狭窄（腎血管性高血圧）が原因となる。このメカニズムには腎血流量の減少によるレニン・アンジオテンシン系の亢進による末梢血管の収縮と腎機能不全による水とナトリウムの貯留がある（図9-6）。腎疾患以外では内分泌疾患で2次性高血圧を呈するものがある。そのうち重要なものは甲状腺機能亢進症（バセドウ病）、糖質コルチコイド分泌亢進症（クッシング症候群）、鉱質コルチコイド分泌亢進症（原発性アルドステロン症）、およびアドレナリン・ノルアドレナリンの分泌亢進（褐色細胞腫）である（図9-7）。その他、大動脈縮窄症や妊娠中毒症も高血圧の原因となりうる。

　血圧は変動しやすいので、高血圧症の診断のためには数週間内に数回の測定を行ってその平均で判断する必要がある。診察室では精神的緊張のため反応性に血圧が上昇することもあるので、とくに頻脈を伴う場合は十分な安静の後に再度測定したり、家庭血圧の測定値を参考にする必要がある。高血圧症の治療法は降圧剤による薬物療法と生活指導を中心とする非薬物療法に分かれる。非薬物療法ではナトリウム摂取制限、体重コントロール、運動療法、アルコール摂取制限、禁煙、ストレスの緩和などが行われる。薬物療法では高血圧の重症度および糖尿病、痛風、脂質異常などの偶発合併症の有無を考慮して薬剤が選択される。

A 血管・リンパ管

❸ 動脈瘤

Summary

1. 動脈瘤は壁が弱くなったため動脈が膨らんだ状態である。
2. 動脈瘤は動脈硬化症、血管炎、先天性の血管壁異常などが原因となる。
3. 解離性動脈瘤は中膜内に血液が侵入し、長軸方向に中膜が解離した状態である。
4. 解離性動脈瘤の合併症は破裂と血管枝の閉塞である。

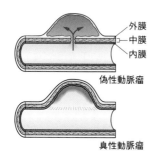

図9-8 真性動脈瘤と偽性動脈瘤

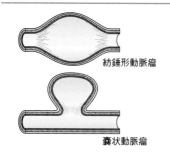

図9-9 紡錘形動脈瘤と嚢状動脈瘤

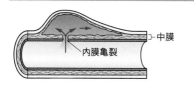

図9-11 解離性動脈瘤の発生と進展

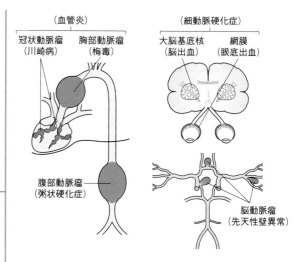

図9-10 動脈瘤の原因と好発部位

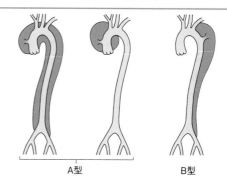

図9-12 解離性大動脈瘤のスタンフォード分類

■ 動脈瘤 aneurysm

　動脈瘤とは動脈の壁が弱くなったために内圧に負けて動脈が膨らんでしまった状態をいう。動脈壁を構成する内膜、中膜および外膜の3層がそろって伸展されて形成されるものは真の意味の動脈瘤で、真性動脈瘤 true aneurym とよばれる。これに対して、内膜と中膜が断裂して、外膜内に血腫を形成したものは外からみるとやはり血管壁が膨らんでいるように見えるので偽性動脈瘤 peseudoaneurysm とよばれる。しかしこれは真の動脈瘤ではない。全周性に膨らむと紡錘形動脈瘤 fusiform aneurysm、一側性に拡張すると嚢状動脈瘤 saccular aneurysm となる（図9-9）。真性動脈瘤は動脈硬化症、血管の炎症、先天性の血管壁異常などが原因となる。粥状動脈硬化症によるものは腹部大動脈に好発し、これが破裂を起こすと急死につながる。細動脈硬化症によるものは大脳基底核や網膜の細動脈でみられ、脳出血 cerebral hemorrhage や眼底出血の原因となる。炎症性のものでは、川崎病の血管炎で冠状動脈瘤が、梅毒性大動脈中膜炎 mesoaortitis luetica では胸部大動脈瘤がみられる。脳底部の動脈では先天性の壁の異常に起因する脳動脈瘤が発生する。これが破裂すると、くも膜下出血 subarachnoid hemorrhage を起こす（図9-10）。

■ 解離性動脈瘤 dissecting aneurysm

　解離性動脈瘤または動脈解離とよばれる病変では中膜が2層に剥離して、中膜内に血腫を形成する。内膜から中膜の外側にかけて裂け目ができ、ここから中膜内に血液が侵入し、中膜が木の皮を剥ぐように長軸方向に解離が広がる（図9-11）。解離が進むと破裂して出血を起こしたり、解離に巻き込まれた動脈枝が閉塞し循環障害を生じる。好発部位は大動脈で、解離性大動脈瘤あるいは大動脈解離 aortic dissection ともよばれる。内膜亀裂の発生部位が上行大動脈にあるスタンフォード分類A型と左鎖骨下動脈の下に亀裂がみられるB型に分けられる。B型よりA型のほうが予後が悪い（図9-12）。原因は中膜の脆弱性と高血圧である。中膜脆弱性の原因は先天性のものと、後天性のものがあるが、その両方が関与している症例も多いと考えられる。先天性の原因として有名なものはマルファン症候群 Marfan's syndrome とよばれる先天性の結合組織形成異常である。後天性の原因としては、成因の詳細は必ずしも明らかではないが高血圧や妊娠が知られている。

　解離性大動脈瘤の症状は突然に起こる激烈な体幹部の痛みである。心嚢腔への破裂による心タンポナーデ、胸腔、腹腔への破裂による失血死、脳、腎、消化管などの重要臓器への血管閉塞による虚血性臓器不全により死亡することが多く、予後の悪い疾患である。診断のためには胸部X線撮影により大動脈の拡張の有無を調べ、エコー検査、CTやMRIにより大動脈の拡張と解離腔の存在を確認する。術前に正確な解離の範囲と程度を診断するためには大動脈の血管造影が行われる。治療は薬剤による降圧と、手術による大動脈の置換や解離部の補強が行われる。

A　血管・リンパ管

❹　静脈瘤・静脈血栓

Summary

1．静脈が拡張・迂曲したものが静脈瘤で、皮膚の静脈瘤は下肢に好発する。
2．原発性静脈瘤は静脈弁機能不全による。
3．上大静脈症候群は上大静脈の閉塞によるもので、上半身の浮腫・チアノーゼと神経・呼吸器症状をきたす。
4．リンパ浮腫には先天性の1次リンパ浮腫と後天性の2次リンパ浮腫がある。

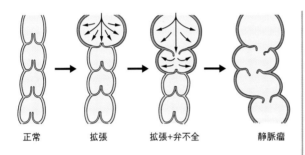

図9-13　静脈瘤の成因

正常　　拡張　　拡張+弁不全　　静脈瘤

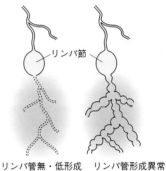

リンパ管無・低形成　　リンパ管形成異常

1次リンパ浮腫

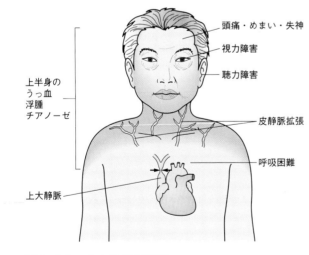

図9-14　上大静脈症候群

頭痛・めまい・失神
視力障害
聴力障害
上半身のうっ血浮腫チアノーゼ
皮静脈拡張
呼吸困難
上大静脈

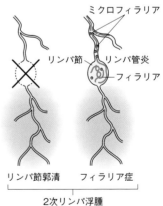

図9-15　1次リンパ浮腫と2次リンパ浮腫

ミクロフィラリア
リンパ節　　リンパ管炎
フィラリア
リンパ節郭清　　フィラリア症

2次リンパ浮腫

■ 静脈瘤 varix

静脈が拡張・迂曲したものが静脈瘤である。皮膚の静脈瘤は下肢に好発する。成因により原発性静脈瘤と続発性静脈瘤に分類される。

1．原発性静脈瘤：静脈弁不全による静脈瘤である。長時間の起立や妊娠子宮による骨盤内静脈の圧迫によって下肢の静脈圧が上昇すると静脈が拡張する。この状態が長く続くと静脈弁の先端部が完全に閉鎖できなくなり、血液を中枢側へ送り返すことができなくなる。そうなるとさらに静脈は拡張し、弁不全も悪化する。先天性の素因や老化による静脈弁の脆弱性も弁不全の形成に関与する。（図9-13）

2．続発性静脈瘤：原発性以外の成因によるもので、以下のようなものがある。深在性主幹静脈の閉塞、すなわち下肢の深在性静脈や骨盤内の静脈が閉塞した場合に下肢の表在性静脈が側副血行路となって拡張する。静脈奇形のため静脈が拡張している。また、先天性あるいは後天性に形成された動静脈瘻があると静脈の血流が増加して拡張する。

■ 静脈血栓症 venous thrombosis・血栓性静脈炎 thrombophlebitis

静脈は動脈に比較すると血栓が形成されやすい。静脈血栓の形成があると2次性に静脈炎が発生する。また、静脈炎があると血栓形成は必発である。そのため静脈血栓と静脈炎は密接に関連し、同時にみられるのが普通である。したがって、血栓性静脈炎と静脈血栓はほぼ同義語として用いられる。

■ 上大静脈症候群 vena cava superior syndrome

上大静脈の閉塞や狭窄により、頭部、顔面、上肢、頚部および上半身のうっ血をきたす病態をいう。症状は同部の浮腫とチアノーゼ、皮静脈の拡張であるが、症状が進行すると脳循環障害のため頭痛、めまい、失神、視力や聴力の障害などが現れ、呼吸困難などの呼吸器症状も出現する（図9-14）。

■ リンパ浮腫 lymphedema

リンパの流れが障害されると間質内に水分が貯留して浮腫を起こす。これがリンパ浮腫である。リンパ浮腫には先天性のリンパ管形成異常に由来する1次リンパ浮腫 primary lypmedema とリンパ管の後天的な閉塞による2次リンパ浮腫 secondary lymphedema に分類される。1次リンパ浮腫ではリンパ管の無・低形成や形成異常による機能不全が原因となっていることが多い。2次リンパ浮腫の原因は悪性腫瘍の手術に伴うリンパ節の郭清や放射線療法によるリンパ路の荒廃が多いが、地域によってはフィラリア症によるリンパ管閉塞によるものもある（図9-15）。

静脈瘤の診断は皮膚の観察でできるが、手術適応の可能性がある原発性静脈瘤と、適応のない深在性静脈閉塞によるものとの鑑別は重要である。原発性静脈瘤は患肢を挙上することによって消失がみられ、静脈瘤内の酸素飽和度は低下している。これに対して深在性静脈閉塞によるものは患肢を挙上しても消失せず酸素飽和度は正常である。必要があれば静脈造影により深部静脈の閉塞の有無を確認することができる。

B　心臓

1 先天性心疾患①

Summary

1. 心室中隔欠損症は左右シャントを生じる。
2. 肺高血圧症が持続するとアイゼンメンガー症候群となる。
3. 心房中隔欠損症で頻度が高いのは2次孔欠損型である。

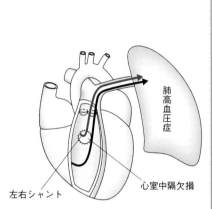

図9-16　心室中隔欠損症
　　　　　（左右シャントと肺高血圧症）

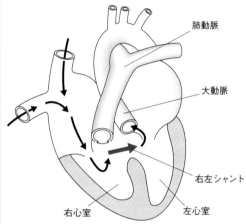

図9-17　アイゼンメンガー症候群

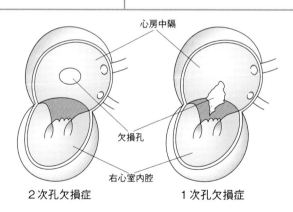

図9-18　心房中隔欠損症（2次孔欠損症と1次孔欠損症）

心臓の先天奇形で最も多いタイプは左右の心室や心房を隔てる壁（中隔）に発生の過程で孔が開いてしまう奇形である。このタイプでは、血圧の高い左心系から血圧の低い右心系へこの孔を通って血液が流れ込む。このような異常な血流はシャント shunt（短絡）とよばれている。左心系から体循環に駆出される動脈血の一部が体循環をスキップして肺に流れ込むため肺血流は増加する。左心系から右心系へ流れ込むシャントは左右シャントと表現され、心房、心室および大血管の各レベルでみられる。

■ 心室中隔欠損症 ventricular septal defect（VSD）

胎生期に1つであった心室は発生の過程で左と右の2つの心室に心室中隔によって分割される。この分割に失敗して、心室中隔に欠損孔を残した状態の奇形が心室中隔欠損症である。欠損孔を通じて左右シャントが起きるため肺高血圧症を呈する（図9-16）。肺高血圧症を長期間放置すると、肺血管の動脈硬化が進み狭窄を伴うようになる。こうなると、肺血管の抵抗が増大して右心室の内圧が上昇し、最後には右心室の内圧が左心室内圧を凌駕して右左シャントを起こすようになる。この状態をアイゼンメンガー症候群 Eizenmenger syndrome とよんでいる（図9-17）。右左シャントを起こすと静脈血が動脈血に混じるため皮膚毛細血管の血液の色が青くなり皮膚の色が紫色にみえる。この状態をチアノーゼ cyanosis（ドイツ語のZyanoseに由来）という。

■ 心房中隔欠損症 atrial septal defect（ASD）

心房も胎生期に1つのものが心房中隔の形成により左右に分割される。心室と同じく中隔に欠損孔を残す異常がみられる。欠損孔が心房中隔上部にあり卵円孔にほぼ一致するものは2次孔欠損症とよばれ、このタイプが最も多い。心室中隔欠損症と血行動態的な異常は似ているが、症状はより軽症である。しかし、長く放置すればアイゼンメンガー症候群となる。欠損孔が心房中隔の下部にあり房室弁や心室中隔の上部に及ぶものは1次孔欠損症または心内膜床欠損とよばれ、2次孔欠損症より重症である（図9-18）。

■ 動脈管開存症 patent ductus arteriosus（PDA）

胎生期に大動脈と肺動脈の交通路であった動脈管（ボタロー管）は出生後速やかに閉鎖するのが正常であるが、これが開存したままの状態である。

心室中隔欠損症は先天性心疾患の約30％を占め最も頻度が高い。欠損孔が小さい場合は無症状で自然閉鎖も期待しうる。欠損孔が大きい場合、患児は疲れやすく、哺乳が困難で、体重増加が不良となる。虚弱で痩せており呼吸器感染を繰り返す。重症の場合はうっ血性心不全の症状を呈する。

診断に関しては聴診で、第4肋間胸骨左縁部で最も強い収縮期雑音を聴取し、断層心エコー図やドップラー検査で欠損孔を確認できる。最終的には心臓カテーテル・心血管造影検査を行う。

治療は肺高血圧の強い症例ではアイゼンメンガー症候群となる前（2歳以前）に肺動脈を絞扼する手術で肺血流を減少させ、後にもう一度手術を行い、今度は絞扼を解いて欠損孔を閉鎖する。アイゼンメンガー症候群となってしまった場合は欠損孔閉鎖の手術は禁忌である。

B 心臓

② 先天性心疾患②

Summary

1. ファロー四徴症の特徴は肺動脈狭窄、心室中隔欠損、大動脈右方偏位、右室肥大である。

2. ファロー四徴症は代表的な早期よりチアノーゼを呈する先天性心疾患である。

3. 大血管転位症では大動脈が右心室と、肺動脈が左心室と結合している。

4. 大動脈縮窄症は管後型が多い。

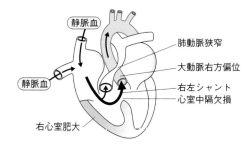

図9-19 ファロー四徴症の右左シャント

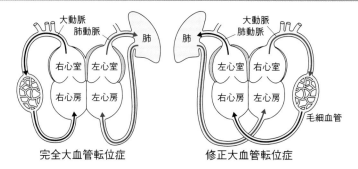

図9-20 完全大血管転位症と修正大血管転位症

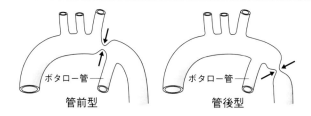

図9-21 大動脈縮窄症（管後型と管前型）

■ ファロー四徴症 tetralogy of Fallot

　肺動脈狭窄症、高位心室中隔欠損症、大動脈起始部の右方偏位（大動脈騎乗）、右室肥大の4つの特徴をもつ複雑な心奇形である。肺動脈狭窄のため肺への血流が流れにくく、心室中隔の欠損孔を通じて右心室の静脈血の一部が右側に偏位した大動脈に流れこみ、右左シャントを生じる（図9-19）。したがって、新生児期からチアノーゼがみられる。出産直後からチアノーゼを呈する先天性心疾患としては最も頻度の高いものである。

■ 大血管転位症 transposition of the great vessels

　大血管転位症とはもともと1本であった動脈幹が大動脈と肺動脈の2本に分離する過程で誤って左心室と肺動脈が連続してしまい、その代わりに右心室と大動脈が結合された状態の心臓が形成されたものである。純粋なものでは大循環と肺循環が互いに独立して循環するため、体循環の血液の酸素化はまったく行われず、生存は不可能である。生きて生まれてくる患児は大きな中隔欠損が心房や心室にあって、そこで右左および左右シャントを同時に起こして何とか生存している。このような高度の心臓形成の異常を伴う奇形ではさらに、心房と心室の結合にも異常を生じる場合がある。その結果、大血管転位症に加えて、心室の転位が起き、左心房には右心室が、右心房に左心室が結合した心臓となる場合もある。この場合、結果的には左心房の血液は右心室を通って大動脈へ流れ込み、同様に右心房の血液は肺動脈に流れ込むこととなり、血行動態的には正常となる。このようなものは修正大血管転位症とよばれている。これに対して、最初に述べたような大血管の転位症のみのものは完全大血管転位症とよばれている（図9-20）。

■ 大動脈縮窄症 coarctation of the aorta

　大動脈の狭い範囲が狭窄を起こす奇形で、狭窄部はボタロー管流入部の遠位（管後型 postductal type）と近位（管前型 preductal type）の場合がある（図9-21）。管後型が多くみられ、症状としては上半身の高血圧と肋間動脈などを通じた側副血行路の発達がみられる。管前型ではボタロー管が開存して、狭窄のために右左シャントを生じており、その結果、下肢の選択的チアノーゼがみられる。新生児期から心不全を呈し、手術を行わないかぎり新生児期を生き抜くことは不可能である。

　ファロー四徴症の患児は生下時からチアノーゼがあり、肺動脈狭窄による心雑音を聴取する。成長・発達が遅れぎみで、労作時などにチアノーゼの悪化と呼吸困難の発作を起こし、意識消失を伴うこともある（無酸素発作）。このような発作の際には蹲踞（そんきょ）といって身体を抱えこみながら座りこむような体位をとることによって症状の軽減がはかられる。これは蹲踞によって体循環の抵抗を増加させることにより肺血流量が増加するためである。肺血流量減少のため太鼓ばち指や赤血球増多症を認める。合併症としては心不全、不整脈、感染性心内膜炎がみられる。

　治療は第一に根治手術（心室中隔欠損の閉鎖と肺動脈の拡張）であるが、状況によっては鎖骨下動脈と肺動脈を吻合して肺血流量を増加させ症状の軽減をはかるブラロック短絡手術が行われる。

B　心臓

❸ 虚血性心疾患①

Summary

1．狭心症は心筋虚血による発作的な胸の痛みである。
2．心筋梗塞は心筋虚血の結果まとまった量の心筋が壊死に陥ることである。
3．心筋梗塞の原因は冠状動脈の太い部分の粥状硬化症である。

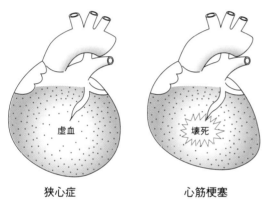

図9-22　狭心症と心筋梗塞

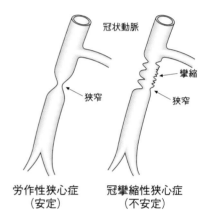

図9-23　狭心症の分類

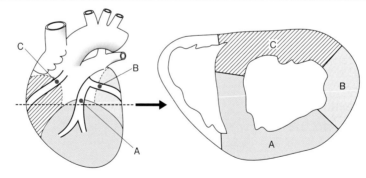

A：前下行枝……前壁中隔梗塞
B：左回旋枝……側壁梗塞
C：右冠状動脈…後壁（下壁）梗塞

図9-24　冠状動脈病変の部位と心筋梗塞病巣の分布

　　心筋への酸素の供給が不足して心筋傷害を生じるものを虚血性心疾患とよび、その多くは冠状動脈の粥状硬化症が原因である。虚血の結果、心筋が壊死に陥ったものを心筋梗塞、虚血はあるが壊死にまでは陥っていないものを狭心症とよんでいる（**図9-22**）。

■ 狭心症 angina pectoris

　心筋の虚血が起きると前胸部の締めつけられるような痛みを発生する。この痛みは狭心痛とよばれる。狭心症の痛みは通常数分以内、長くても30分程度で治まり、また、ニトログリセリンの舌下投与で速やかに消失する。狭心症のうち単純な冠状動脈の狭窄が原因で、運動や精神的興奮によって心筋の酸素需要量が増加した場合に起きるものは労作性狭心症 effort angina あるいは安定狭心症 stable angina とよばれる。発作の予測は容易で、運動を控えたり落ち着くことによって症状は治まる。一方、冠状動脈硬化症は単純な狭窄を起こすだけではなく、血管壁の平滑筋を過敏にして強い持続性の収縮を起こすことがある。このような異常な収縮は攣縮^{れんしゅく} spasm とよばれている。冠状動脈の攣縮が狭心症の成因に加わると安静時にも発作が起きるようになる。このようなタイプのものは冠攣縮性狭心症とよばれ不安定狭心症が含まれる。心筋梗塞に移行したり合併症を生じることがある（図9-23）。

　虚血性心疾患の診断には心電図が有用である。狭心症の場合は虚血部に一致して ST 部分の低下があり、さらに強い虚血では ST 部分の上昇がみられる。冠状動脈の狭窄や閉塞を直接観察するためには冠状動脈造影検査が行われる。心筋内血流の分布状態はタリウム－201 を用いた RI 心筋イメージング法によって評価できる。

■ 心筋梗塞 myocardial infarction （図9-24）

　冠状動脈の急激な閉塞が起きると、ある程度まとまった量の心筋壊死が起きて心筋梗塞となる。低酸素血症や低血圧があると、狭窄だけでも生じる。多くの場合、冠状動脈硬化症の病変にさらに血栓が形成されたことによる。症状は急激で強い狭心痛が長時間持続し、精神的にも不安感が強い。ショックや心不全を合併することが多く、死亡率の高い疾患である。原因となる粥状硬化症は冠状動脈の太い部分にみられる。前下行枝の閉塞で、梗塞は左心室前壁と心室中隔前方に起き、右冠状動脈では左心室後壁と心室中隔背部に梗塞を生じる。左回旋枝の近位部も好発部位で、この部位の閉塞では左心室側壁に梗塞がみられる。右心室や心房の梗塞は非常にまれである。心筋梗塞の壊死は心内膜下（心筋層の内腔側）にまず起き、これが心外膜側に広がり拡大する。

■ 急性冠症候群 acute coronary syndrome

　急性冠症候群は不安定狭心症、心筋梗塞、および、虚血性心臓性突然死を含む疾患概念である。冠状動脈の粥状硬化斑の破綻とそれに伴う血栓形成に関連した急性の病態である。

　心筋壊死の診断は心筋細胞に多く含まれる酵素である CK、GOT、LDH が遊離し、血中濃度が上昇することによって可能である。これら酵素は非特異的であるが、心筋に特異的に含まれるトロポニン T を測定すればさらに確実に診断できる。心電図も有用で、梗塞部に一致して、経時的にまず ST 部分の上昇がみられ、ついで異常 Q 波が現れ、最後に T 波が陰転する。

B 心臓

4 虚血性心疾患②

Summary

1. 心筋梗塞の主な合併症には急性心不全、心破裂、不整脈および心室瘤がある。
2. 左心室の 40％以上が壊死に陥ると予後不良の急性心不全となる。
3. 心筋梗塞の合併症でいちばん多いのは不整脈である。

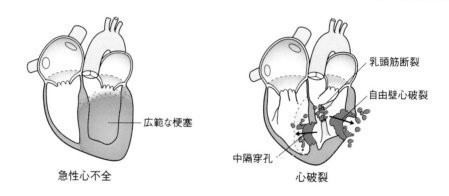

急性心不全

乳頭筋断裂

自由壁心破裂

中隔穿孔

心破裂

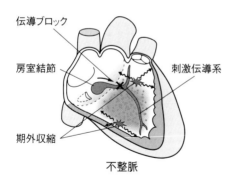

伝導ブロック

房室結節

刺激伝導系

期外収縮

不整脈

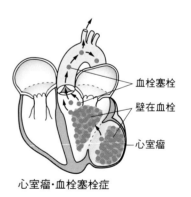

血栓塞栓

壁在血栓

心室瘤

心室瘤・血栓塞栓症

図9-25 心筋梗塞の主な致死的合併症

■ 心筋梗塞の合併症

　心筋梗塞は合併症を起こして死に至ることが多い。梗塞に陥った心筋量が多い場合は心室の収縮力の不足による急性心不全が生じる。左心室の心筋の40％以上が壊死に陥った場合に起きるといわれている。非可逆的な壊死に陥った心筋は再生せず予後は不良である。梗塞により心破裂や乳頭筋の断裂、心室中隔の穿孔が起きることがある。不整脈は最も多くみられる合併症である。壊死周囲の虚血にさらされた心筋から異常な電気刺激が生じたり、刺激伝導系が虚血や壊死に巻き込まれさまざまの不整脈が起きやすくなる。心停止や心室細動に移行すると死亡する。その他、梗塞部の心内膜には壁在血栓が生じやすく、その一部が剥がれて脳などに血栓塞栓を合併することがある（図9-25）。晩期では心室瘤がある。これは瘢痕化した壊死部が収縮せずに膨張したもので心機能を著しく障害する。

　心筋梗塞の早期の診断は特徴的な胸痛のパターンと心電図の評価によって行われる。さらに、診断確認と経過の評価のために血中逸脱酵素（CK、GOT、LDH）の測定が行われる。これら酵素の上昇は心筋壊死量と相関するので心筋梗塞量の評価ができる。心筋組織に特異的な CK-MB や心筋トロポニン T・I の測定も行われる。その他、心筋壊死に伴う炎症のため白血球の増多と赤沈の亢進がある。放射性同位元素による心筋イメージングでは心筋内の血流の状態が評価でき、ポジトロン CT では可逆虚血域と不可逆壊死領域を区別することができる。治療のために各種血行動態のモニタリングが行われ、必要な場合はスワンガンツカテーテルを留置して肺静脈圧もモニタリングする。

　治療は心筋組織を虚血による損傷から保護して可能なかぎり梗塞域を小さくし、致死的な合併症を防ぐことを目標として行われる。心筋保護のためには酸素の供給を増加する目的で酸素の吸入、ニトログリセリンなどの冠拡張剤の投与、経皮経管冠動脈形成術（PTCA）やステント留置術による冠血流の再開が試みられる。心筋の酸素需要度を下げるためにはモルヒネによる疼痛管理と精神的安静の確保、βアドレナリン遮断薬やカルシウムチャンネル遮断薬の投与が行われる。合併症予防の目的で、抗凝固療法も行われる。不整脈を監視して、これが生じた場合にはその種類に応じた治療を行う。これらの治療は心筋梗塞に対して集中した看護を行う特別な病床である冠疾患集中治療病棟 coronary care unit（CCU）で行われている。CCU では血行動態を常時モニタリングして合併症を監視し、速やかな治療が行われる。

B　心臓

5 心臓の肥大と拡張

Summary

1．スポーツマン心臓は相似的な肥大・拡張である。

2．圧負荷では求心性肥大を生じる。

3．容積負荷では遠心性肥大を生じる。

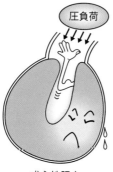
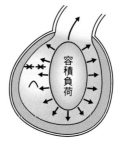

求心性肥大　　　　　遠心性肥大

図9-26　求心性肥大と遠心性肥大

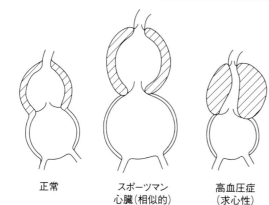
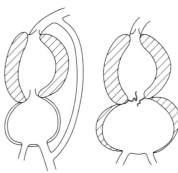

正常　　　スポーツマン　　　高血圧症　　　動静脈瘻　　　僧帽弁逆流
　　　　　心臓（相似的）　　　（求心性）　　　（遠心性）　　（遠心性＋心房拡張）

図9-27　心肥大のいろいろ（病因別）

　心臓はさまざまの生理的・病的な状態で仕事量が増加し、これに反応して肥大や拡張がみられる。これは心臓に特徴的な反応である。心臓の仕事量の増加を表すためには負荷（over）load という用語が用いられる。また、負荷は血圧が変化せずに心拍出量が増加するような仕事量の増加である容積負荷 volume overload と血液を拍出する血圧が増加したことによる圧力負荷 pressure overload に分けている。

■ 生理的な肥大

　心臓や肺などに病気がなくても運動選手や肉体労働者など慢性的に運動量が多い状態では生理的容積負荷が生じる。このような状態では心臓は正常の心臓と比較して相似的な肥大と拡張がみられる。このような相似的な肥大心はスポーツマン心臓とよばれる。

■ 病的圧負荷による肥大

　心室からの血液駆出に異常な圧負荷が生じた場合は心室の壁が肥厚し、内腔が狭くなるかたちの肥大がみられ求心性肥大 concentric hypertrophy とよばれる。このタイプの肥大は高血圧症、大動脈弁狭窄症、大動脈縮窄などの左心室、肺動脈弁狭窄症や肺高血圧症の右心室でみられる。求心性肥大は圧負荷に対する適応反応であり、心機能が保たれている間はそのかたちが保たれるが、圧に負けて駆出量が低下してくると内腔が拡張してくる。肥大に対して拡張が上まわった状態は遠心性肥大 eccentric hypertrophy あるいは拡張性肥大とよばれる（図9-26）。

■ 病的容量負荷による肥大

　血液の駆出量が増加した容積負荷に際しては心室の肥大とともに、これを上まわる拡張が生じ、はじめから遠心性肥大を生じる。典型的なものは動脈と静脈が毛細血管を経ずに直接吻合した動静脈瘻でみられる。大動脈弁閉鎖不全症や僧帽弁閉鎖不全症などでも逆流した血液を駆出するために容積負荷が生じ、遠心性肥大がみられる（図9-26）。

■ 病因別にみた心肥大

　運動量の増加によるスポーツマン心臓では生理的な容積負荷による心室の相似的な肥大拡張が見られる。高血圧症では圧負荷による左心室の求心性肥大が起きる。動脈と静脈の異常な吻合である動静脈瘻では駆出した血液が異常な吻合を通じてすぐに心臓に戻ってくるため容積負荷をきたし、これによる左心室の遠心性肥大を生じる。僧帽弁逆流症ではいったん左心室に流入した血液の一部が収縮期に左心房に逆流し、次の拡張期には逆流した血液を含む多量の血液が左心室に流入するため容積負荷を生じる。そのため左心室には遠心性の肥大が見られる（図9-27）。

B　心臓

⑥ 心内膜炎・心筋炎

Summary

1. 急性細菌性心内膜炎は毒力の強い細菌が血流中に侵入して起きる。
2. 亜急性細菌性心内膜炎は基礎心疾患のある患者の血流中に弱毒性の細菌が侵入しておきる。
3. 非定型性疣贅性心内膜炎は SLE の心病変である。
4. 代表的なウイルス性心筋はコクサキー B 群ウイルスによって引き起こされる。

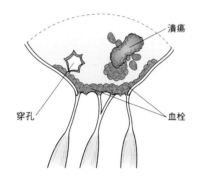

図9-28　急性細菌性心内膜炎の弁膜

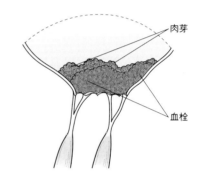

図9-29　亜急性細菌性心内膜炎の弁膜

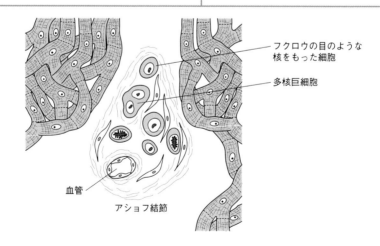

図9-30　リウマチ性心筋炎のアショフ結節

　心内膜の炎症はその多くが弁膜部に生じるので、弁膜炎 valvitis と心内膜炎 endocarditis はほぼ同義語として用いられる。細菌や真菌などによる感染性心内膜炎 infectious endocarcitis と膠原病などに伴う非感染性心内膜炎に分類される。

■ 細菌性心内膜炎 bacterial endocarditis

　１．急性細菌性心内膜炎 acute bactrial endocarditis（ABE）：黄色ブドウ球菌や β 溶血性連鎖球菌などの毒性の強い細菌が血流に侵入し、弁膜で炎症を起こす。未治療の場合は数週のうちに死亡する重篤な疾患である。弁では破壊性の変化が強く弁膜の潰瘍形成や穿孔があり菌塊を含む血栓の付着を伴う（図9-28）。

　２．亜急性細菌性心内膜炎 subacute bacterial endocarditis（SBE）：起炎菌は毒力の弱い緑色連鎖球菌 streptococcus viridans が多い。弁膜の変形や先天性心疾患などの基礎心疾患があって心内膜や弁膜に血栓をつくりやすい患者に発生する。経過が長く数か月以上に及ぶことが多い。弁膜に変形とポリープ状の血栓（これを疣贅という）がみられ、肉芽の形成を伴う（図9-29）。細菌の侵入門戸は歯科治療や尿路カテーテルなどによる些細な粘膜損傷であることが多い。

■ リウマチ性心内膜炎 rheumatic endocarditis・心筋炎 myocarditis

　小児のアレルギー性熱性疾患であるリウマチ熱による心病変として心内膜炎、心筋炎および心外膜炎が生じる。このうち心内膜炎の病変は僧帽弁に必発し、同時に大動脈弁もおかすことが多い。弁膜辺縁部に表面顆粒状の血栓が形成され、弁に浮腫、毛細血管の新生、炎症細胞浸潤、膠原線維のフィブリノイド変性が生じる。慢性化すると弁膜の不規則な肥厚・硬化および弁膜相互の癒着を来たして弁機能障害すなわち弁膜症を起こす。心筋炎ではアショフ結節 Aschoff's nodule とよばれる特有の肉芽腫を心筋組織内に形成するが、心筋病変は瘢痕治癒して機能障害はあまり起こさないことが多い（図9-30）。

■ 非定型性疣贅性心内膜炎 atypical verrucous endocarditis

　全身性エリテマトーデス（SLE）の弁膜病変で、弁膜にみられる血栓である疣贅が弁の辺縁部にかぎらず表面や裏面など非定型の部分にも生じるためこの名称がある。

■ ウイルス性心筋炎 viral myocarditis

　コクサキーB群ウイルス、やエコーウイルスなど心筋細胞に親和性のあるウイルスは心筋炎をおこす。広範なものは急速な心不全により死亡する。心筋組織では間質にリンパ球や組織球の浸潤があり、変性心筋細胞の核内にウイルス性封入体を認めることがある。

Nursing Eye

　亜急性細菌性心内膜炎（SBE）の初期症状は脱力、倦怠感、食欲不振、間欠性の軽度の発熱、心雑音の変化などの些細なものであることが多い。弁膜症やとくに心室中隔欠損症を含む先天性心疾患の患者では SBE を念頭に置いてこれらの症状によく注意する必要がある。SBE の皮膚・粘膜症状としてはオスラー結節 Osler's nodule がある。これは前胸部皮膚や口峡粘膜、結膜、爪床などにできる有痛性の出血点である。

B 心臓

⑦ 心臓弁膜症

Summary

1. 弁膜症には狭窄症と逆流症（閉鎖不全）がある。
2. 僧帽弁逆流症で左心室は肥大する。
3. 僧帽弁狭窄症で左心室は萎縮する。
4. 大動脈弁狭窄症の左心室では求心性肥大がみられる。
5. 大動脈弁逆流症の左心室では遠心性肥大がみられる。

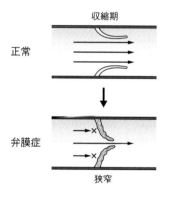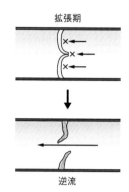

図9-31　弁の狭窄と逆流

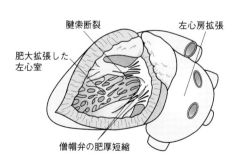

図9-32　僧帽弁逆流症

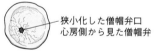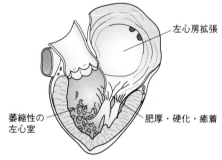

図9-33　僧帽弁狭窄症

心内膜炎、弁の変性、先天性奇形などにより弁膜の変形をきたして弁の機能不全を生じたものが弁膜症 valvular disease である。機能不全のタイプには開放時の弁口面積の減少による狭窄 stenosis と閉鎖時に十分閉鎖できないための逆流 regurgitation ないし、閉鎖不全 insufficiency である（図9-31）。

■ 僧帽弁逆流症 mitral regurgitation（MR）

弁膜の原因不明の粘液変性や腱索の断裂、リウマチ性心内膜炎の後遺症などが原因となる。収縮期に左心室の血液が左心房へ逆流し、左心房に多量の血液がうっ滞し、肺うっ血、右心負荷から右心室の肥大をきたす。左心室は左心房への逆流で失われる血流に抗して大動脈へ血流を駆出するため容積負荷がかかり遠心性に肥大する。代償不全となると最終的にはうっ血性心不全となる（図9-32）。

■ 僧帽弁狭窄 mitral stenosis（MS）

リウマチ性心内膜炎が原因であることが多い。重症の場合は2枚の僧帽弁が完全に癒着肥厚し中央に細い孔を残して漏斗のような状態となってしまう。拡張期に左心房の血液が左心室に十分流入できないため左心房に血液が貯留し、左心房の著明な拡張を生じる。僧帽弁逆流と同様に肺うっ血と右心負荷から右心室の肥大をみるが、左心室はこれと異なり血液の流入が少ないためむしろ萎縮性となる（図9-33）。

■ 大動脈弁閉鎖不全症（AR）

リウマチ性心内膜炎、先天奇形、梅毒性弁膜炎などが原因となる。拡張期に大動脈から左心室に血流の逆流があり、左心室は容積負荷により遠心性に肥大する。左心室は拡張を伴って丸みをおびて肥大するので、巾着型と表現される。肥大が進み左心室が耐えられなくなると、うっ血性心不全となる。

■ 大動脈狭窄（AS）

先天性の二弁性大動脈弁ないし、これに伴う大動脈弁の変性硬化が原因となるものが多く、高度の石灰化を伴うのが普通である。収縮期の左心室から大動脈への駆出に抵抗が強く左心室の圧が高くなる。圧負荷のため左心室の求心性肥大が起きる。この左室肥大は長軸が伸びた肥大でラグビーボール形と表現される。他の弁膜症と同様に代償不全に陥れば肺うっ血、右室肥大からうっ血性心不全となる。

弁膜症の治療は内科的治療と外科的治療からなっている。内科的には心不全に対する強心剤・利尿剤・アンジオテンシン変換酵素阻害剤などによる薬物療法、ナトリウム・水分制限などの食事療法がある。細菌性心内膜炎や血栓塞栓などの合併症予防のための抗生剤や抗凝固剤による薬物療法もある。内科的治療で改善が望めない場合は外科的に人工弁による弁置換術が行われる。

B 心臓

8 心筋症

Summary

1. 心筋症では心筋組織に原発性の障害がある。
2. 拡張型心筋症は心室の収縮障害を起こす。
3. 拡張型心筋症では心筋の変性・消失と線維化がある。
4. 肥大型心筋症は心室の拡張障害を起こす。
5. 肥大型心筋症では心筋の肥大と錯綜配列がある。
6. 拘束型心筋症は心筋組織が硬くなるために起きる。

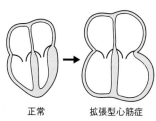

図9-34 拡張型心筋症

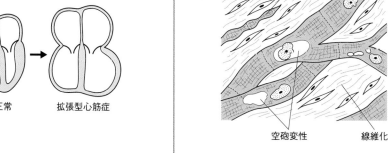

図9-35 拡張型心筋症の心筋組織

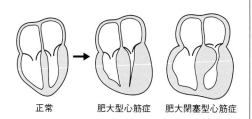

図9-36 肥大閉塞型心筋症

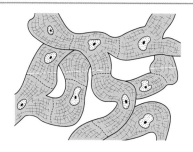

図9-37 肥大型心筋症の心筋組織（心筋錯綜配列）

　心筋症 cardiomyopathy とは心筋組織が原発性に傷害される心疾患である。虚血性心疾患や弁膜症のように結果的に心筋障害が出現しても、冠状動脈や弁膜などの心筋以外に本質的な病変があって、その結果2次的に起きるものは除外される。心筋症のうち原因不明のものを特発性心筋症 idiopathic cardiomyopathy、原因の明らかなものを続発性心筋症 secondary cardiomyopathy とよんでいる。単に心筋症といった場合は特発性のものを示すことが多い。心筋症は拡張型、肥大型、および拘束型の3型に分類される。

■ 拡張型心筋症 dilated cardiomyopathy（DCM）

　心筋の変性のために残存心筋の肥大と、これを上まわる強い拡張を呈する心筋症で、すべての心室・心房は拡張し、壁は薄くなる（図9-34）。心室の収縮力が慢性・進行性に低下し、治療効果の薄い慢性うっ血性心不全に陥る。予後不良の疾患である。拡張した心腔内に壁在性血栓をつくり、これに由来する血栓塞栓症や、不整脈が合併症としてみられる。アルコールによる心筋障害やウイルス性心筋炎などによる続発性のものもあるが、特発性で原因不明のことが多い。一部には遺伝性のものもある。患者はすべての年齢・性に渡るが、成人男性が多い。心筋組織では心筋細胞の変性・消失と線維化がみられる（図9-35）。

■ 肥大型心筋症 hypertrophic cardiomyopathy（HCM）

　高血圧や弁膜症などの心筋負荷を起こすような疾患がないにもかかわらず、原因不明の心肥大が生じるものである。通常、肥大は左心室と心室中隔で目立つ。肥大のため心室の拡張が十分できず、心室内への血液の流入が障害される。心筋収縮力は保たれるが、心腔内の血液量が少ないため駆出の効率が悪く心不全の原因となる。とくに心室中隔の一部に強い肥大が生じ、収縮期に左心室からの血液の駆出路を閉塞するものは肥大閉塞型心筋症とよばれる（図9-36）。症状としては労作性の呼吸困難、狭心痛、不整脈などがあり、突然死の頻度が高い。症例の約半数は常染色体優性（顕性）遺伝病であるが、遺伝子の異常は単一ではない。心筋組織では心筋細胞の不規則な肥大と、でたらめな配列異常があり、錯綜配列 disarray とよばれている（図9-37）。

■ 拘束型心筋症 restrictive cardiomyopathy

　線維化や異常物質の沈着により心筋組織が異常に硬くなり、心室の収縮が妨げられるものである。原因としてはアミロイドーシスによる心筋組織のアミロイド沈着や心内膜の先天性の肥厚と硬化がみられる先天性心内膜弾性線維症などがある。

　心不全の看護処置として重要なことは水分貯留の評価のための体重測定と浮腫の有無を観察することである。水分摂取量と尿量のモニターや頻脈、呼吸数増加、脈圧の低下、および精神状態にも注意する必要がある。心音と胸部の聴診も重要で、心不全の悪化に伴うギャロップ音の出現や肺水腫に注意する。うっ血に由来する下肢の深部静脈血栓を予防するために、体位変換や塞栓予防のためのストッキングの着用を考慮すべきである。

A 血液・骨髄

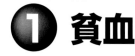 貧血

Summary

1. 貧血とは血液中のヘモグロビン量の減少である。
2. 慢性出血は鉄欠乏性貧血の原因となる。
3. 萎縮性胃炎による内因子欠乏が悪性貧血の原因である。
4. 再生不良性貧血は骨髄での造血能低下が原因となっている。
5. 溶血性貧血はさまざまの機序による赤血球の崩壊の結果である。

赤血球数（RBC）：	ヘモグロビン（Hb）：	ヘマトクリット（Hct）：
男性 500±50 x10⁴/μL 女性 450±50 x10⁴/μL 末梢静脈血1μL中 の赤血球の数	男性 15±2 g/dL 女性 13±2 g/dL 血液1dL中に含まれる ヘモグロビンの重量	男性 45±5% 女性 40±5% 血液中で赤血球の占める 容積比率（X/Y・100）

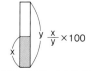

図10-1 赤血球の基準値（男女別）

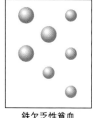 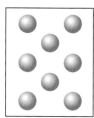 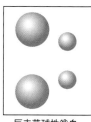

鉄欠乏性貧血　　　　　正　常　　　　　巨赤芽球性貧血

図10-2 鉄欠乏性貧血と巨赤芽球性貧血

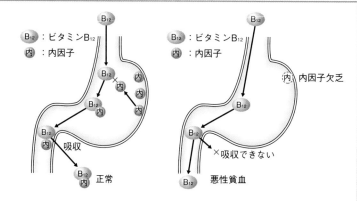

図10-3 悪性貧血とビタミンB₁₂の吸収機序

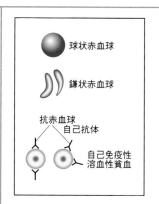

図10-4 溶血性貧血

血液中に含まれるヘモグロビンの濃度が基準値より低くなった状態を貧血 anemia という。貧血のあるときは赤血球の数や形の異常を呈することが多い。貧血の検査に用いられる血液検査の基準値は図10-1に示されている。これらの基準値には男女差がある。

■ 鉄欠乏性貧血 iron deficiency anemia

ヘモグロビンの原料となる鉄の不足に由来する貧血で、血液中の赤血球数が減少するとともに個々の赤血球は小型になる（図10-2）。偏食や栄養失調などによる鉄分の摂取不足で起きる。また、胃潰瘍、悪性腫瘍、女性性器出血などによる慢性出血でも生じる。その理由は寿命を過ぎた赤血球は自然に崩壊し新しいものと入れ替わるが、この際、鉄は回収されて再利用される。持続的な出血があると鉄が回収されないので鉄欠乏状態となるからである。

■ 巨赤芽球性貧血 megaloblastic anemia

ビタミンＢ12や葉酸の不足で起きる貧血で赤血球の数は減少するが、形は大型となる（図10-2）。それゆえこの名称が用いられる。ビタミンＢ12や葉酸は核酸の合成に必要な補酵素であり、その不足による核酸合成障害は赤血球をはじめとする血球全体の生成と成熟に障害をもたらす。ビタミンＢ12の吸収には胃の固有腺で分泌される内因子と結合する必要がある。萎縮性胃炎がひどくなると内因子が分泌されなくなり、ビタミンＢ12の吸収障害を起こして重篤な巨赤芽球性貧血を呈する。内因子の発見される以前は死に至る病気であったため、いまでも悪性貧血 pernicious anemia とよばれている（図10-3）。

■ 再生不良性貧血 aplastic anemia

骨髄の造血能が著しく衰えたために生じる貧血で、末梢血中の赤血球の大きさは正常と変わらない。通常は赤血球のみではなく顆粒球や血小板などの血球全般の合成が障害され、汎血球減少症 pancytopenia の状態を呈することが多い。多くの症例は原因不明で特発性再生不良性貧血とよばれ予後不良のことが多い。原因の明らかなものは続発性とよばれ、有機溶媒による中毒、薬剤、放射線などが原因となりうる。続発性のものは原因を除去することにより回復の可能性がある。

■ 溶血性貧血 hemolytic anemia

赤血球の寿命が短く早期に崩壊（溶血）するために起きる貧血である。ヘモグロビンの崩壊産物であるビリルビンが増加して黄疸がみられる。先天的な赤血球の脆弱性が原因となる遺伝性球状赤血球症や鎌状赤血球症や、赤血球に対する抗体が原因となる自己免疫性溶血性貧血や母子間血液型不適合による胎児赤芽球症などがある。（図10-4）

貧血の症状は易疲労性（筋肉）、呼吸困難・動機（心臓・肺）、頭痛・めまい（脳）で、各臓器の虚血による。他覚的には眼瞼結膜・口唇・口腔粘膜の蒼白がある。看護援助は動悸や呼吸困難を起こす活動を控えるよう助言する。身体的・精神的エネルギーを保つ活動・安静・睡眠のスケジュール作成を援助する。食事内容の指導を行うことなどである。

A　血液・骨髄

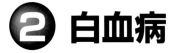

❷ 白血病

Summary

1. 白血病は骨髄造血細胞の悪性腫瘍である。
2. 急性骨髄性白血病では白血病裂孔がある。
3. 慢性骨髄性白血病ではフィラデルフィア染色体がある。
4. 小児の急性リンパ性白血病では比較的よい予後が期待できる。
5. 成人T細胞白血病の原因はHTLV-1ウイルスである。

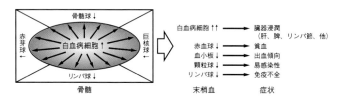

図10-5　白血病細胞の増殖と浸潤

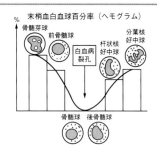

図10-6　白血病裂孔

図10-7　急性骨髄性白血病のアウエル小体

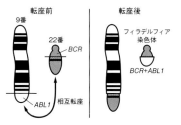

染色体9番と22番の相互転座の結果、9番のABL1遺伝子部分と22番のBCR部分が結合して、フィラデルフィア染色体（Ph1）とよばれる小さな染色体が形成される。この染色体は、細胞増殖シグナルを出すチロシンキナーゼの遺伝子情報をもっている。

図10-8　慢性骨髄性白血病のフィラデルフィア染色体

　白血病 leukemia は骨髄造血細胞の悪性腫瘍である。腫瘍化した造血細胞（白血病細胞）は骨髄で増殖し、末梢血にも出現する（白血化）。白血病細胞は正常の白血球の機能を欠くため、感染に弱くなり、日和見感染で死亡することが多い。骨髄内で正常造血細胞を破壊・置換して増殖するため、赤血球や血小板が減少し、貧血や出血傾向を起こす。白血病細胞は肝臓、脾臓、その他の臓器にも浸潤し、臓器の腫大や機能障害を起こす（図10-5）。一般腫瘍の低分化型に相当する急性白血病と、高分化型にあたる慢性白血病に分類される。また、由来する白血球の種類により、骨髄性白血病とリンパ性白血病に大別される。

■ 急性骨髄性白血病 acute myelogenous leukemia（AML）

末梢血中では白血病細胞の骨髄芽球と成熟好中球が出現し、その中間段階の細胞を欠くのが特徴で白血病裂孔とよばれる（図10-6）。白血病細胞の胞体中にアウエル小体と呼ばれる針状封入体が出現する事がある（図10-7）。その分類には形態に基づくFAB分類（M0: 急性骨髄性白血病 最未分化型、M1: 急性骨髄性白血病 未分化型、M2: 急性骨髄性白血病 分化型、M3: 急性前骨髄性白血病、M4: 急性骨髄性単球性白血病、M5a,5b: 急性単球性白血病、M6a,6b: 赤白血病、M7: 急性巨核芽性白血病）、および、遺伝子異常にもとづくWHO分類がある。WHO分類では1. 特定の遺伝子異常を持つもの（11病型からなり、このうち*RUNX1-RUNX1T1*、*CBFB-MYH11*、*PML-RARA*の融合遺伝子を持つものは予後良好である）、2. MDS関連、3. 治療関連、4. 特殊型、および、これらに該当しない5. 非特定型に分類される。非特定型についてはM3を除外したFAB分類が使用される。

■ 急性前骨髄性白血病 acute promyelocytic leukemia APL

FAB分類ではM3、WHO分類では特定遺伝子異常として*PML-RARA*を持つものに該当する。白血病細胞は粗大なアズール顆粒を持ち、前骨髄球の形態を呈する。アウエル小体が高頻度に出現する。DICを伴い死亡する事が多かったが、オールトランスレチノイン酸（ATRA）による分化誘導療法で高率に完全寛解が得られるようになった。

■ 慢性骨髄性白血病 chronic myelogenous leukemia（CML）

白血病細胞は骨髄球系の細胞であるが、さまざまの分化段階のものが出現し白血病裂孔はみられない。患者は成人で、初期の症状は軽い。白血病細胞が浸潤し巨大な脾腫を生じてその圧迫症状で初めて発見されることがある。しかし、急性転化といって急性骨髄性白血病と同じ状態に転化し死亡することが多い。大部分の患者では白血病細胞にフィラデルフィア（Ph1）染色体とよばれる、22番染色体と9番の相互転座による染色体異常をもっている（図10-8）。その結果*BCR-ABL1*融合遺伝子が形成され病因となるが、この遺伝子産物をターゲットとした分子標的薬（イマチニブ）の投与によって健常者と同様の長期生存が望める様になった。

■ 急性リンパ性白血病 acute lymphogenous leukemia ALL

小児の白血病として頻度が高い。WHO分類では白血病細胞がB細胞、T細胞、NK細胞のいずれのマーカーを持っているかによって分類し、さらにB細胞性のものは更に遺伝子異常の有無で分類する。化学療法によって小児の予後は良好であるが、成人の予後は劣る。B細胞性で*BCR-ABL1*融合遺伝子をもつものは特に予後不良である。

■ 慢性リンパ性白血病 chronic lymphogenous leukemia（CLL）

患者は主に60歳以上の老人で、白血病細胞は非常に分化したB細胞からなっている。症状は軽く経過は長い（通常10年以上）が完治は難しい。

■ 成人T細胞白血病 adult T-cell leukemia（ATL）

HTLV-1ウイルスにより引き起こされる白血病である。感染者で発症するのは1000人に1人程度で、成人になってからである。発症すると治療に対する反応は悪く予後は不良である。その大部分は新生児期にキャリアである母親から母乳を介して感染する。

A 血液・骨髄

❸ その他の骨髄腫瘍性・腫瘍様疾患

Summary

1. 多発性骨髄腫は骨髄内の形質細胞の悪性腫瘍である。
2. 多発性骨髄腫では尿中にベンス・ジョーンズタンパクが検出される。
3. 多発性骨髄腫の死因は免疫不全、腎不全、アミロイドーシスである。
4. 骨髄異形成症候群は前白血病状態を含んでいる。

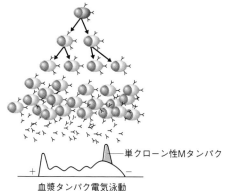

Mタンパクは1個の腫瘍化した形質細胞（骨髄腫細胞）とその子孫が産生する均一な単クローン性の免疫グロブリンからなっている。

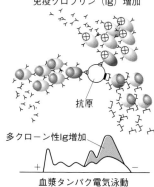

1つの抗原でも抗原認識部位は複数あり、各部位に対して複数のクローンの形質細胞がそれぞれ異なった免疫グロブリンを産生する。

図10-9 単クローン性と多クローン性の免疫グロブリン

正常の形質細胞は軽鎖と重鎖を1：1の割合で産生するが骨髄腫細胞は軽鎖を過剰に産生し、過剰な軽鎖が二量体を形成してベンス・ジョーンズタンパクとなる。分子量が小さいので尿中に排泄されやすい。

尿中ベンス・ジョーンズタンパクの検出：
尿は室温で透明、50℃で沈殿を生じるが90℃でまた溶解する。

図10-10 ベンス・ジョーンズタンパク

病型	異形成血球系統数	骨髄 RS*%	骨髄 (BM) 芽球%／末梢血 (PB) 芽球 %
単一血球系統異形成 MSD-SLD	1	<15%	BM<5% PB<1%
単一血球系統異形成, RS*(+) MSD-RS-SLD	1	≧15%	BM<5% PB<1%
多血球系統異形成, RS*(+) MSD-RS-MLD	2 または3	≧15%	BM<5% PB<1%
芽球増加を呈するMSD-1 MSD-EB-1	1〜3	問わず	BM5〜9% PB2〜4%
芽球増加を呈するMSD-2 MSD-EB-2	1〜3	問わず	BM10〜19% PB5〜19%

RS*：環状鉄芽球

図10-11 MDSのWHO分類
（第4版2017年改訂より抜粋）

■ 多発性骨髄腫 multiple myeloma

　骨髄内で多発性・結節状に腫瘍化した形質細胞（骨髄腫細胞）が増殖する疾患である。患者は中年男性が多い。骨髄腫細胞の増殖で骨が破壊され、レントゲン写真でみると骨に穴があいたような特徴的所見を呈する。これを打ち抜き像 punched out lesion とよんでいる。骨破壊と病的骨折により強い疼痛が生じる。骨髄腫細胞は正常の形質細胞と同じく免疫グロブリンを産生する。しかし、この免疫グロブリンは免疫反応の場合に産生される多クローン性 polyclonal のものとは異なり、単クローン性 monoclonal であり、Mタンパクとよばれる（図10-9）。Mタンパクを構成する免疫グロブリンはIgGが最も多いが、IgAやIgDの場合もある。また、免疫グロブリンの構成成分のうち軽鎖を過剰に産生することが多く、この軽鎖の二量体が尿中に出現してくる。この二量体はベンス・ジョーンズタンパク Bence-Jones protein とよばれる（図10-10）。このタンパク質は腎毒性があり、骨髄腫腎とよばれる腎障害を起こしたり、アミロイドとなって沈着し全身性アミロイドーシスとなることもある。免疫不全、腎不全、アミロイドーシスなどが死因となる。

■ マクログロブリン血症 macroglobulinemia

　B細胞の腫瘍性増殖で、Mタンパクを産生するが、腫瘍細胞の形態は形質細胞ではなく、リンパ球の形をとる。Mタンパクとなる免疫グロブリンはIgMが圧倒的に多い。腫瘍細胞の増殖は骨髄以外にも、リンパ節、脾臓などのリンパ組織に広くびまん性にみられる。

■ 骨髄異形成症候群 myelodysplastic syndrome（MDS）

　造血細胞の形態異常（異形成）があり、白血病に移行するリスクが高い（白血病の前がん病変）。骨髄・末梢血では19%以下の範囲内で芽球の増加が見られ（20%以上では白血病）、末梢血ではしばしば貧血を含む血球減少症を呈する。WHO分類では影響を受ける造血細胞の系統（顆粒球系、赤芽球系、巨核球系）の数と骨髄・末梢の芽球の出現率、および、環状鉄芽球（核周囲に鉄顆粒の沈着の見られる特殊な赤芽球）出現の状態に基づき病型分類が行われる。また、特定の遺伝子・染色体異常などに基づいた特殊病型も別に定義されている（図10-11）。

Nursing Eye

　多発性骨髄腫は5〜10年の無症状期があるとされている。そのため高齢者の血漿タンパク電気泳動検査を行うとかなりの率で無症状期の多発性骨髄腫を発見できる。確定診断は血漿タンパクの免疫電気泳動でMタンパク、骨髄穿刺による骨髄像で骨髄腫細胞を確認することである。治療の主体は化学療法で、メルファランとサイクロフォスファマイドが用いられる。保険適用外で入手が難しいがサリドマイドも有効である。可能であれば根治をめざして自家末梢血幹細胞移植術も行われる。疼痛管理のための補助療法として放射線治療も併用されることがある。

　看護アセスメントとしては、1．骨格系に関して腰背部痛の状態と病的骨折の徴候に注意し、2．泌尿器系に関しては尿路結石と腎不全の徴候に注意する。3．全身症状としては疲労、呼吸困難、出血傾向、感染の有無を観察し、4．電解質異常として高カルシウム血症の可能性があるので傾眠、多飲、多尿の有無にも注意する。

　看護援助としては慢性疼痛の緩和、身体可動性の援助、身体損傷の防止、尿路結石防止のための水分摂取、食事指導を行う必要がある。

B リンパ組織

① リンパ節炎・脾疾患・胸腺疾患

Summary

1. リンパ行性・血行性に病原体がリンパ節に達するとリンパ節炎が起きる。
2. 結核性リンパ節炎では乾酪壊死を伴った類上皮細胞肉芽腫がみられる。
3. リンパ節のサルコイドーシスでは類上皮細胞肉芽腫があるが乾酪壊死はない。
4. 菊池・藤本病は壊死を伴うリンパ節炎で、放置しても自然治癒する。

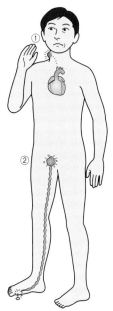

①リンパ行性：足を釘などで傷つけると、細菌が皮膚のリンパ管に侵入し、鼠径部のリンパ節炎がよくみられる

②血行性：ウイルスなどの全身感染では血行性にウイルスがリンパ節に侵入し、リンパ節炎が起きる。

図10-12 リンパ節炎の発生機序

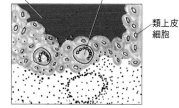

乾酪壊死　　ラングハンス型巨細胞

類上皮細胞

図10-13 結核性リンパ節炎

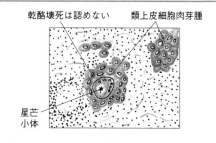

乾酪壊死は認めない　　類上皮細胞肉芽腫

星芒小体

図10-14 リンパ節サルコイドーシス

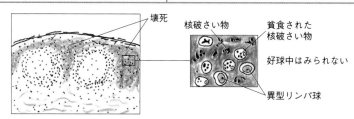

壊死

核破さい物

貪食された核破さい物

好球中はみられない

異型リンパ球

図10-15 亜急性壊死性リンパ節炎

リンパ節はリンパ組織系の重要な臓器で、全身のリンパ管網の要所要所に配置されている。生体内に病原体や異物が侵入すると、リンパ管を通じて（リンパ行性）、リンパ節に運び込まれ、そこで炎症・免疫反応を起こしてリンパ節炎となる。また、血液中に病原体が侵入すると血行性のリンパ節炎がみられる（図10-12）。

■ 急性非特異性リンパ節炎 acute nonspecific lymphadenitis

皮膚や内臓の急性炎症からリンパ行性に所属リンパ節へ病原体や異物が運ばれて生じるもので、病原体を特定できるような特異的な所見に乏しいものをいう。しばしば、皮膚局所の炎症は非常に軽くて、リンパ節のみが急に腫れてきたようにみえる場合がある。リンパ濾胞の過形成と好中球の浸潤がみられ、リンパ節は腫大する。炎症が強い場合は膿瘍を形成することもある。

■ 慢性非特異性リンパ節炎 chronic nonspecific lymphadenitis

ウイルス、細菌の他、膠原病や薬剤などさまざまな原因で起きる。リンパ節では類洞内の組織球浸潤、リンパ濾胞の過形成、傍皮質領域の過形成がみられる。

■ 結核性リンパ節炎 tuberculous lymphadenitis

結核の感染によるもので、肺門リンパ節や、表在のものでは頚部のリンパ節でよくみられる。ラングハンス型巨細胞を含む類上皮細胞肉芽腫の形成があり、乾酪壊死を伴うことが多い。（図10-13）

■ リンパ節サルコイドーシス lymphadenitis in sarcoidosis

原因不明の肉芽腫性疾患であるサルコイドーシスは肺、脈絡膜、皮膚、リンパ節に病変を形成するが、肺門リンパ節は好発部位である。両側性に馬鈴薯状のリンパ節腫大を認める。類上皮細胞肉芽腫を形成するが、乾酪壊死はないのが特徴である。（図10-14）

■ 亜急性壊死性リンパ節炎（菊池・藤本病）subacute necrotizing lymphadenitis

放置しても1～3か月で自然治癒する原因不明のリンパ節炎である。患者は10～30歳台に多く、頚部リンパ節が腫脹する。リンパ節内にはリンパ球の増生があり、リンパ濾胞とリンパ濾胞の間の領域に壊死を伴っているが、好中球の浸潤を伴わないのが特徴である（図10-15）。

■ 脾腫 splenomegaly

脾臓が大きく腫大することを脾腫とよび、さまざまの原因で起こりうる。循環障害では、慢性うっ血が原因となり、多くは肝硬変症による門脈高血圧の結果である。炎症では血液中に病原体が侵入すると脾臓の網内系細胞が反応して腫大がみられる。このようなものを感染脾とよんでいる。腫瘍性の病変としては白血病細胞の浸潤が多くみられ、慢性白血病でとくに大きくなる。溶血性貧血の場合は主に赤血球は脾臓で破壊されるので、壊れやすい赤血球が脾臓に集まって脾腫がみられる。スフィンゴミエリンの先天性代謝障害であるニーマン・ピック病 Niemann-Pick disease のように変性産物が組織球に沈着する代謝異常では、組織球が脾臓に集まって脾腫をみることが多い。

B リンパ組織

② 悪性リンパ腫

Summary

1. 悪性リンパ腫はホジキンリンパ腫と非ホジキンリンパ腫に大別される。
2. 古典的ホジキンリンパ腫の腫瘍細胞はリード・シュテルンベルク細胞とホジキン細胞である。
3. 非ホジキンリンパ腫のなかではびまん性大細胞型B細胞リンパ腫が最も頻度が高い。

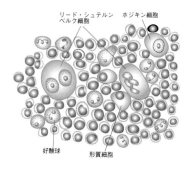

図10-16 古典的ホジキンリンパ腫（混合細胞型）の病理組織所見

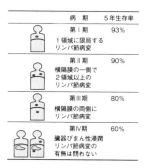

図10-17 ホジキンリンパ腫病期分類（Ann Arbor）

病　期	5年生存率
第Ⅰ期 1領域に限局するリンパ節病変	93%
第Ⅱ期 横隔膜の一側で2領域以上のリンパ節病変	90%
第Ⅲ期 横隔膜の両側にリンパ節病変	80%
第Ⅳ期 臓器びまん性浸潤リンパ節病変の有無は問わない	60%

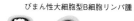
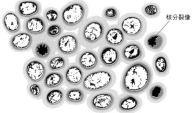
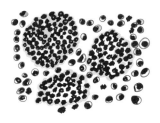

図10-18 びまん性大細胞型B細胞リンパ腫と濾胞性リンパ腫

　悪性リンパ腫 malignant lymphoma はリンパ球系細胞の悪性腫瘍である。多くはリンパ節に原発するが、リンパ節以外の臓器にも発生することがある。診断はリンパ節生検の病理診断によって行われ、組織分類はWHO分類が一般的に用いられている。悪性リンパ腫はホジキンリンパ腫と非ホジキンリンパ腫に大別される。欧米ではホジキンリンパ腫は悪性リンパ腫の約30％を占めるが、日本では約5％程度に過ぎない。

■ ホジキンリンパ腫（ホジキン病）Hodgkin lymphoma

　WHO分類（2016年）では結節性リンパ球優位型ホジキンリンパ腫（5％）と古典的ホジキンリンパ腫（95％）に分類される。いずれもB細胞起源であり、反応性の炎症細胞を背景に、前者で

は腫瘍細胞であるL&H細胞、後者ではリード・シュテルンベルグ細胞（多核巨細胞）あるいはホジキン細胞（単核巨細胞）が認められる。古典的ホジキンリンパ腫はさら①リンパ球豊富型、②結節硬化型、③混合細胞型、④リンパ球減少型の４型に分類される。予後は結節性リンパ球優位型が一番良く、古典的ホジキンリンパ腫のリンパ球減少型が最も不良である。病変は一か所のリンパ節やリンパ組織に原発し、その後全身へ広がる。その程度に応じてⅠ～Ⅳ期までの病期分類（Ann Arbor 分類）が用いられる（図10-17）。

■ 非ホジキンリンパ腫 non-Hodgkin's lymphoma

WHO分類でリンパ節に原発するものを説明する。B細胞由来とT/NK 細胞由来に大別される。病変の広がり方はホジキン病と異なり全身のリンパ節が同時に侵される傾向が強い。骨髄がおかされると白血化し白血病となる。病変増大の速度に応じて緩徐進行性、急速進行性、および、超急速進行性に分類される。

（1）Ｂ細胞性リンパ腫

1．**Ｂ細胞性小細胞性リンパ腫 B-cell small lymphocytic lymphoma**：腫瘍細胞は小リンパ球様でびまん性に増殖する。患者は50 歳以上の成人で緩徐進行性リンパ腫である。日本では少ない。

2．**リンパ形質細胞性リンパ腫 lymphoplasmacytic lymphoma**：腫瘍細胞は小リンパ球様細胞と形質細胞様細胞およびその中間の形態の細胞。好発年齢60歳台。緩徐進行性リンパ腫である。

3．**濾胞性リンパ腫 follicular lymphoma**：腫瘍細胞が濾胞状配列を示す。患者は成人。大部分を占めるグレード1～3Aは緩徐進行性であるが、グレード3Bは急速進行性である（図10-18）。

4．**マントル細胞リンパ腫 mantle cell lymphoma**：リンパ濾胞の暗殻部（マントル層）のＢ細胞由来と考えられるリンパ腫。高齢の男性に好発する。急速進行性リンパ腫である。

5．**びまん性大細胞型Ｂ細胞リンパ腫 diffuse large B-cell lymphoma**：B細胞性の大型腫瘍細胞がびまん性に増殖する。非ホジキンリンパ腫では最も頻度が高い。急速進行性リンパ腫である（図10-18）。

6．**バーキットリンパ腫 Burkitt lymphoma**：小児に好発。腫瘍細胞は小型均一。超急速進行性リンパ腫である。

7．**前駆Ｂ細胞性リンパ芽球型リンパ腫 precursor B-cell lymphoblastic lymphoma**：胞体の乏しい幼弱リンパ球様細胞のびまん性増殖で、Ｂ細胞由来。小児が成人より多い。超急速進行性リンパ腫である。

（2）Ｔ／ＮＫ細胞性リンパ腫

1．**末梢型Ｔ細胞リンパ腫 peripheral T-cell lymphoma, unspecified**：胸腺を通過後のＴ細胞由来のリンパ腫で、通常成人にみられる。５年生存率は25％。急速進行性リンパ腫である。

2．**未分化大細胞型リンパ腫 anaplastic large cell lymphoma**：腫瘍細胞は大型で異型性が強く、CD 30 抗原をもっている。30歳以下の若年者に好発。５年生存率77％。急速進行性リンパ腫である。

3．**前駆Ｔ細胞性リンパ芽球型リンパ腫 precursor T-cell lymphoblastic lymphoma**：腫瘍細胞の形態はB前駆細胞性の同名リンパ腫と同じ。超急速進行性リンパ腫であり、小児に好発。５年生存率50％。

① 上気道疾患

Summary

1．ウェゲナー肉芽腫症は壊疽性鼻炎を起こすが、その本態は血管炎症候群である。
2．上顎癌の多くは扁平上皮癌である。
3．鼻咽頭癌はリンパ上皮腫とよばれる未分化癌の一種が多い。
4．喉頭癌の大部分は扁平上皮癌で、初期症状は嗄声が多い。

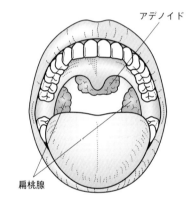

図11-1 扁桃腺肥大とアデノイド

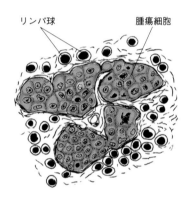

図11-2 鼻咽頭癌（リンパ上皮腫）

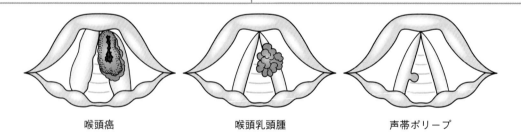

喉頭癌　　　　喉頭乳頭腫　　　　声帯ポリープ

図11-3 喉頭癌、喉頭乳頭腫、声帯ポリープ

■ 鼻炎 rhinitis・副鼻腔炎 sinusitis

　急性の鼻炎は感冒 common cold の際によくみられ、原因の多くはウイルスである。通常は1週間程度で自然治癒する。炎症が拡大すると咽頭炎 pharyngitis や喉頭炎 laryngitis も合併するが、この場合は細菌などの混合感染を伴っていることが多い。慢性鼻炎は急性鼻炎を繰り返したり、アレルギー性鼻炎でみられ、鼻腔粘膜の浮腫と線維化により粘膜が肥厚してくるので慢性肥厚性鼻炎とよばれる。粘膜の肥厚が限局性の場合、鼻茸 nasal polyp を形成する。副鼻腔粘膜の炎症が慢性化すると、膿性滲出物が副鼻腔内に貯留するようになり蓄膿症 empyema となる。上顎洞で多くみられる。

■ ウェゲナー肉芽腫症 Wegener's granulomatosis

　ウェゲナー肉芽腫症は呼吸器と腎糸球体に病変が偏在する血管炎症候群で、血管炎と壊死性肉芽腫の形成を伴う。その結果、鼻咽腔の広範な壊死をもたらし壊疽性鼻炎とよばれる状態を呈する。

■ 慢性扁桃腺炎 chronic tonsillitis・アデノイド adenoid vegetation

　口蓋の扁桃組織は細菌感染や慢性刺激を受けやすいため、慢性炎症を起こしやすく、リンパ組織の過形成を伴うことがある。この状態は慢性扁桃腺炎で「扁桃腺肥大」ともよばれる。咽頭扁桃も同様の過形成を起こすことがあり、アデノイドとよばれる。いずれも生体の防御反応の範囲内であるが、過形成が著しく気道を狭窄するようになったり、たびたび強い炎症を繰り返すような場合は摘出手術が行われる（図11-1）。

■ 上顎癌 maxillary carcinoma

　上顎洞の粘膜からは扁平上皮癌が発生する。あまり広範に進展する前に発見されることが多いので手術により治癒する例も多いが、術後は大きな顔面の欠損を残す。

■ 鼻咽頭癌 nasopharyngeal carcinoma

　リンパ上皮腫 lymphoepithelioma とよばれる未分化癌で、腫瘍間質に密なリンパ球浸潤を伴うものが多い（図11-2）。リンパ行性転移を起こしやすく、頚部リンパ節転移が先に発見されることもある。EBウイルス Epstein-Barr virus 感染との関連が考えられている。

■ 喉頭癌 laryngeal carcinoma・喉頭乳頭腫 laryngeal papilloma・声帯ポリープ vocal cord polyp

　いずれも症状として嗄声（かすれごえ）を起こす。喉頭癌は高分化型の扁平上皮癌が大部分である。声帯から発生することが多いが、声帯以外の粘膜から発生することもある。患者は40歳以上の男性が多く、喫煙者が大部分を占める。初期では白色の粘膜肥厚病変であるが、進行するに従い潰瘍を伴った腫瘤状となる。

　喉頭乳頭腫は良性腫瘍で、異型性のない扁平上皮の乳頭状増殖からなる。声帯の木イチゴ状の腫瘤としてみえる。

　声帯ポリープは刺激の結果、喉頭粘膜の上皮下に充血・浮腫・線維化と線維素の沈着がみられるものである。歌手など声帯を酷使する人に発生する。表面滑らかな半球状の腫瘤であるが腫瘍性病変ではない（図11-3）。

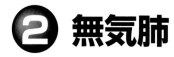

❷ 無気肺

Summary

1. 気道が閉塞すると、その末梢の空気は吸収されて無気肺となる。
2. サーファクタントの消失は微小無気肺を起こす。
3. 自然気胸の原因は小さな気腫囊胞の破裂である。

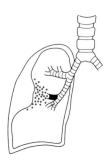

図11-4　閉塞性無気肺

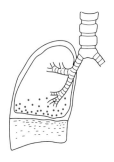

図11-5　圧迫無気肺

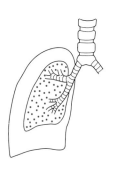

図11-6　微小無気肺

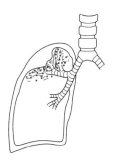

図11-7　収縮性無気肺

■ 無気肺 atelectasis

　無気肺とは肺の気腔が十分拡張しないため、肺の一部や全体が収縮した状態である。肺虚脱 pulmonary collapse ともいう。原因により以下のように分類できる。

1. 閉塞性（吸収性）無気肺 obstructive atelectasis：気管支などの気道が閉塞すると、閉塞部より末梢の空気は徐々に吸収され、肺胞がつぶれて無気肺となる。閉塞性無気肺の最も多い原因は気道内の粘液貯留である。その他、異物の誤嚥や腫大した肺門リンパ節の圧迫が原因となることもある。気管支内腔に腫瘍をつくりやすい肺扁平上皮癌の初期のものが胸部レントゲンで認められた無気肺で発見されることもある（図11-4）。

2. 圧迫無気肺 compressive atelectasis：胸膜腔内への液体や血液あるいは空気の貯留があった場合、これに圧迫されて肺が虚脱する。胸水の貯留によるものが多く、そのうちでもうっ血性心不全によるものが最も多い。寝たきりや腹水のある患者では横隔膜の挙上によって肺基底部の無気肺を生じることがある（図11-5）。

3. 微小無気肺 microatelectasis：非閉塞性無気肺 non-obstructive atelectasis ともよばれさまざまな原因が複雑にからみあって発生するが、そのなかでもサーファクタント（肺表面活性物質）の消失が重要である。新生児の肺の未熟性に由来する新生児呼吸窮迫症候群やさまざまの原因に由来する成人呼吸窮迫症候群ならびに外科手術の術後などでみられる（図11-6）。

4. 収縮性無気肺 contraction atelectasis：瘢痕形成性無気肺ともよばれ、肺や胸膜の一部、あるいは全体の線維化により肺が硬く小さくなった状態である（図11-7）。

■ 気胸 pneumothrax

　気胸とは胸膜腔に空気が侵入した状態で、その結果、無気肺を生じる。胸壁側の損傷によって大気が胸膜腔内に侵入するか肺の損傷による気道からのリークによる。胸膜腔に空気が入り、さらに陽圧となった場合は緊張性気胸 tension pneumothrax とよばれ、非常に危険な状態である。自然気胸とは外傷などの原因がなく突然気胸が起きて、呼吸困難を訴えるものである。痩型で身長の高い若年男性に多くみられる。胸膜下にできた小さな気腫性嚢胞が破裂するのが原因の多くを占めると考えられている。

　無気肺の診断のためには以下のような検査が行われる。

1. 胸部X線写真：含気の減少した領域を認め、気管や縦隔は無気肺に牽引されて偏位する。患側の肋間腔は狭小化する。

2. 臨床所見：呼吸困難、チアノーゼ、過換気などの症状があり、聴診では無気肺部での呼吸音の減弱を認める。

3. 動脈血ガス分析：当初、酸素分圧は 80mmHg 以下であることが多いが、ほとんどは 24 時間以内に改善する。二酸化炭素分圧は過換気のため減少していることが多い。

4. 気管支鏡：閉塞性無気肺では気管支の閉塞を認める。

❸ 肺の循環障害

Summary

1. 慢性肺うっ血の結果、肺は褐色硬化に陥る。
2. 下肢静脈血栓に由来する肺塞栓はときに致命的であり、外科手術後の合併症として重要である。
3. 肺梗塞は出血性梗塞であることが多い。
4. 肺高血圧症では肺内の肺動脈枝の内腔狭窄がみられる。

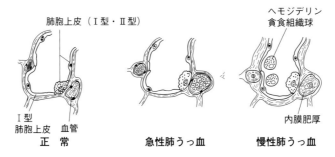

図11-8 肺うっ血（正常、急性期、慢性期）

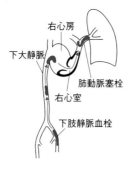

図11-9 下肢静脈血栓の肺塞栓

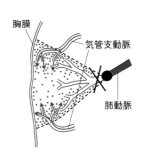

図11-10 肺の出血性梗塞

図11-11 肺高血圧症の肺動脈枝（正常、続発性、原発性）

■ 肺うっ血 pulmonary congestion

　肺の毛細血管や静脈に多量の血液がうっ帯する状態で、左心不全によって起きることが多い。肺は暗赤色で腫大し、肺内の毛細血管や静脈は拡張し血液が充満する。さらにうっ血が強くなると肺胞内に血漿の滲出や赤血球の漏出がみられるようになる。この状態が慢性化すると、赤血球の崩壊産物がヘモジデリンとなり組織球に貪食されて沈着したり、肺胞壁に線維化が起きてくる（図11-8）。肺はヘモジデリン沈着のため褐色調となり、線維化のため硬くなる。この状態を褐色硬化 brown induration とよんでいる。

■ 肺出血 pulmonary hemorrhage

　大量の肺出血は肺血管の損傷を伴う外傷、結核性空洞、癌によることが多い。少量の出血は出血傾向や肺うっ血でみられる。グッドパスチャー症候群 Goodpasture's syndrome では抗基底膜抗体による糸球体腎炎と交差免疫反応による肺出血がみられる。特発性肺血鉄症は小児の疾患で、原因不明の肺血管障害に基づく肺出血を起こす。

■ 肺水腫 pulmonary edema

　肺胞内に血漿成分が漏出し、貯留した状態である。肺は重く腫大しており、気管支内には細かい泡を含んだ液体が充満する。左心不全、ショック、低タンパク血症、および炎症などが原因となる。肺胞は浮腫液で満たされて酸素が流入せず、ガス交換が妨げられて呼吸困難となる。高度の場合は低酸素血症で死亡する。

■ 肺塞栓症 pulmonary thromboembolism

　静脈系を流れてきた栓子が肺動脈に詰まって起きる。栓子が小さい場合、症状は軽いが、下肢静脈血栓由来の大きなものが肺動脈幹部を閉塞すると急死する（図11-9）。

■ 肺梗塞 pulmonary infarction

　肺動脈の枝に塞栓が起きても通常は梗塞が起きないが、慢性うっ血などの循環障害がすでにある肺では梗塞が起きやすい。この場合、肺動脈枝の閉塞によって肺の組織が壊死に陥った後、気管支動脈側から血液が流入して出血し、出血性梗塞のかたちをとることが多い（図11-10）。

■ 肺高血圧症 pulmonary hypertension

　肺動脈圧の持続的な上昇をいう。右心室の肥大から右心不全を起こす。原因不明のものは原発性肺高血圧症とよばれ難病である。肺動脈枝では叢状病変とよばれる複雑な内膜肥厚がみられる。原因となる基礎疾患のあるものは続発性肺高血圧よばれる。基礎疾患としては左右シャントをもった先天性心奇形が多い。肺気腫、慢性気管支炎といった慢性肺疾患も原因となり、この場合は肺性心とよばれる。いずれの場合にも肺内の肺動脈枝には内膜の肥厚により同心円状の内腔狭窄がみられる（図11-11）。

　肺塞栓は術後の合併症として重要である。大部分は骨盤内の静脈あるいは腸骨・大腿静脈に生じた血栓が剥がれて肺塞栓となる。これを防ぐため次の事に留意して静脈血栓を防止する必要がある。下肢の挙上、弾性ストッキングの着用、下肢・足趾の運動につとめるように指導する。水分摂取を増やす。静脈内カテーテルの長期留置をしない。

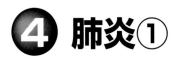

④ 肺炎①

Summary

1. 肺炎には気管支肺炎、大葉性肺炎、間質性肺炎の3種類がある。
2. 嚥下性肺炎は気管支肺炎の一種である。
3. 大葉性肺炎の病変は1つの肺葉内で均一である。
4. 慢性間質性肺炎の終末像は肺線維症である。

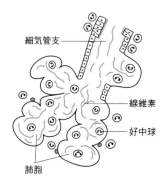

図11-12 気管支肺炎

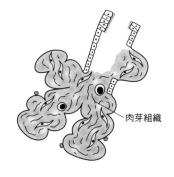

図11-13 器質化肺炎

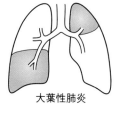

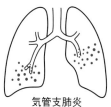

図11-14 大葉性肺炎と気管支肺炎

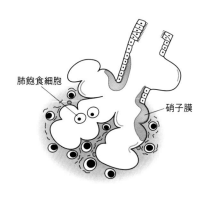

図11-15 間質性肺炎

　肺炎 pneumonia は炎症の分布や広がり方で気管支肺炎、大葉性肺炎、間質性肺炎に大別される。

■ 気管支肺炎 bronchopneumonia

　小葉性肺炎ともよばれ、病原体は気道を通じて肺へ侵入し、呼吸細気管支を中心とした炎症巣を多数形成する。主な病原体は連鎖球菌やブドウ球菌などの細菌である。肺は重量を増し、割面では小さい斑点状の病巣が散在性にみられ、不規則に硬化している。顕微鏡でみると呼吸細気管支とその周囲の肺胞内には線維素や好中球が滲出している病巣が多数形成されており、それらがさらに不規則に癒合している（図11-12）。吐物や食物などを誤嚥すると、付着した細菌や胃酸が吸引されて気管支肺炎を起こすが、そのようなものはとくに嚥下性肺炎 aspiration pneumonia とよばれる。

　気管支肺炎が遷延・悪化すると合併症を生じる。炎症が胸膜に波及すると胸膜炎 pleuritis を起こし、胸膜腔には炎症性の滲出物が貯留して胸水がみられるようになる。胸膜炎が化膿性の場合は膿胸 pyothrax となる。化膿性の病巣が融解して空洞化すると膿瘍 abscess を形成する。また、滲出物が融解排出されずに肺胞内で器質化してしまうと、肺胞腔は肉芽組織で塞がれてガス交換ができなくなってしまう。このような肺胞内の器質化を肉化 carnification とよび、このような肺炎は器質化（肉化）肺炎 organizing pneumonia とよんでいる（図11-13）。

■ 大葉性肺炎 lobar pneumonia

　1個あるいは複数の肺葉単位で起きる肺炎である。気管支肺炎とは異なり、病原体は血行性に肺へ達し、1葉全体に均一な病変を形成する（図11-14）。起炎菌は肺炎球菌 pneumococcus が多い。健康な人には起こり難く体力の消耗した人や患者に起こるが、抗生物質の発達で、近年は非常に少なくなった病気である。経過は4期に分類される。初期は肺胞壁内の毛細血管の充血が主体で充血期とよばれている。次いで、肺胞内に滲出物が充満し硬くなる赤色肝変期となる。肝変とは肝臓のように硬くなるという意味である。さらに、肺胞内滲出物が増えて毛細血管は圧迫され、血液が減少すると灰色になってくるので、灰白肝変期となる。最後に滲出物は融解・吸収される融解期となる。

■ 間質性肺炎 interstitial pneumonia

　気管支肺炎も大葉性肺炎も炎症細胞や滲出物は主に肺胞内に滲出し、炎症の首座は肺胞内にあるため肺胞性肺炎ともよばれる。これに対して間質性肺炎では肺胞隔壁内や気管支・細気管支周囲の結合組織に炎症の首座がある。ウイルス感染、膠原病、放射線、アレルギーなどによって起きるものと、原因不明のものがある。組織学的には肺胞隔壁内にリンパ球や組織球の浸潤があり、隔壁が肥厚し、肺胞上皮の変性がみられる。肺胞内腔には液性の滲出物、硝子膜および肺胞食細胞はみられるが、炎症細胞はみられない（図11-15）。その後経過が長引くと線維化が進行し、肺線維症 pulmonary fibrosis となる。末期には高度の線維化に加え、残存気腔が拡張し、蜂窩肺とよばれる状態になる。原因不明の間質性肺炎は特発性間質性肺炎とよばれ、治療には副腎皮質ステロイドが用いられ、経過は長いが完治は難しい。特発性間質性肺炎のうち急激に発症し、治療を行っても6か月以内に死亡する急性劇症型があり、ハンマン-リッチ症候群 Hamman-Rich syndrome とよばれている。

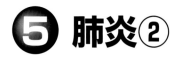

⑤ 肺炎②

Summary

1. 原発性非定型肺炎の原因はマイコプラズマである。
2. 結核初期変化群は1次結核症でみられる治癒しやすい病変である。
3. 2次結核症の病変は成人の肺尖部に多くみられる。
4. 肺は日和見感染症の多くみられる臓器である。

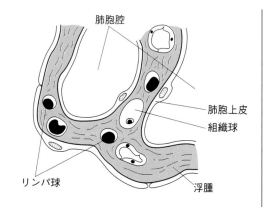

図11-16 原発性非定型肺炎

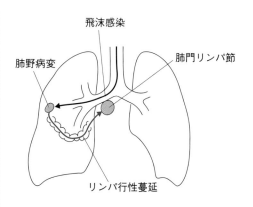

図11-17 初期変化群

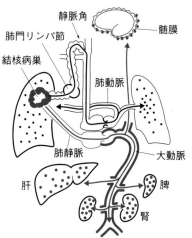

図11-18 粟粒結核症

リンパ管に侵入した結核菌は肺門リンパ節と静脈角を
経由して肺内に血行性の小さな結核病巣を多数形成する。
肺静脈に侵入したものは左心系を経由して肝，脾，腎，
髄膜などに病巣を形成する。

　肺炎は病原体の種類によっても分類される。これらのなかには病原体の種類が強調されて肺結核や肺真菌症のように伝統的に肺炎の名称を用いないものもある。

■ 原発性非定型肺炎 primary atypical pneumonia

　多くはマイコプラズマ mycoplasma pneumoniae の感染により起きる肺炎で、咽頭・喉頭炎に始まり気管支炎・肺炎へと急速に進行する。白血球数の増加は軽度で、聴診などの理学検査所見では軽度の所見しかみられないのにもかかわらず、症状は重症で胸部レントゲン写真では境界不明瞭な斑状の陰影を認める。　患者の50％では寒冷凝集素の力価の上昇がある。小児や若年成人が多く学校などで局地的な流行がみられる。肺の組織学的所見ではリンパ球や組織球の浸潤が肺胞隔壁内にみられ、浮腫性に肥厚しているが肺胞腔内には炎症性滲出がみられないのが特徴である（図11-16）。細菌感染の合併がなければこれらの炎症細胞浸潤や浮腫は消失して元どおりの状態に回復する。

■ 肺結核 pulmonary tuberculosis

　初めての結核の感染は通常ヒト型結核菌の飛沫感染よって起きる。その場合、肺の胸膜下に小さな初感染巣を形成し、リンパ行性に肺門に達して肺門リンパ節にも結核病巣を形成する。これらの肺内病変と肺門リンパ節病変はあわせて、初期変化群 primary complex とよばれ、拡大せず治癒し瘢痕や石灰化病巣となることが多い（図11-17）。しかし、抵抗力の弱い小児ではこの初期変化群に続いて経気道的に肺内で拡大したり、血行性に全身蔓延を起こすことがある。結核の初感染は1次結核症とよばれ、その結果ツベルクリン反応は陽性となる。1次結核を経験した後に初期変化群が悪化したり、再感染により、経気道的、血行性に蔓延が起きたものは2次結核症とよばれ、成人の肺結核としてみられる。病変は肺尖部に多くみられる。滲出性病変とよばれる乾酪性壊死が強くラングハンス型巨細胞の少ない病変が主体となって経気管支的に周囲に拡大し、空洞をつくるようになる。この空洞に破れた気管が交通するようになると、咳により周囲に結核菌を排菌し、また喀血をみるようになる。この状態は乾酪性肺炎とよばれる。また、肺門リンパ節の病変からリンパ行性に静脈角へ結核菌が達し、さらに血流中に結核菌が侵入し散布されるようになると、全身の臓器に粟粒大程度の結核病巣が多数形成されるようになる。この状態は粟粒<ruby>粟粒<rt>ぞくりゅう</rt></ruby>結核症 miliary tuberculosis とよばれる（図11-18）。

■ 肺の日和見感染症 opportunistic infection of the lung

　先天性の免疫不全あるいは血液疾患、悪性腫瘍、副腎皮質ホルモン制剤の長期投与などによる後天性の免疫不全状態では通常感染を起こさないような病原性の弱い病原体が重症の感染症を起こすことがある。これを日和見感染というが、その際は肺に感染をみることが多い。病原体は細菌としてはクレブジェラなどのグラム陰性桿菌が多い。肺真菌症ではニューモシスチス・イロベチイ、カンジダ、アスペルギルス、ムコール菌の感染がみられる。ウイルスではサイトメガロウイルス、ヘルペスウイルスの感染が問題となることが多い。

❻ 慢性閉塞性肺疾患

Summary

1. 閉塞性肺疾患では呼気が障害される。
2. 慢性気管支炎では痰を伴う持続的な咳が続く。
3. 肺気腫は肺胞の破壊による気腔の非可逆的拡張である。
4. 小児の気管支喘息の多くはⅠ型アレルギーによるアトピー性喘息である。
5. 気管支拡張症は2次感染が問題となる。

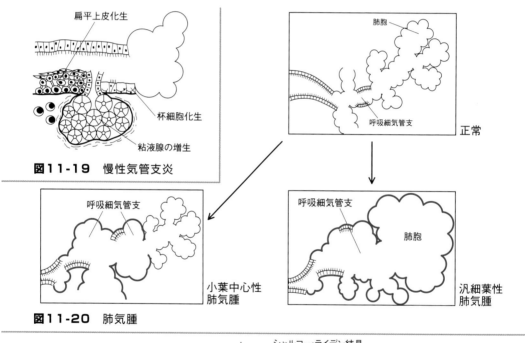

図11-19 慢性気管支炎

図11-20 肺気腫

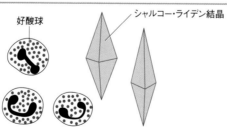

図11-21 気管支喘息の喀痰（好酸球とシャルコー・ライデン結晶）

　気道の一部が狭くなると吸気時に比べて呼気時に換気障害が強く、呼気閉塞とよばれる。この
タイプの肺疾患が慢性閉塞性肺疾患 chronic obstructive pulmonary disease（COPD）である。
慢性気管支炎、肺気腫、気管支喘息、気管支拡張症が代表疾患である。呼気閉塞の程度は１秒率
（思いきり吸い込んだ空気の何％を最初の１秒間に吐き出すことができるか調べる検査値）の低
下として表れる。

■ 慢性気管支炎 chronic bronchitis
　臨床的に痰を伴う持続的な咳が１年に３か月以上あり、その状態が２年以上続いているという
のが診断基準である。原因は喫煙や大気汚染である。気管支壁には慢性炎症があり、気管支粘液
腺の増生がみられるのが特徴的な所見である。線毛上皮の扁平上皮化生や杯細胞化生もみられる
（図11-19）。また、特殊型で炎症が細気管支領域に限局するものはびまん性汎細気管支炎
diffuse panbronchiolitis（DPB）とよばれる。

■ 肺気腫 pulmonary emphysema
　呼吸細気管支から肺胞壁の破壊により気腔が非可逆的に拡張したものである。肺はやわらかく
膨らんでおり、強く風船のように拡張した部分もみられ、ブラ bulla とよばれる。原因は喫煙や
大気汚染などの外因と体質的な肺組織の脆弱性が関与している。特殊な例であるが$\alpha 1$-アンチ
トリプシンの先天性欠損症では好中球から放出されたエラスターゼなどのタンパク分解酵素を不
活化することができず、肺組織の破壊が進むために起きる肺気腫がある。先天欠損症でない場合
でも同様の機序が関与している可能性も考えられている。肺気腫は病変の分布様式により小葉中
心性、汎細葉性、傍中隔性の３種類に分類される。小葉中心性肺気腫は破壊拡張の病変が呼吸細
気管支を中心にみられるもので、最も多くみられるタイプで、喫煙との関連が強い。汎細葉性肺
気腫は呼吸細気管支と肺胞が均等におかされ、高齢者に多い。$\alpha 1$-アンチトリプシン欠損症で
はこの型がみられる（図11-20）。傍中隔性肺気腫では末梢肺胞領域がおかされ、胸膜下や瘢痕
の周囲に限局してみられる。胸膜下の傍中隔性肺気腫は特発性自然気胸の原因となる。

■ 気管支喘息 asthma brochiale
　発作性の閉塞性呼吸困難と喘鳴を特徴とする可逆的な疾患で、気管支系の過敏反応に基づく。
気管支壁の平滑筋の攣縮と粘液の過剰分泌が原因で、発作が終われば症状が消失する。Ⅰ型アレ
ルギー反応によるアトピー性喘息と気管支系の慢性炎症と過敏性が原因の内因性喘息がある。ア
トピー性喘息は小児に多く、喀痰中には好酸球やシャルコー・ライデン結晶（好酸球由来の稜形
結晶）がみられる（図11-21）。末梢血中では好酸球とIgEが増加する。内因性喘息は小児にか
ぎらずどの年齢層にも起こる。

■ 気管支拡張症 bronchiectasis
　気管支・細気管支の非可逆的な拡張で、原因は壊死性感染症による気管支の破壊・閉塞と咳嗽
による伸展である。一端拡張した気管支は分泌物や滲出物が貯留し、さらに２次感染を併発する。
本態性とよばれるものは小児期における気管支肺炎の後遺症が多く、下葉に好発する。

7 拘束性肺疾患

Summary

1. 拘束性肺疾患では肺のコンプライアンスが低下する。
2. 成人呼吸窮迫症候群の本態は肺胞上皮と毛細血管内皮のびまん性傷害である。
3. 過敏性肺臓炎は肺胞のⅣ型アレルギーである。
4. 珪肺症では結核の合併が多い。
5. 石綿肺では肺癌と胸膜中皮腫の発生が多い。
6. 新生児呼吸窮迫症候群の原因はサーファクタントの不足である。

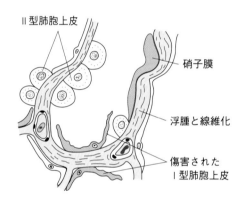

図11-22　成人呼吸窮迫症候群

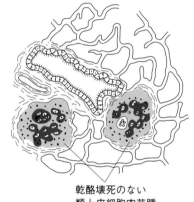

図11-23　サルコイドーシス

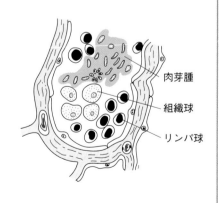

図11-24　過敏性肺臓炎

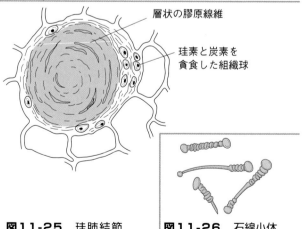

図11-25　珪肺結節　　**図11-26　石綿小体**

拘束性肺疾患 restrictive lung disease とは肺が硬くなって（コンプライアンスが低下して）肺を膨らますのに強い力が必要となるような疾患の総称である。間質の浮腫や線維化が原因となることが多い。

■ 成人呼吸窮迫症候群（びまん性肺胞傷害）adult respiratory distress syndrome（ARDS）

急激に発症する呼吸窮迫で、低酸素血症、肺コンプライアンス減少、および胸部レントゲン写真でびまん性の浸潤影を呈する臨床症候群である。原因はさまざまであるが、敗血症、びまん性の肺感染症、胃液の吸引、頭部外傷などである。肺胞上皮と肺胞毛細血管内皮細胞の傷害が本質的な病態である。その結果、肺胞上皮は壊死脱落し、硝子膜とよばれる滲出物の付着とⅡ型肺胞上皮の増生がみられる。内皮細胞の傷害は血管の透過性を亢進し、早期では肺胞壁や間質の浮腫、時間が経過すると線維化となる（図11-22）。

■ サルコイドーシス sarcoidosis

原因不明の肉芽腫症で、結核に似た類上皮細胞肉芽腫を形成するが、乾酪壊死のない点が特徴である（図11-23）。病変は全身に発生しうるが、とくに肺と肺門リンパ節に好発する。胸部レントゲン写真で両側性肺門リンパ節の馬鈴薯状の腫大が特徴的所見とされている。肺内に多数の肉芽腫が形成され最終的には線維組織に置き換わって肺線維症となる。

■ 過敏性肺臓炎 hypersensitivity pneumonitis

アレルギー性の炎症であるが、気管支喘息とは異なり、おかされるのは肺胞で、Ⅳ型アレルギー反応が主体となる。アレルゲンは干し草に生えたカビや工場の化学物質などが多く、農夫や工場労働者の職業的暴露でよくみられる。組織学的には肺胞壁内のリンパ球や組織球浸潤および非乾酪性肉芽腫形成がみられる（図11-24）。

■ 塵肺症 pneumoconiosis

粉塵の慢性的な吸入によって起きる肺疾患の総称である。粉塵による異物刺激によって肉芽の形成と線維化が起きる。粉塵の種類により各々特徴がある。

1. **炭粉沈着症**：空気中の炭粉が沈着するもので、成人では普通にみられる。喫煙者や大気汚染の強い環境ではその程度が高度となるが、呼吸障害を起こすことは少ない。
2. **珪肺 silicosis**：鉱山労働者の職業病で、珪素の吸入・沈着による。珪肺結節という線維化の塊が肺内に形成される（図11-25）。結核の合併を起こしやすい。
3. **石綿肺 asbestosis**：線維状の鉱物である石綿（アスベスト asbestos）の沈着による塵肺症である。石綿を扱う労働者の職業病である。肺癌と胸膜中皮腫の発生頻度が高くなる。肺内や喀痰に石綿小体とよばれる鉄亜鈴型の小体が認められる（図11-26）。

■ 新生児呼吸窮迫症候群 neonatal respiratory distress syndrome

新生児の重症呼吸困難で、未熟児に多くみられる。肺が未熟性なために肺胞表面活性物質であるサーファクタントが十分つくられず、肺胞を拡張するため非常な力が必要となる。最後は力尽きて死んでしまうことが多い。死亡した患児の肺胞には低酸素血症のためにARDSと同じく硝子膜形成があるので新生児肺硝子膜症ともよばれる。

■ 間質性肺炎、肺線維症

間質性肺炎やその結果の肺線維症では、拘束性呼吸障害を呈する。疾患の詳細は肺炎の項で既述した。

❽ 肺腫瘍

Summary

1. 肺の扁平上皮癌と小細胞癌は肺門型肺癌であることが多く、喫煙との関連が強い。
2. 肺腺癌は肺野型肺癌のかたちをとり、女性に多い。
3. 大細胞癌は未分化癌である。
4. 小細胞癌は非常に転移を起こしやすい。
5. カルチノイド腫瘍は神経内分泌細胞由来の悪性腫瘍である。悪性腫瘍としては予後がよい。

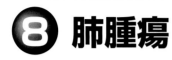

図11-27 肺門型肺癌（左）と肺野型肺癌（右）

表11-1 非小細胞肺癌のドライバー遺伝子異常とこれに対応する分子標的治療薬

ドライバー遺伝子異常	分子標的治療薬
EGFR 遺伝子変異	ゲフィニチブ
EML4/ALK 遺伝子融合	クリゾチニブ
ROS-1　遺伝子転座	クリゾチニブ
BRAF 遺伝子変異	ダブラフェニブ＋トラメチニブ

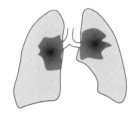

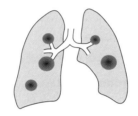

大型で異型性の強い腫瘍細胞が出現する。核は墨汁を滴下したように濃染し、胞体の形は不規則でオタマジャクシやヘビのような形のものもみられる。（角化型扁平上皮癌）

瘢痕　　　　腺癌

胸膜

図11-28 喀痰細胞診でみられる扁平上皮癌細胞　　**図11-29** 瘢痕癌

■ 原発性肺癌 lung cancer

　　悪性腫瘍による死亡原因のうち肺癌は男性では1位を占めており、女性でも胃癌に次いで2位である。肺癌の発生因子として喫煙は最も重要である。発生部位により、太い気管支に発生する

肺門型肺癌と細い気管支や肺胞に発生する肺野（抹消）型肺癌に分類される（図11-27）。肺癌はまた、小細胞癌とそれ以外の非小細胞肺癌にも分類される。非小細胞肺癌では。その発がん原因となっている特定の遺伝子異常（ドライバー遺伝子異常）を検査することが可能となっている。進行期や再発性の非小細胞肺癌ではドライバー遺伝子異常の種類（例えばEGFR変異、ROSI転座やEML4-ALK遺伝子融合など）によってはそれに対応した分子標的治療が可能な場合がある（表11-1）。

1．**扁平上皮癌 squamous cell carcinoma**：肺癌の約30％を占める。末梢型のものもあるが、多くは肺門型肺癌として発生する。肺癌のなかでもとくに喫煙と関連が強く、男性に多い。気管支線毛上皮の扁平上皮化生→扁平上皮異形成 dysplasia→扁平上皮癌の過程で発生すると考えられている。組織学的には高分化型のものから低分化なものまで多彩である。他の組織型と比較すると胸郭外への進展は比較的遅い。喀痰に癌細胞が出現しやすいので、喀痰細胞診が診断に役立つ（図11-28）。

2．**腺癌 adenocarcinoma**：肺癌の約30％を占め、女性に多い。喫煙との関連は比較的薄い。通常末梢型肺癌として発生し、肺野に結節状の病巣を形成することが多い。早期から転移をする傾向があり、扁平上皮癌に比較して予後が不良である。結核などの瘢痕部に発生することがあり、この場合は瘢痕癌 scar cancer とよばれる（図11-29）。

3．**小細胞癌 small cell carcinoma**：肺癌の約15％を占める。扁平上皮癌と同じく喫煙と関連が強く、男性に多い。肺門型肺癌として発生し、腫瘍細胞は楕円形で濃染性の核と非常に狭い胞体をもっている。腫瘍は気管支上皮の間に少数存在する神経内分泌細胞に由来する。早期より広範な浸潤と転移を伴うことが多く手術の適応となることは少ない。化学療法や放射線治療によく反応するが、再発が多く、結果的には他の組織型より予後が不良である。

4．**大細胞癌 large cell carcinoma**：未分化癌で、組織学的に腺癌や扁平上皮癌の特徴を見いだせないものをいう。進展が早く、化学療法や放射腺治療にも反応せず非常に予後が不良である。肺癌の約5％程度を占める。

■ カルチノイド腫瘍 carcinoid tumor

太い気管支の粘膜下に発生し、小細胞癌と同じく神経内分泌細胞由来の悪性腫瘍である。しかし、悪性度が低いため（5年生存率75％）、一般の肺癌とは別に扱われている。

■ 転移性肺癌 metastatic lung cancer

肺は悪性腫瘍の血行性転移が多くみられる臓器である。腫瘍細胞はまず壁の弱い毛細血管や静脈内に侵入し、右心系を通過し最初に血管が狭くなる肺動脈の末梢部や肺毛細血管で塞栓するからである。転移性の病巣は多発性であることが多い。

Nursing Eye　肺の上皮内腺癌や微小浸潤腺癌は肺胞置換型腺癌 lepidic adenocarcinoma の組織像を呈する。これらの病変は肺の CT 検査ですりガラス状陰影（GGO ground-glass opacity）として検知が可能である。そのため早期胃癌と同様に、この段階で発見して治療すれば完治が可能である。

❾ 胸膜疾患と縦隔疾患

Summary

1. 漏出性胸水は比重が低くタンパク含量が少ない。血管から漏れ出た液成分に由来する。
2. 滲出性胸水は比重が重く、タンパクと細胞を含む。
3. 滲出性胸水は炎症性胸膜炎と癌性胸膜炎で出現する。
4. 前縦隔には胸腺腫、悪性リンパ腫、奇形腫が好発する。
5. 胸腺腫には重症筋無力症を合併することがある。
6. 後縦隔には神経性腫瘍が好発する。

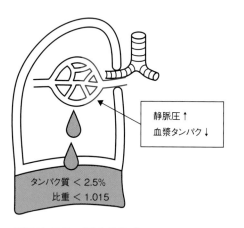

静脈圧 ↑
血漿タンパク ↓

タンパク質 < 2.5%
比重 < 1.015

図11-30 漏出性胸水

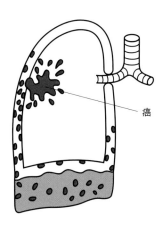

癌

図11-31 癌性胸膜炎

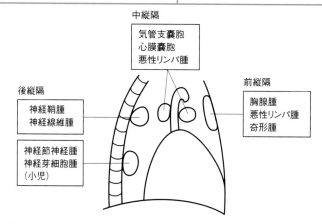

中縦隔

気管支嚢胞
心膜嚢胞
悪性リンパ腫

後縦隔

神経鞘腫
神経線維腫

前縦隔

胸腺腫
悪性リンパ腫
奇形腫

神経節神経腫
神経芽細胞腫
（小児）

図11-32 縦隔腫瘍

■ 胸水 pleural effusion・胸膜炎 pleuritis

　胸膜腔は臓側胸膜と壁側胸膜の間にある少量の漿液のみを入れる非常に狭い空間である。この胸膜腔に貯留した水分が胸水である。胸水は漏出液である場合と滲出液の場合がある。漏出液はタンパク成分を余り含まない（タンパク量2.5％以下）比重の低い（1.015以下）液体で、うっ血性心不全による静脈圧の上昇や、低タンパク血症による膠質浸透圧低下の際などにみられ、血管内から漏れ出た水分に由来する（図11-30）。滲出液はタンパク含量の多い（4％以上）液体で比重も高く（1.018以上）白血球などの細胞成分が含まれていることが多い。原因の大部分は胸膜の炎症、すなわち胸膜炎である。胸膜炎は肺炎や結核の炎症が胸膜に及んだ場合にみられる。膠原病では線維素成分の多い滲出液のみられる胸膜炎を伴うことが多い。肺癌などの悪性腫瘍が胸膜に播種すると、出血や合併する炎症のために癌細胞の浮遊した滲出液が胸膜腔に貯留するようになる。炎症ではないが、このような状態は癌性胸膜炎 pleuritis carcinomatosa とよばれる（図11-31）。

■ 胸膜中皮腫 pleural mesothelioma

　胸膜の表面をおおう中皮細胞由来の腫瘍で、胸膜腔を埋めつくすようにびまん性に増殖する。胸郭外への進展はまれであるが、切除は困難で予後は不良である。良性腫瘍のような名前であるが悪性腫瘍であり、このことを明確に表現するため悪性中皮腫という名称も用いられる。中皮細胞は非上皮性組織の原基である間葉系細胞由来であるが、上皮様の形態を示す特殊な細胞である。中皮由来の腫瘍は癌腫にも肉腫にも分類されない。発生原因として重要なものは石綿（アスベスト）への曝露である。

■ 縦隔腫瘍 mediastinal tumor

　縦隔は胸郭内のうち両側の肺に挟まれた部分をいう。心臓、大動脈、気管・気管支、食道などの臓器があるが、気管や食道の腫瘍は縦隔腫瘍からは除外される。腫瘍性病変の好発部位は前縦隔、中縦隔と後縦隔に分けられる（図11-32）。前縦隔には胸腺腫 thymoma、胸腺由来の悪性リンパ腫および奇形腫が好発する。胸腺腫は胸腺の上皮性細胞の腫瘍で、種々の程度に非腫瘍性の胸腺リンパ球の浸潤を伴う。大多数は良性であるが、10％程度のものが悪性の経過をとる。しかし、手術材料の病理組織所見から良・悪性を正確に判断することは困難である。患者の一部は重症筋無力症 myasthenia gravis という神経筋接合部のアセチルコリン・リセプターに対する自己抗体をつくる自己免疫疾患を合併する。重症筋無力症ではアセチルコリン・リセプターの自己抗体による不活化のため重症の筋力低下や疲弊が出現する。中縦隔では腫瘍性疾患ではないが、先天性形成異常である気管支嚢胞や心膜嚢胞が好発し、腫瘍では悪性リンパ腫がみられる。後縦隔には神経系腫瘍が多くみられ、肋間神経や交感神経幹から生じる神経鞘腫 neurinoma や神経線維腫 neurofibroma が発生する。小児では神経節細胞由来の神経節神経腫 ganglioneuroma や悪性の神経芽腫 neuroblastoma が発生する。

A 口腔・消化管

① 口腔・唾液腺疾患

Summary

1. 白板症の多くは扁平上皮の異形成で、前癌病変である。
2. 口腔粘膜に発生する癌は扁平上皮癌が大部分で、舌側縁部に好発する。
3. 唾液腺に発生する腫瘍は耳下腺に好発し、良性腫瘍が多い。
4. 唾液腺腫瘍でいちばん多いのは多形腺腫である。

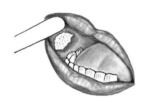

| 肉眼所見 | 病理組織 |

角化物（これが肉眼的に、白くみえる）

図12-1 白板症

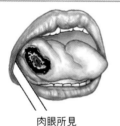

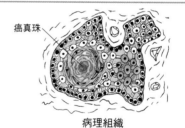

癌真珠

| 肉眼所見 | 病理組織 |

図12-2 舌癌（高分化扁平上皮癌）

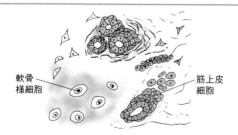

軟骨様細胞　　筋上皮細胞

図12-3 多形腺腫の病理組織像

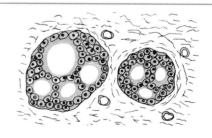

図12-4 腺様嚢胞癌の病理組織像

■ 齲蝕 dental caries

歯牙の代表的疾患で、虫歯ともよばれている。歯垢に含まれる細菌が酸を産生し、歯牙の構成成分であるエナメル質、象牙質、セメント質の崩壊をきたす。

■ 歯周病 periodontal disease

歯周囲組織、すなわち歯肉、歯根膜、セメント質、歯槽骨を含む慢性炎症で、これらの破壊・浸食をきたす。中年以降に多くみられる疾患で歯垢内の細菌による炎症が原因と考えられるが、全身的な栄養状態、ビタミン不足、糖尿病なども関与する。

■ アフタ性口内炎

口腔粘膜の有痛性の小潰瘍形成を繰り返すもので、原因は不明であるがウイルス感染やアレルギーなどが考えられている。良性疾患で悪性腫瘍を発生することはない。

■ 白板症 leukoplakia

口腔粘膜に生じる白色の斑状肥厚で、病理学的には過角化症を伴った扁平上皮の異形成 dysplasia である事が多い。すなわち異型性のある扁平上皮の増生であるが癌腫とはいえない（図12-1）。前癌病変で、扁平上皮癌が発生する可能性がある。40歳以上の男性に多く、喫煙、慢性刺激、ビタミンAの欠乏などが発生に関与すると考えられている。

■ 歯原性嚢胞 odontogenic cysts

顎骨内に歯牙と関連して発生する嚢胞で、歯科領域では比較的頻度が高い。主なものは2種類で、歯根部の慢性炎症に関連して形成される歯根嚢胞 radicular cyst と歯牙の形成異常で生じる濾胞性歯嚢胞 follicular dental cyst である。

■ 舌癌 cancer of the tongue・口腔癌 oral cancer

口腔粘膜の悪性腫瘍は扁平上皮癌が大部分で、高分化型が多い（図12-2）。部位的には舌癌がいちばん多く、次いで歯肉癌がみられる。高齢の男性に多く、潰瘍形成を伴った硬結を生じる。舌では側縁部に好発する。転移は顎下部や頚部のリンパ節にみられる。

■ 唾液腺腫瘍

唾液腺に発生する腫瘍は大部分が耳下腺に発生し良性腫瘍が多い、しかし、粘膜内に含まれる小唾液腺では悪性腫瘍も発生する。

1．多形腺腫 pleomorphic adenoma：唾液腺腫瘍のうちでは最も頻度が高い。良性腫瘍で、耳下腺に好発する。境界明瞭な無痛性の腫瘍で、組織学的には耳下腺筋上皮細胞の腺腫性の増殖で、これと移行して粘液・軟骨様化生を伴って、あたかも非上皮性成分を含んでいるようにみえる。このため、以前は混合腫瘍とよばれていた（図12-3）。浸潤性増殖を示すものがあり、そのような場合では切除後に再発をみることがある。

2．ワルチン腫瘍 Warthin's tumor：耳下腺に好発する良性腫瘍である。組織学的には、腺腔形成を示す好酸性の細胞質を持った上皮性腫瘍細胞の増殖から構成され、その周囲の間質にはリンパ球の密な増生を伴っている。

3．腺様嚢胞癌 adenoid cystic carcinoma：口蓋などの小唾液腺に多くみられる筋上皮細胞由来の悪性腫瘍である。腫瘍細胞が篩目状のパターンを呈する胞巣を形成して増殖する（図12-4）。浸潤傾向が非常に強いため、術後の再発が非常に多く予後不良である。

A　口腔・消化管

② 食道疾患

Summary

1. 先天性食道閉鎖症では羊水過多症がみられる。
2. 食道静脈瘤破裂では失血死が多い。
3. 食道癌の初発症状は嚥下困難であることが多い。
4. 食道癌は扁平上皮癌が多く、食道中部に好発する。

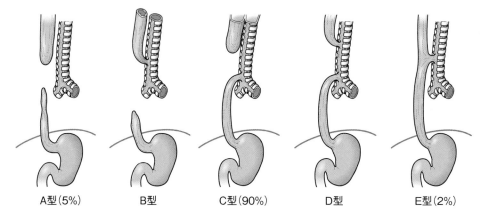

A型（5%）　　B型　　C型（90%）　　D型　　E型（2%）

図12-5　先天性食道閉鎖症のタイプ

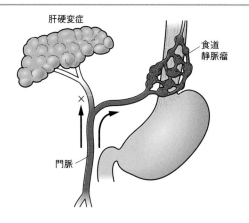

肝硬変症

食道静脈瘤

門脈

図12-6　食道静脈瘤（門脈圧亢進による側副血行路）

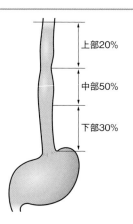

上部20%

中部50%

下部30%

図12-7　食道癌の部位別頻度

■ 先天性食道閉鎖症 congenital esophageal atresia

　形成異常で、食道上半部が盲端で終わり、下半部は食道気管瘻となったものが多い（図12-5）。妊娠中、胎児は羊水を飲み込むことができないため羊水過多症を呈することが多い。

■ 食道静脈瘤 esophageal varix

　肝硬変症や門脈血栓症による門脈圧亢進症の場合、食道下部から胃噴門周囲の静脈が門脈血の側副血行路となり血圧が高くなり血流が増加する。そのため食道の粘膜下の静脈が怒張して食道静脈瘤を形成する（図12-6）。この静脈瘤は粘膜直下にあり、食物の嚥下時などで容易に損傷し大出血を起こす。とくに、肝硬変症に合併するものは肝機能低下による出血傾向を伴っており、止血が困難で失血死に至ることが多い。

■ 逆流性食道炎 reflux esophagitis

　正常では胃内容が食道へ逆流することはないが、食道括約筋の機能不全があると胃酸を含む胃内容が逆流し食道下部の粘膜に炎症が起きる。食道裂孔ヘルニアや強皮症の患者でみられることが多い。

■ 扁平上皮乳頭腫 squamous cell papilloma

　扁平上皮の異型性を伴わない乳頭状の増殖である。無害・無症状であるが内視鏡検査の際などに食道粘膜のポリープとして発見されることが多い。

■ 食道癌 esophageal cancer

　食道癌は悪性腫瘍の約2〜3％（2020年罹患予測）を占め、60〜70歳台の男性に多い。初発症状は嚥下困難が多い。危険因子としては喫煙、飲酒、熱い食べ物を摂取する習慣があげられている。組織学的には扁平上皮癌が圧倒的に多く、その他のものとしては腺癌、腺扁平上皮癌、未分化癌などがみられるが少数である。発生部位は中部（50％）が最も多く、下部（30％）がこれに次ぐ（図12-7）。癌は上皮内に発生し、側方および深部に増殖・浸潤し、食道狭窄を起こすことが多い。食道の粘膜下には豊富なリンパ管網があり、リンパ行性に娘結節を生じることもある。また、食道には漿膜がないため固有筋層を貫くと、癌は容易に周囲の縦隔内臓器へ直接浸潤する。気管浸潤から食道気管瘻を形成すると嚥下性肺炎を起こし、胸腔に穿破すると膿胸となる。リンパ行性転移は縦隔、肺門、鎖骨上窩、頚部リンパ節にみられる。血行性転移は肺、肝、骨に多い。食道癌の術後の生存に関しては他の消化管の癌と比較して予後不良である。しかし、癌が粘膜内にとどまるものはリンパ節転移の有無を問わず早期食道癌とされ、非常に予後がよい。

　食道癌の診断にはX線二重造影法と内視鏡検査が行われる。内視鏡による生検組織診では組織型を含めて診断を確定することができる。また、NBI（narrow band imaging）内視鏡やルゴールを用いた色素内視鏡は非常に早期の病変でも認めることができる。これにより、癌細胞が上皮層内に限局し、基底膜を破っていない上皮内癌も発見されており、その5年生存率は他病死例を除けば100％である。

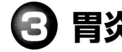

A 口腔・消化管

❸ 胃炎

Summary

1. 最も普通にみられる慢性胃炎はB型の慢性萎縮性胃炎である。

2. 慢性萎縮性胃炎（B型）は幽門部に始まる胃腺の萎縮と腸上皮化生を特徴とする。

3. メネトリエ病は肥厚性胃炎とタンパク漏出性低タンパク血症を呈する。

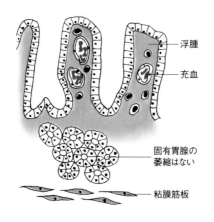

図12-8 表層性胃炎

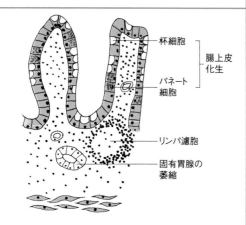

図12-9 慢性萎縮性胃炎（B型）

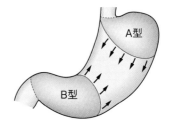

図12-10 慢性萎縮性胃炎A型とB型の病変分布

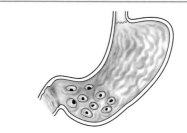

図12-11 贅状胃炎

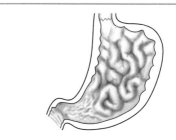

図12-12 メネトリエ病の肥厚性胃炎

■ 急性胃炎 acute gastritis

　急激な傷害による胃粘膜の炎症反応で、粘膜の充血、びらん（粘膜上皮から粘膜固有層内までの損傷）、粘液分泌の亢進がみられる。損傷が高度の場合は潰瘍（びらんより深い粘膜や胃壁の欠損）、出血、偽膜（粘膜表面に付着する粘液と壊死滲出物の混じった半透明の膜様物）も伴う。腹痛、吐き気、嘔吐の症状を呈する。内視鏡的にはこれらの病変を総称して急性胃粘膜病変（AGML）acute gastric mucosal lesion とよんでいる。

1．**急性単純性胃炎 acute simple gastritis**：主として外因性の起炎物質によって引き起こされるもので、アルコールの多飲、アスピリンや非ステロイド系抗炎症剤などの胃粘膜を傷害するような薬剤の摂取、過度の喫煙、精神的ストレスなどによって起きる。病理学的には最も顕著な所見にしたがって急性カタル性胃炎、急性びらん性胃炎などに分類される。

2．**急性腐蝕性胃炎 acute corrosive gastritis**：腐食性物質（強酸、強アルカリ、ホルマリンなど）を誤嚥や自殺の目的で飲用することによって起きる。

3．**急性感染性胃炎 acute infectious endogenous gastritis**：細菌やウイルスなどの感染によって起きる急性炎症で、食中毒の他、インフルエンザなどのウイルス感染が胃に波及して起きる。

■ 慢性胃炎 chronic gastritis

　粘膜固有層のリンパ球・形質細胞浸潤の増加やリンパ濾胞の出現があり、固有腺の萎縮性変化、上皮の再生や腸上皮化生を伴う胃病変で、臨床的には胸やけ、上腹部鈍痛、食思不振などの不定愁訴がある。原因はアルコール飲用を含む暴飲暴食や内分泌因子、加齢、アレルギーなどがあげられているが、はっきりしないことが多い。目立つ所見によって以下のようなタイプがある。

1．**表層性胃炎 superficial gastritis**：炎症が粘膜上層部にほぼ限局したものである。粘膜固有層上層部に小円形細胞の浸潤や浮腫・充血があり、びらんを伴うこともあるが固有胃腺の萎縮はみられない（図12-8）。

2．**慢性萎縮性胃炎（B型）chronic atrophic gastritis（type B）**：固有胃腺の萎縮・消失が目立つもので、胃粘膜の表層上皮が小腸の吸収上皮、杯細胞、パネート細胞 Paneth cell などに置き換わる変化、すなわち腸上皮化生を伴うことが多い（図12-9）。病変は幽門部に始まり、噴門部側へと広がってゆく。慢性胃炎で最も普通にみられるタイプである。

3．**慢性萎縮性胃炎（A型）**：B型とは反対に炎症および萎縮性変化は胃底部を主体として分布するもので、幽門部の病変は軽度であるか、みられない（図12-10）。原因は胃底腺壁細胞や内因子に対する自己免疫で、悪性貧血を起こす。

4．**贅状胃炎 verrucous gastritis**：前庭部にタコの吸盤のような中心にびらんによる陥凹があり周囲は上皮の過形成と浮腫により隆起した病変を多数形成する（図12-11）。

5．**肥厚性胃炎 hypertrophic gastritis**：充血・浮腫と上皮の過形成により粘膜が肥厚してみえるものをいう。肥厚性胃炎の特殊型であるメネトリエ病 Ménétrièr's disease では胃底腺領域の粘膜が脳回状に肥厚し、タンパク漏出による低タンパク血症と低酸症を伴う（図12-12）。

A 口腔・消化管

④ 消化性潰瘍

Summary

1. 消化性潰瘍は自己消化によって形成される。
2. 自己消化は攻撃因子と防御因子のバランスの崩れによって起きる。
3. 胃粘膜の攻撃因子として、ヘリコバクター・ピロリ菌感染は重要である。
4. ゾリンジャー・エリソン症候群ではガストリン過剰分泌により難治性の消化性潰瘍を生じる。

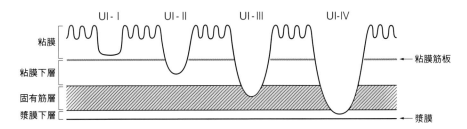

図12-13　消化管潰瘍のUI分類

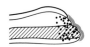 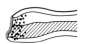

穿孔

図12-14　潰瘍の穿孔と穿通

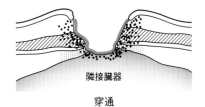

隣接臓器

穿通

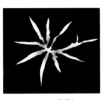
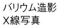

バリウム造影
X線写真　　　　　粘膜集中

図12-15　潰瘍瘢痕（粘膜集中像）

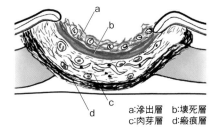

a:滲出層　b:壊死層
c:肉芽層　d:瘢痕層

図12-16　消化性潰瘍の4層構造

■ びらん erosion・潰瘍 ulcer

　消化管の粘膜欠損のうち粘膜筋板に達しない浅いものをびらんとよび、それより深い欠損を潰瘍とよんでいる。びらん・潰瘍の深さを表すためにはUl分類（Ul：Ulcerの略）が用いられる（図12-13）。Ul-Ⅰは粘膜固有層までの深さの欠損でびらんに相当する。Ul-Ⅱは粘膜下層に及ぶ潰瘍で、Ul-Ⅲは固有筋層に達し、Ul-Ⅳは固有筋層全層を貫いた潰瘍である。潰瘍が深くなり孔が開いた状態を穿孔 perforation、潰瘍自体は穿孔性潰瘍 perforating ulcer とよばれる。また、漿膜に達しているが他の臓器に癒着して孔が塞がれた状態は穿通 penetration といわれる（図12-14）。潰瘍が瘢痕治癒すると中心部へ向かって粘膜の襞が引き寄せられ、粘膜集中とよばれる放射状のヒダが形成される（図12-15）。潰瘍瘢痕の程度は本来の潰瘍のUl分類にS（S：Scarの略）を付してUl-Ⅲ-Sのように現わす。

■ 消化性潰瘍 peptic ulcer

　胃と十二指腸の粘膜は胃酸や消化酵素による傷害を受ける可能性にさらされているが、その表面には粘液の層があり、守られている。胃酸や消化酵素という攻撃因子と、粘液層や再生能力という防御因子のバランスが崩れると自己消化が起きて潰瘍が形成される。胃・十二指腸潰瘍ともに自己消化で形成されるので消化性潰瘍とよばれる。消化性潰瘍の原因としては精神的ストレス、体質、およびステロイド剤などの薬剤がある。また、胃におけるヘリコバクター・ピロリ菌 Helicobacter pylori の感染は原因の大きな部分を占めていることがわかってきた。

■ 急性潰瘍 acute ulcer

　外傷、手術侵襲、および精神的な要因などによるストレス、脳圧亢進、副腎皮質ステロイド剤の投与などが原因となる。Ul-Ⅱ程度の浅い潰瘍であることが多く、粘膜集中は伴わない。形は不整形で多発することが多い。脳病変が原因で起きるものはクッシング潰瘍 Cushing ulcer、熱傷によるものはカーリング潰瘍 Curling ulcer とよばれる。

■ 慢性潰瘍 chronic ulcer

　消化性潰瘍では最も普通にみられ、単に潰瘍といった場合は慢性潰瘍を意味している。活動期の慢性潰瘍は内腔側から滲出層（線維素と白血球からなる）、壊死層、肉芽層（肉芽組織からなる）、瘢痕層（緻密な線維組織からなる）の4層構造を認めることができる（図12-16）。胃潰瘍の好発部位は小彎部で胃底腺と幽門腺領域の移行部に多い。形は円形のこと（円形潰瘍）が多いが、細長いもの（線状潰瘍）もある。小彎を挟んで対称な位置にできる一組の潰瘍は接吻潰瘍とよばれる。十二指腸潰瘍の好発部位は幽門輪直下の膨大部で、臨床的には十二指腸球部とよばれる部分である。慢性潰瘍の合併症には出血、穿孔、および狭窄がある。慢性潰瘍の癌化は非常にまれと考えられている。

■ ゾリンジャー・エリソン症候群 Zollinger-Ellison syndrome

　膵島あるいは膵以外のガストリン産生腫瘍のために強い胃酸の分泌があり、そのために胃から空腸に渡り多発性の難治性消化性潰瘍を生じる症候群である。

A 免疫病理

⑤ 胃ポリープ

Summary

1. 胃のポリープで最も多いのは良性病変の過形成性ポリープである。
2. 腺腫には異型性があり、前癌病変であるが、癌化率はあまり高くない。
3. ポイッツ・ジェガース症候群では過誤腫性のポリープと皮膚・粘膜色素沈着がある。

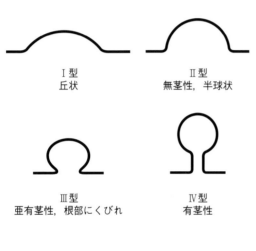

図12-17 ポリープの山田分類

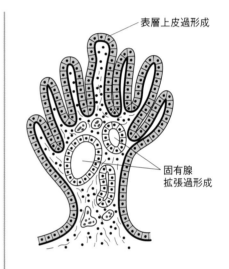

図12-18 過形成性ポリープ

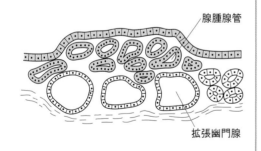

図12-19 胃腺腫

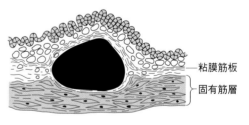

図12-20 粘膜下腫瘍

　ポリープとは粘膜における隆起性病変全般をあらわす臨床用語で、病理学的には多種の病変が含まれる。隆起性の胃癌もポリープの一種であるが、ここでは癌以外のものについて説明する。ポリープの肉眼分類としては山田分類が広く用いられている。山田Ⅰ型はなだらかに隆起するもので、Ⅱ型は半球状無茎性の隆起である。Ⅲ型は亜有茎性と表現され、根本にわずかのくびれを認める。Ⅳ型は明らかに茎を有するものをいう（図12-17）。

■ 過形成性ポリープ hyperplastic polyp

　胃のポリープのなかでは最も頻度が高く、前庭部、次いで体部に多くみられる。小型のものは無茎性、大型のものは有茎性となる。組織学的には表層腺窩上皮の過形成や固有胃腺の過形成と拡張があり、間質には毛細血管の増加、線維化および種々の程度の炎症細胞浸潤を伴う（図12-18）。上皮に異型性はなく、癌化の可能性はほとんどない。

■ 腺腫 adenoma

　以前は異型上皮巣ATPとよばれたが、現在は腺腫ないし腺腫性ポリープの名称が一般的である。前庭部に単発性に生じ、無茎性ないし平板状隆起を示す。組織学的には大腸上皮に似た円柱上皮の腫瘍性増殖が粘膜固有層の上層部にあり、異型性はあるが癌といえる程強くない。粘膜深部には拡張した幽門腺がみられ2層構造を形成している（図12-19）。癌の合併や癌化があるが、以前考えられていた程の高頻度ではない。

■ 胃底腺ポリープ fundic gland polyp

　胃底腺領域に発生する無形性ないし亜有茎性のポリープで、多発することが多い。胃底腺の過形成と囊胞状の拡張がみられる。異型性のない良性病変で、癌化はない。

■ ポイッツ・ジェガースポリープ Peutz-Jegers polyp

　樹枝状に細かく分岐する粘膜筋板を軸として上皮の過形成がみられるもので一種の過誤腫である。ポイッツ・ジェガース症候群 Peutz-Jegers syndrome という皮膚・粘膜の色素沈着と胃腸管粘膜ポリープのみられる常染色体優性（顕性）遺伝疾患でみられる。

■ 粘膜下腫瘍 submucosal tumor

　病変の本態が粘膜より深部に存在し、表面が正常粘膜でおおわれた状態で隆起する病変を総称した臨床用語である（図12-20）。非腫瘍性病変も含まれる。病理学的には非上皮性腫瘍が多く、良性では平滑筋腫、脂肪腫、線維腫、神経鞘腫など、悪性では平滑筋肉腫、悪性リンパ腫、悪性黒色腫などがある。上皮性腫瘍でもカルチノイドや癌腫の転移は粘膜下腫瘍となる。非腫瘍性のものには迷入膵や好酸性肉芽腫がある。

　上部消化管内視鏡検査はポリープの診断には必須であり、他の食道・胃・十二指腸疾患においても非常に重要である。同検査における看護援助としては検査前に次のことを患者に説明し理解させる必要がある。すなわち、検査の内容と手順。検査前の絶食の必要性。義歯の取り外し。局所粘膜麻酔が使用され、検査中胃には空気が送り込まれること。検査後は嘔吐反射の回復まで飲食物をとらない。また、検査中や検査後は腹痛や皮下気腫など穿孔の徴候がないかをよくチェックする必要がある。

A 口腔・消化管

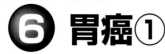

6 胃癌①

Summary

1. 胃癌の好発部位は幽門前底部の小弯側である。
2. 胃癌の進行度は壁内の深達度、すなわち深さで決まる。
3. 早期胃癌は癌の浸潤が粘膜下までにとどまり、リンパ節転移の有無は問わない。
4. 高分化型の胃癌は高齢男性に多く腸上皮化生粘膜から発生する。
5. 低分化型の胃癌はびまん性に浸潤し3型や4型の病変をつくる。

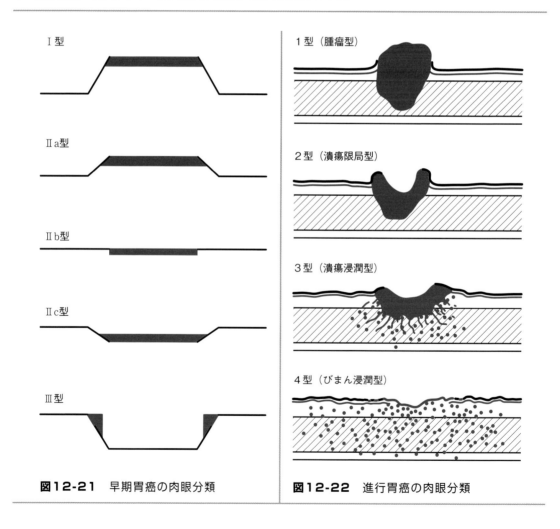

図12-21 早期胃癌の肉眼分類

図12-22 進行胃癌の肉眼分類

■ 胃癌

　胃癌は日本では依然として罹患率・死亡率ともに高い疾患である。中・高年者に好発し、男女比は３：２と男性のほうが多い。しかし、30歳以下の若年者でも発生することがあり、この場合は女性が多い。好発部位は幽門前底部の小彎側であるが、それ以外の部位に発生することもまれではない。胃癌の発生頻度は国や人種により差があり、日本と南米のチリには多いが米国の白人には少ない。

■ 早期胃癌 early gastric cancer・進行胃癌 advanced gastric cancer

　胃癌は粘膜上皮から発生し、次第に深部へと広がって行く。とくに、癌の浸潤が粘膜内あるいは内粘膜下層までに留まるものは非常に予後がよいので、とくに早期胃癌と定義されている。これに対して、癌の浸潤が固有筋層に達するか、これよりさらに深部に浸潤したものは進行胃癌として取り扱われる。胃癌の予後に関しては深達度が決定的な因子であるため、早期胃癌の定義に関しては癌の平面的な大きさやリンパ節転移の有無は問われない。胃癌取扱規約による早期胃癌の肉眼分類では、正常粘膜の厚さの２倍を超える腫瘍状隆起を示すものがⅠ型（隆起型）、深い陥凹を形成するものはⅢ型（陥凹型）としている。多少の隆起や陥凹があっても正常粘膜の２倍を超えないものはⅡ型（表面型）としている。さらに、表面型でも低い隆起を示すものをⅡa型、ほとんど隆起・陥凹のないものをⅡb型、浅い陥凹を認めるものをⅡc型に分類している（図12-21）。進行胃癌に関しては、ボールマン Borrmann 分類に準拠した胃癌取扱規約の分類が用いられ、境界明瞭な隆起を示すものを１型（腫瘤型）、潰瘍形成があり、その周囲が境界明瞭な周堤で囲まれているものは２型（潰瘍限局型）、潰瘍の周堤が境界不明瞭なものは３型（潰瘍浸潤型）、胃壁の肥厚・硬化を特徴とし潰瘍形成のみられないものを４型（びまん浸潤型）としている（図12-22）。これらの１～４型のいずれにも属さないものは５型とされる。

■ 胃癌の組織型

　胃癌の大多数は腺癌であるが、まれに腺扁平上皮癌、扁平上皮癌、未分化癌などもある。腺癌は高分化型のものと低分化なもので性質が異なる。高分化型の胃癌はB型の慢性萎縮性胃炎を背景とした腸上皮化生粘膜から発生するものと考えられ、腸型胃癌ともよばれる。肉眼形態は進行胃癌であれば１型か２型の限局型が多く、早期胃癌であれば隆起性のⅠ型やⅡa型をとることが多い。患者は高齢者で男性が多い。一方、低分化型の腺癌は胃の粘膜上皮や固有胃腺の上皮細胞から発生し、胃型胃癌とよばれる。びまん性に浸潤して、進行胃癌であれば３型や４型の病巣を形成し、早期胃癌であればⅢ型やⅡc型の陥凹性病変となることが多い。患者は比較的若年者や女性が多い。

■ 胃癌の発生

　胃癌の原因を明確に特定することはできないが、その発生に関連していると考えられる遺伝因子と環境因子は知られている。環境因子として重要なのは食事の内容で、塩分の多い食事と焼き魚などに含まれ、タンパク質を焼いて調理した場合に発生する発がん物質であるニトロソ化合物の摂取は重要であることが知られている。

A 口腔・消化管

7 胃癌②

Summary

1. 低分化腺癌の胃癌は癌性腹膜炎を起こしやすい。
2. 胃癌の卵巣播種がクルーケンベルク腫瘍である。
3. 胃癌の静脈角リンパ節転移を触知したものがウイルヒョウリンパ節である。
4. 高分化腺癌の胃癌は血行性転移が多い。

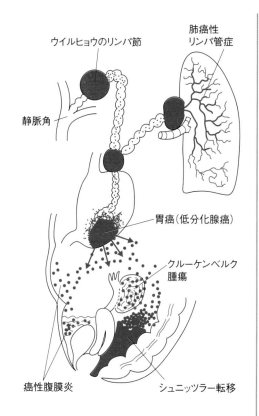

図12-23 胃低分化腺癌の進展

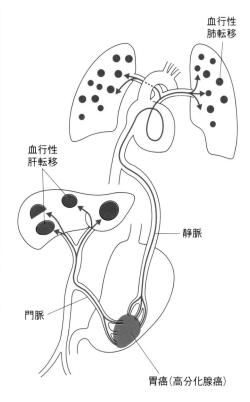

図12-24 胃高分化腺癌の進展

■ 胃癌の進展

胃癌のうちでも低分化型腺癌は進行して浸潤が漿膜に達すると腹腔内に癌細胞が播種して、腹膜表面に無数の小さな癌病巣を形成し、そこから出血して血性の腹水を貯留するようになる。この状態は癌性腹膜炎とよばれている。播種が卵巣に起きると、あたかも原発性の卵巣腫瘍のような充実性の腫瘍となることがある。このようなものはクルーケンベルク Krukenberg 腫瘍とよばれている。また、ダグラス窩や直腸膀胱窩に播種して腫瘤状となったものはシュニッツラー Schnitzler 転移とよばれている。リンパ行性の転移は最初は所属リンパ節に起きるが、さらにリンパ管内を上行し、胸管を経て左の静脈角部の介在リンパ節に転移がみられることがある。この静脈角リンパ節の転移はウィルヒョウ Virchow リンパ節とよばれる（図12-23）。高分化型の腺癌は癌性腹膜炎を起こすことは少ないが、血行性に肝臓や肺への転移がよくみられる（図12-24）。これに対して低分化型腺癌は肝臓や肺への転移は高分化型腺癌と比較すると頻度が少なく、転移がある場合でも血行性転移ではなくてリンパ行性の転移であることが多い。肺へのリンパ行性転移の特異なタイプとして癌性リンパ管症というものがある。これは大きな腫瘍をつくらずに肺のリンパ管内にびまん性網状に癌細胞が広がるもので、低分化腺癌でみられる。

■ 胃癌の臨床・診断・予後

胃癌はかなり進行するまで無症状のことが多い。腫瘍からの出血は貧血や便潜血として発見される場合や、進行して吐血、下血などを呈する場合もある。腫瘍による内腔狭窄や胃壁の運動制限があると食欲不振や体重減少を生じるが、これらの症状を呈する場合はすでに手遅れの状態であることが多い。最も確実な治療法である根治手術（胃切除と所属リンパ節郭清術）の行われた場合でも胃癌全体の5年生存率は50％前後であるが、早期胃癌の状態で手術を行えば90％以上と、完全治癒が期待できる。早期胃癌は無症状のことが大部分であるので、バリウム造影によるX線透視が集団健診のかたちで行われており、これによって早期胃癌の状態で発見するように努力されている。X線検査は病変の発見に役立つが、病変の種類を正確に診断するにはさらに内視鏡による観察と生検による病理診断が必要不可欠である。深達が粘膜固有層にとどまる高分化型の早期胃癌では手術をせずに内視鏡による病変粘膜のみの切除療法も行われている。

胃癌の転移巣にはウイルヒョウリンパ節などと、とくに人の名前がつけられたものがある。その理由は比較的簡単な診察でこれらの転移巣の診断が可能で、そこから振り返って胃癌の診断にたどり着けることが多いためである。すなわち、ウイルヒョウリンパ節は触診により左側の鎖骨上窩部（鎖骨の上のくぼみ）にゴリゴリとした硬いリンパ節を触知できる。クルーケンベルグ腫瘍は産婦人科医の行う内診（膣内と腹壁からの触診）で卵巣の腫大として触知できる。シュニッツラー転移は直腸からの触診で腫瘤として触知可能である。これらの所見は胃癌の存在を強く疑わせる所見である。

A 口腔・消化管

8 炎症性腸疾患

Summary

1. クローン病の好発部位は回腸末端部と大腸である。

2. クローン病では縦走潰瘍がみられる。

3. 潰瘍性大腸炎の病変は直腸に始まり上向性に広がってゆく。

4. 潰瘍性大腸炎の潰瘍は浅い（UI-Ⅱ）。

5. 偽膜性大腸炎は抗生物質による菌交代症で起きる。

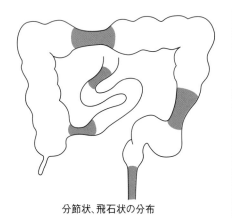

分節状、飛石状の分布

図12-25 クローン病（病変の分布）

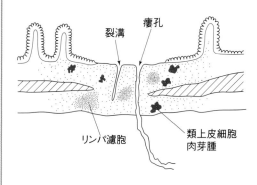

図12-26 クローン病の病変

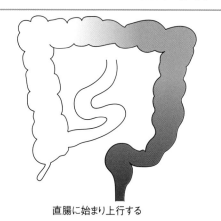

直腸に始まり上行する

図12-27 潰瘍性大腸炎（病変の分布）

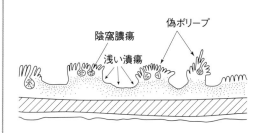

図12-28 潰瘍性大腸炎の病変

■ クローン病 Crohn's disease

　腸管に潰瘍を形成する原因不明の慢性炎症性疾患である。好発部位は回腸下部（末端部）と大腸である。患者は10〜20歳台に多く、女性より男性が多い。潰瘍は多発性で、腸間膜付着側や結腸紐に沿った縦走潰瘍を形成することが多い。潰瘍の他に、裂溝・瘻孔の形成や類上皮細胞肉芽腫がみられる。炎症は腸管壁の全層をおかす（図12-25、26）。治療には5-アミノサリチル酸製剤、ステロイド剤、および各種サイトカインに対する抗体製剤が用いられるが、難治性疾患である。

■ 潰瘍性大腸炎 ulcerative colitis

　潰瘍形成を伴う慢性炎症性疾患であるが、クローン病とは異なり潰瘍は広く浅いもので、直腸病変に始まり口側へと連続性に広がっていく。粘膜の充血、びらん、Ul-Ⅱまでの浅い潰瘍形成、潰瘍間に取り残された再生粘膜が隆起しているようにみえる偽ポリープ形成、陰窩膿瘍などの所見が出現するが、いずれも粘膜下までの浅い病変からなっている（図12-27、28）。好発年齢は30歳台で、臨床症状としては粘血便と腹痛が特徴的である。10年以上の長期罹患で大腸癌が発生する場合がある。原因は不明であるが、遺伝的要因、免疫応答異常、および腸内細菌叢の乱れなどの多因子が関与していると考えられている。治療は5-アミノサリチル酸製剤、ステロイド剤、抗TNF-α抗体製剤などによる薬物療法が行われるが、重症合併症や発がんの危険例では大腸の切除を含む手術療法も選択される。

■ 虫垂炎 appendicitis

1．**急性虫垂炎**：糞石などによる閉塞や細菌感染が原因となって起きる非特異性炎症である。患者は若年者が多く、急激な腹痛で発症し末梢血では好中球が増加する。進行すると壊疽性虫垂炎から穿孔して、腹膜炎を合併する。

2．**慢性虫垂炎**：急性虫垂炎が遷延し瘢痕治癒したものは癒着や狭窄を伴うことが多く、再燃を繰り返す。この状態が慢性虫垂炎である。

■ 腸結核

　結核菌が経口的に腸に達して病変を形成する。肺結核症に続発することがほとんどである。好発部位は回盲部で、腸管を帯状にとりまく潰瘍を形成し輪状潰瘍とよばれる。

■ 細菌性赤痢 bacillary dysentery

　赤痢菌の経口感染によるもので、病変は下行結腸から直腸に好発する。赤痢菌は腸管の粘膜を貫通し、粘液分泌、充血、白血球浸潤、浮腫、そして浅い粘膜潰瘍を起こす。

■ アメーバ赤痢 amebic dysentery

　赤痢アメーバの経口感染によって大腸の炎症を起こす。多発性の深い円形潰瘍を形成する。潰瘍部から門脈を通じて肝臓にアメーバが達すると肝膿瘍を合併することがある。

■ 偽膜性大腸炎 pseudomembranous colitis

　偽膜とは隆起したびらんの表面に壊死・滲出物が付着した半透明の膜である。大腸に常在するクロストリジウム・ディフィシル菌が、抗生物質の投与によって菌交代現象を起こすと、偽膜を付着した特有の大腸炎を発症する。

A　口腔・消化管

⑨ 大腸ポリープと大腸癌

Summary

1. 大腸の非腫瘍性ポリープでいちばん多いのは過形成性ポリープである。
2. 大腸腺腫は良性腫瘍であるが癌化の可能性がある。
3. 家族性大腸腺腫症は大腸癌が必発する。
4. 大腸癌の好発部位は直腸とS状結腸である。
5. 大腸癌は高分化腺癌が多い。

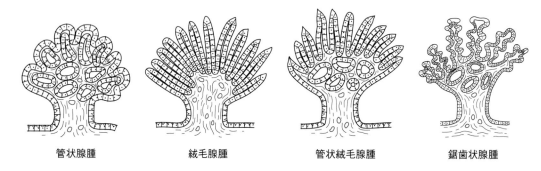

| 管状腺腫 | 絨毛腺腫 | 管状絨毛腺腫 | 鋸歯状腺腫 |

図12-29　大腸腺腫

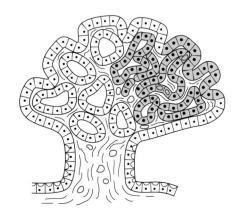

図12-30　腺腫内癌

T：深達度

Tis	上皮内癌
T1	粘膜下まで
T2	固有筋層まで
T3	漿膜下・外膜まで
T4a	漿膜露出 (+)
T4b	他臓器浸潤 (+)

N：リンパ節転移

N0	転移無し
N1	1〜3個
N2a	4〜6個
N2b	7個以上

病期（UICC 第8版, 2017 年より抜粋）

	N0	N1	N2a	N2b
Tis	0			
T1	I	ⅢA	ⅢA	ⅢB
T2	I	ⅢA	ⅢB	ⅢB
T3	ⅡA	ⅢB	ⅢB	ⅢC
T4a	ⅡB	ⅢB	ⅢC	ⅢC
T4b	ⅡC	ⅢC	ⅢC	ⅢC
M1a	ⅣA	ⅣA	ⅣA	ⅣA
M1b	ⅣB	ⅣB	ⅣB	ⅣB
M1c	ⅣC	ⅣC	ⅣC	ⅣC

M：血行転移・腹膜播種

M0	血行転移 (-)・腹膜播種 (-)
M1a	転移1臓器・腹膜播種 (-)
M1b	転移2臓器以上・腹膜播種 (-)
M1c	血行転移 (+/-)・腹膜播種 (+)

図12-31　大腸癌のTNM病期分類

■ 大腸ポリープ colon polyp

1．過形成性ポリープ hyperplastic polyp：異型性のない粘膜上皮の限局性過形成によって生じるものである。非腫瘍性のポリープでは最も多くみられるものである。

2．若年性ポリープ juvenile polyp：主として小児で見られ、小囊胞状に拡張した異型性のない腺管と浮腫状の間質がみられる。過誤腫性のもので、びらん出血を伴いやすく、直腸出血の原因となることがある。

3．腺腫性ポリープ adenomatous polyp、腺腫 adenoma：大腸の粘膜上皮から発生する良性腫瘍で、腺癌ほどではないが異型性がある。隆起性病変を形成する。良性腫瘍であるが、癌化したり、一部に腺癌を伴うものがあり、前癌病変と考えられる。とくに、大きなものや多発するもので癌化が起きやすい。組織学的には管状腺腫 tubular adenoma、管状絨毛腺腫 tubulovillous adenoma、絨毛腺腫 villous adenoma、鋸歯状腺腫 serrated adenoma の4型に分類される（図12-29）。このうち絨毛腺腫が最も癌化率が高い。腺腫の一部に腺癌が含まれたものは腺腫内癌 carcinoma in adenomaとよばれる（図12-30）。

4．家族性大腸腺腫症 familial adenomatous polyposis：常染色体優性（顕性）遺伝病である。大腸に多数の腺腫を形成し、中年頃までに大腸癌が必発する。腺腫は思春期からできはじめ、その数を増すとともに癌発生の危険性が増大する。腺腫は通常数100個以上になるので、診断のためには最低で100個を確認する必要がある。原因は5番染色体に存在する癌抑制遺伝子のAPC遺伝子の変異である。

■ 大腸癌 colon cancer

　大腸癌は大腸の上皮性悪性腫瘍である。従来欧米に多い癌であったが、食生活が欧米化するのに従って、わが国でも増加している。好発年齢は50歳台以後で、男女差はあまりない。好発部位は第1に直腸、ついでS状結腸に多くみられる。初期の段階では症状に乏しいが、進行すると内腔狭窄と腫瘍からの出血による排便障害と血便がみられる。組織学的には腺癌が圧倒的に多く、かつ高分化型腺癌が大半である。早期癌の定義は胃癌と同様に癌の浸潤が粘膜下までに留まるものとされやはりリンパ節転移の有無は問わない。進行癌は肉眼的に胃癌とほぼ同様のボールマン分類に準じた1～5型に分類される。転移はリンパ行性には所属リンパ節に、血行転移は結腸癌では門脈系を通じて肝臓に多く見られるが、直腸癌では体循環を介した肺転移も多く見られる。病期分類は大腸癌取扱規約によるものとUICCのTNM分類の両方が用いられている（図12-31）。

　その発生に関しては多くは上記のような腺腫内癌から進展するが、腺腫を介さずに直接正常粘膜から発生するもの（de novo癌）もあると考えられている。大腸は内部に糞便があり長さが長いため胃のようにX線や内視鏡による集団健診はできない。しかし、ヒトのヘモグロビンに対する免疫反応を用いた潜血反応が大腸癌や大腸腺腫のスクリーニングテストとして用いられ、よい結果が得られている。

A 口腔・消化管

⑩ その他の消化管疾患

Summary

1. 腸重積は腸の一部が隣の腸にもぐり込むことである。
2. ヒルシュスプルング病は神経節細胞の先天欠損による巨大結腸症である。
3. 痔核は直腸静脈叢の静脈瘤である。

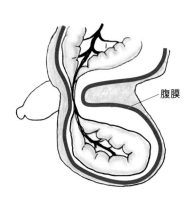

図12-32 ヘルニア

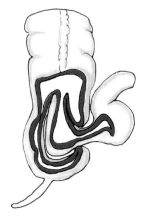

図12-33 腸重積

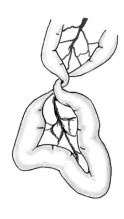

図12-34 腸捻転

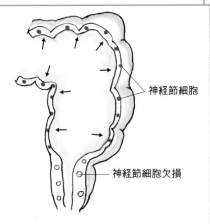

図12-35 ヒルシュスプルング病

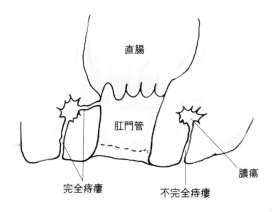

図12-36 痔瘻

■ 腸閉塞（イレウス）ileus

腸管の内容物の通過障害をイレウスとよぶ。主な原因疾患を以下に述べる。

1. **ヘルニア hernia**：ヘルニアとは体腔内から壁の弱い部分を押しのけて臓器が飛び出すことである（図12-32）。腸管は鼡径管、大腿管、臍部などが弱くなったときにヘルニアを起こす。脱出した腸管が浮腫に陥ると、元に戻れなくなる。この状態が嵌頓ヘルニアで、イレウスの原因として最も多い。

2. **腸重積 intussusception**：腸の一部が隣の腸の部分にもぐり込む状態である。成人ではあまり起こらず、生後6か月から2歳ぐらいまでの乳幼児でよくみられる（図12-33）。

3. **腸捻転 volvulus**：腸間膜を軸として腸管がねじれる状態である（図12-34）。正常の腸はいくら動いてもふつう腸捻転は起こさないが、手術などで部分的な癒着があると、その部分を軸として捻転することが多い。

4. **ヒルシュスプルング病 Hirschsprung disease**：大腸壁内の副交感神経節細胞の先天欠損や低形成によって起きる新生児の疾患である。腸管の運動障害によりイレウス状態となる。この神経節細胞の欠損は必ず直腸下端部をおかし、その重症度によって上向性に欠損領域が広くなっている。欠損部より上部の大腸は大きく拡張するので、先天性巨大結腸症 congenital megacolon ともよばれる（図12-35）。治療は人工肛門により排便をはかり、成長を待ってから根治手術を行うことが多い。

5. **麻痺性イレウス**：器質的な変化なしに腸管が麻痺した結果起きるイレウス。

■ 肛門疾患

1. **痔核 hemorrhoids**：直腸肛門周囲の静脈叢に形成された静脈瘤が突出したもの。炎症、出血、血栓などを伴うため、排便時の出血や痛みを生じる。直腸にできたものを内痔核、肛門にできたものを外痔核と区別している。

2. **痔瘻 anal fistula**：痔核や直腸肛門にできた傷の感染から膿瘍を形成し、これが直腸肛門に排膿して瘻孔を形成したもの。トンネルのように両端が開口するものを完全痔瘻、一方が盲端のものを不完全痔瘻という（図12-36）。クローン病が原因のこともある。

■ 腹膜の疾患

1. **腹膜炎 peritonitis**：腹膜の炎症で、原因として多いのは腹腔内臓器の炎症の波及と消化管などの穿孔・破裂である。炎症の種類に応じた腹水を伴うことが多い。炎症ではないが、癌の腹膜播種の際も血性の腹水が貯留するので癌性腹膜炎とよばれる。

2. **腹膜中皮腫 mesothelioma**：腹膜の表面をおおう中皮細胞から発生する腫瘍で、悪性のものは腹膜表面にびまん性に広がり、腹膜全体が肥厚したようになる。進行は緩徐であるが、手術ができないので最終的な予後は不良である。

3. **腹膜偽粘液腫 pseudomyxoma peritonei**：腹腔内に大量のゼリー状の粘液が貯留する病気で、非常に高分化型の粘液腺癌の腹腔内播種によるものである。虫垂や卵巣の粘液嚢胞腺癌の破裂によることが多い。

B　肝臓

1 ウイルス性肝炎

Summary

1. ウイルス性肝炎は感染肝細胞が非自己とみなされることによって起きる。
2. 劇症肝炎では短期間に大量の肝細胞が破壊され、肝性昏睡を伴った肝不全に陥る。
3. A型肝炎は経口感染し、急性肝炎を起こすが慢性肝炎や肝硬変にはならない。
4. B型肝炎は新生児の垂直感染でキャリアーとなる。
5. B型肝炎の患者の血液中にはHBs抗原が存在し、治癒するとHBs抗体が現れる。
6. C型肝炎の患者の血液中にはHCV抗体が存在する。
7. C型肝炎は高率に慢性化し肝硬変となり、肝細胞癌を発症することが多い。

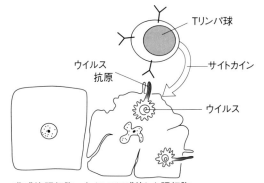

ウイルスに感染した肝細胞は非自己と認識される。
Tリンパ球の攻撃を受け、アポトーシスに陥り崩壊する。

図12-37　ウイルス性肝炎における肝細胞破壊の機序

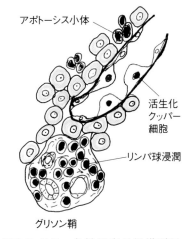

図12-38　急性肝炎の組織所見

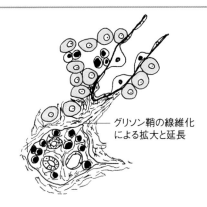

図12-39　慢性肝炎の組織所見

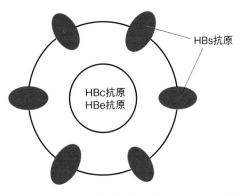

図12-40　B型肝炎ウイルス（HBs, HBc, HBe抗原）

　ウイルス性肝炎は臨床経過によって劇症肝炎、急性肝炎、慢性肝炎に分類される。また、非常に軽症のまま治癒する不顕性感染や、ウイルスを保持したまま肝炎を発症しない無症候性キャリアーの状態もある。肝炎ウイルスは感染すると肝細胞の表面にウイルス抗原を発現するため、T細胞は感染肝細胞を非自己と認識して攻撃する（図12-37）。肝炎で肝細胞が破壊されると、肝細胞中に多く含まれるトランスアミナーゼ（GOTやGPT）が血液中に遊出するので、血液中のトランスアミナーゼの測定は肝炎の診断に役立つ。現在まで肝炎ウイルスはA、B、C、D、E、G型の6種類が知られているが、そのうち重要なA型、B型、C型の3種類についてのみ説明する。

■ 臨床経過によるウイルス性肝炎の分類

1. **劇症肝炎 fulminant hepatitis**：短期間に大量の肝細胞が破壊されて急激（発病後8週間以内）に肝性昏睡を伴う高度の肝不全に陥るもので、死亡率が高い。肉眼的にも肝臓は急激に小さくなり、組織学的には肝細胞の広範な壊死・消失がみられる。

2. **急性肝炎 acute hepatitis**：黄疸で発症し、1～2か月で治癒するが、慢性肝炎に移行することもある。肉眼的に肝臓は腫大し、組織学的には肝細胞の散在性のアポトーシスと、クッパー細胞の活性化がある。グリソン鞘にはリンパ球の浸潤がある（図12-38）。

3. **慢性肝炎 chronic hepatitis**：6か月以上にわたり肝炎が持続するもので、急性肝炎を経過するものと、最初から慢性肝炎で発症するものがある。肝硬変症へと進展するものもある。組織学的には急性肝炎の所見に加えて、グリソン鞘が線維化によって拡大・延長し、予後の悪いものでは線維化が進んで肝硬変へと移行する（図12-39）。

■ ウイルスの種類によるウイルス性肝炎の分類

1. **A型肝炎 hepatitis A**：A型肝炎ウイルス（HAV）はエンテロウイルスに分類されるRNAウイルスで、感染したヒトの糞便中に排泄される。排泄物から経口的に伝染し、急性肝炎を発症する。HAVは急性肝炎を起こすのみで、慢性肝炎や肝硬変となることはない。

2. **B型肝炎 hepatitis B**：B型肝炎ウイルス（HBV）は2本鎖DNAからなり、表面にHBs抗原、中心部にHBcとHBe抗原をもっている（図12-40）。ウイルスは感染者の肝細胞、血液および体液に含まれる。感染経路は非経口的で汚染血液の輸血、針刺し事故、性行為および垂直感染などによる。HBVに免疫のない成人が感染すると急性肝炎あるいは劇症肝炎となる。急性肝炎の慢性化はまれで、大部分は完治する。経過中はHBs抗原が血液中に出現するが、治癒するとHBs抗原は消失して、抗HBs抗体が出現する。その結果HBVに対する免疫を獲得する。分娩時に新生児が垂直感染を受けたり、免疫力の未熟な乳幼児が感染すると抗体ができずにウイルスを保持するキャリアーとなってしまう。B型慢性肝炎の多くはこのキャリアーから発症したものと考えられている。

3. **C型肝炎 hepatitis C**：C型肝炎ウイルス（HCV）はRNAウイルスで、血液や体液から非経口的に感染する。C型急性肝炎は高率に慢性化し、この慢性肝炎は肝硬変へと進んで肝細胞癌を発生しやすい。感染すると抗HCV抗体ができて、C型肝炎の診断には役立つが、この抗体はウイルスを排除することはできない。

B 肝臓

② アルコール性肝障害と薬剤性肝障害

Summary

1. アルコール性肝障害の最初の変化は肝細胞の脂肪変性である。
2. アルコール性肝線維症は中心静脈周囲から始まり、類洞に沿って広がってゆく。
3. マロリー小体（アルコール硝子体）はアルコール性肝障害の特徴的所見である。
4. 薬剤性肝障害には肝細胞障害型と胆汁うっ滞型がある。

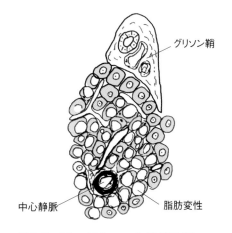

図12-41 アルコール性脂肪肝

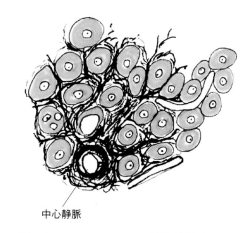

図12-42 アルコール性肝線維症

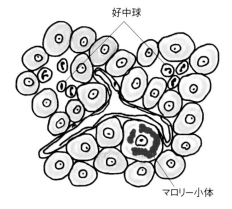

図12-43 アルコール性肝炎（マロリー小体）

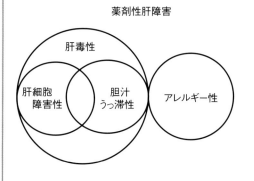

図12-44 薬剤性肝障害のタイプ

エチルアルコールには肝毒性がある。慢性のアルコール飲料の過剰摂取は肝臓の障害を起こす。それは、エチルアルコールに肝細胞毒性とコラーゲン合成酵素の活性を高めて線維化を促進する作用があるためである。アルコール性肝障害は、アルコール性脂肪肝、アルコール性肝線維症、アルコール性肝炎、アルコール性肝硬変症に分類される。

■ アルコール性脂肪肝 alcoholic fatty liver・アルコール性肝線維症

エチルアルコールの肝細胞内代謝障害の結果、肝細胞の胞体内に中性脂肪（トリグリセリド triglyceride）が蓄積した状態がアルコール性脂肪肝である。肉眼的に肝臓は腫大し黄色調となる。組織学的には滴状の脂肪沈着が肝細胞の胞体内に多数みられ、核が辺縁に押しやられる（図12-41）。この脂肪沈着は中心静脈周囲から始まり、進行するにしたがって小葉全体に広がってゆく。脂肪沈着が高度となると、今度は中心静脈周囲より線維化がはじまり、類洞にそって広がってゆく。この状態がアルコール性肝線維症である（図12-42）。脂肪変性は可逆的変化であり、飲酒をやめれば消失して元に戻るが、線維化が始まると非可逆的となる。脂肪変性が目立たずに始めから線維化が主体となるアルコール性肝線維症もある。

■ アルコール性肝炎 alcoholic hepatitis

常習的な飲酒者であったものが、さらに過剰な飲酒をきっかけに全身倦怠や腹痛・嘔吐などの症状をもって発症することが多い。肉眼的に肝臓の表面は凹凸不整となる。組織学的に肝細胞胞体内にはマロリー小体 Mallory body（アルコール硝子体 alcoholic hyalinebody ともよばれる）の出現を伴った変性と中心静脈から始まり類洞に沿って広がる線維化がみられる。小葉内の好中球浸潤もみられる（図12-43）。

■ アルコール性肝硬変症 alcoholic liver cirrhosis

肝硬変症はすべての肝疾患の末期像であり、非可逆性の病変である。アルコール性肝障害も末期像は肝硬変症となる。肝臓の正常の構築は失われて、結節状の肝細胞の塊（これを再生結節とよぶ）とこれを隔てる線維化によって表面がデコボコで硬い肝臓となってしまう。組織学的には他の原因によるものより再生結節が小型であるのが特徴で、さらに詳細に観察するとマロリー小体があったり、線維化のパターンがアルコール性肝線維症に似ていたりする。肝機能障害による肝不全も起こすが、門脈圧亢進症による食道静脈瘤からの出血が問題となることも多い。

■ 薬剤性肝障害 drug-induced liver disease

医療に用いられる薬剤のなかには肝障害を起こすものが多くある。その機序は薬剤や薬剤の代謝物に肝毒性がある場合と、薬剤に誘発されたアレルギー機序によるものがある。肝毒性のタイプには肝細胞の変性・壊死と線維化を起こす肝細胞障害 hepatocellular injury による場合と、肝内の胆汁の流れが悪くなる胆汁うっ滞 intrahepatic cholestasis による障害がある（図12-44）。

B　肝臓

❸ 肝硬変症

Summary

1．肝硬変は肝臓の広範な破壊の結果起きる非可逆的変化である。

2．肝硬変では肝が本来の構築を失い、多数の再生結節の塊になってしまう。

3．肝硬変の合併症には、肝不全、食道静脈瘤（破裂）、および肝細胞癌の発生がある。

4．肝硬変症には劇症肝炎などによる甲型と慢性肝炎などによる乙型がある。

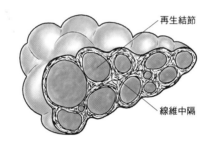

図12-45　肝硬変症

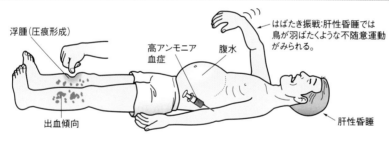

図12-46　肝不全の症状

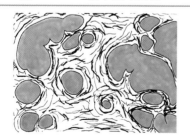

図12-47a　甲型肝硬変症

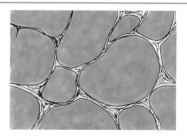

図12-47b　乙型肝硬変症

■ 肝硬変症 liver cirrhosis

　肝硬変症は肝小葉構造の広範な破壊の結果起きる非可逆的な病変で、肝臓全体が再生結節や偽小葉とよばれる肝細胞の結節状の塊と、これらを隔てる線維性の中隔で置換された状態である（図12-45）。正常な組織構築の再生に失敗した結果で、さまざまな肝障害の終末像である。また、末期には、しばしば肝細胞癌を合併する。

　ウイルス性慢性肝炎からの移行が多いが、アルコール性や薬剤性の肝障害、肝毒性の毒物中毒が原因となる。肝細胞傷害の他、慢性うっ血や胆汁うっ滞が長期に渡った場合や肝吸虫などの寄生虫疾患が原因となる場合がある。ウイルソン病やヘモクロマトーシスといった代謝障害も肝硬変症の原因となる。

■ 肝硬変症による障害

1. **肝不全 hepatic failure**：肝臓のさまざまな機能が失われた状態である。タンパク質代謝の老廃物であるアンモニアの血中濃度の上昇がその指標となる。症状としては肝臓における産生障害により血液中のアルブミンが減少し、膠質浸透圧の減少により腹水や皮膚の浮腫を生じる。同じくプロトロンビンなどの血液凝固因子の産生障害による出血傾向がみられる。また、アンモニアをはじめとする老廃物の解毒障害のため脳の機能が障害され肝性昏睡 hepatic coma とよばれる状態となる（図12-46）。

2. **食道静脈瘤破裂 rupture of esophageal varix**：線維性中隔が肝内門脈枝を巻き込み、狭窄や閉塞を起こす。その結果、門脈圧亢進症が起きて、食道静脈瘤が形成される。これが破裂すると、部位的に止血が難しく、出血傾向を伴うことが多いため失血死することが多い。

3. **肝細胞癌**：肝細胞癌は肝硬変症に合併するものが圧倒的に多い。B型とC型の慢性ウイルス性肝炎に由来する肝硬変症ではとくに発生頻度が高い。

■ 肝硬変症の分類

1. **一般型肝硬変症の分類**：わが国では甲型と乙型に分類する長与分類が多く用いられている。甲型は劇症肝炎や中毒性肝障害などによる広範な肝細胞壊死によるもので、壊死後性肝硬変ともよばれる。再生結節は大小不同が著しく線維性中隔は幅広い（図12-47a）。肝臓は小さく萎縮する。乙型肝硬変症は慢性肝炎による門脈域の線維増生が主体となるもので、線維性中隔は幅が狭く、再生結節は大きさがそろっている（図12-47b）。輪状肝硬変や肝炎後性肝硬変症ともよばれる。

2. **特殊型肝硬変症の分類**：原因が明らかなものは寄生虫性肝硬変、うっ血性肝硬変症、胆汁（うっ滞）性肝硬変症、脂肪性肝硬変症などのように分類される。

■ 原発性胆汁性肝硬変症 primary biliary cirrhosis

　中年女性に好発し、慢性閉塞性黄疸を呈する疾患である。肝内胆管を破壊する自己免疫性の慢性炎症で、血中に抗ミトコンドリア抗体が証明される。肝内胆管の破壊と再生を繰り返し、最終的には胆汁性肝硬変となる。

B　肝臓

④ 肝腫瘍

Summary

1．肝細胞癌は肝の腺房に相当する肝細胞から発生する腺癌である。
2．肝細胞癌の大部分は肝硬変症のある肝臓から発生する。
3．肝細胞癌の患者の血液中では α - フェトプロテインが高値となる。
4．胆管細胞癌は肝の導管である肝内胆管から発生する腺癌である。
5．転移性肝癌は消化器癌からの経門脈性血行性転移が多い。

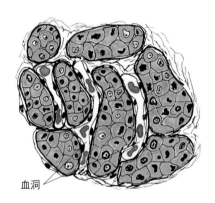

図12-48　肝細胞癌の組織所見

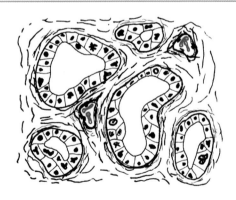

図12-49　胆管細胞癌の組織所見

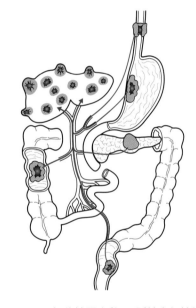

図12-50　転移性肝癌（経門脈性血行性転移）

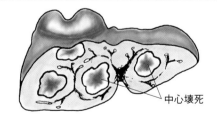

図12-51　転移性肝癌の肉眼所見

原発性の肝悪性腫瘍には腺房細胞（肝細胞）に由来する肝細胞癌と、導管（肝内胆管）由来の胆管細胞癌がある。小児腫瘍としては肝芽腫がみられる。また、肝臓は転移性腫瘍も頻度が高い。

■ 肝細胞癌 hepatocellular carcinoma

肝臓に原発する悪性腫瘍では最も頻度が高い。その大部分は肝硬変症を背景病変として発生し、そのうちでもB型とC型のウイルス性慢性肝炎に由来する肝硬変症に合併するものがとくに多い。肝臓の腺房から発生した腺癌であるが、組織像が特徴的なため、通常の腺癌とは区別して、とくに肝細胞癌とよばれるのが一般的である。組織像は肝細胞と似た腫瘍細胞が索状の胞巣をつくり、胞巣の間には肝類洞と似た血洞がみられるのが典型像である（図12-48）。患者の90％以上は血清中のα-フェトプロテイン（AFP alpha-fetoprotein）が異常高値を示す。このタンパク質は幼弱な肝細胞が産生するタンパク質で、胎児のときは正常でも産生されているが、成熟した肝細胞ではつくられない。肝細胞癌になると先祖返りを起こしてまた作り始めるため、肝細胞癌の診断に役立つ。しかし、他の肝疾患でも産生される場合があるので、特異的とはいえない。

■ 胆管細胞癌 cholangiocellular carcinoma

肝内の胆管から発生した腺癌で、肝細胞癌とは対照的に背景に肝硬変症を伴わないのが一般的である。原因は不明であるが、農産物に残留した農薬が原因の1つではないかと疑われている。組織像は比較的高分化型の管状腺癌で管状に癌細胞が配列したものが多い（図12-49）。したがって多発した場合は転移性の腺癌との区別が難しくなることがある。

■ 血管肉腫 hemangiosarcoma

高度悪性の腫瘍であるが、肝原発のものは塩化ビニル、ヒ素、トロトラスト（放射性の造影剤で現在は使用されていない）への曝露後数十年で発生する。

■ 肝芽腫 hepatoblastoma

年少小児の肝に発生する悪性腫瘍で，胚芽期あるいは胎児期の肝臓上皮，または上皮と間葉組織の混在したものに類似した組織からなる。

■ 転移性肝癌 metastatic liver cancer

肝腫瘍で最も多いものは他臓器に原発した腫瘍の転移である。肝臓には門脈が流入するため、消化管や膵臓からの血行性転移が多くみられる（図12-50）。また、肝臓は消化器以外の悪性腫瘍でも血行性転移が比較的多くみられる。転移性腫瘍の特徴は肉眼的に多発性で結節性のものが多く、結節の中心が壊死に陥ることが多いことである（図12-51）。

■ その他の肝腫瘍

肝臓の良性腫瘍で最も多いものは血管腫である。肝の被膜直下に紫色のやわらかい結節状の腫瘍としてみられる。肝細胞腺腫は異型性を伴わない肝細胞の結節状の増殖からなる。経口避妊薬を服用する女性に好発し、服用の中止で消退する。肝細胞癌への悪性化は非常にまれとされている。

B　肝臓

⑤ 胆道疾患

Summary

1．先天性胆道閉鎖症は外国に比較して日本では頻度が高い。
2．急性・慢性の胆嚢炎は胆石症の合併が多い。
3．慢性胆嚢炎では胆嚢壁の肥厚・硬化とロキタンスキー・アショフ洞の形成がある。
4．胆嚢癌の多くは腺癌で、患者は高齢の女性が多い。
5．胆嚢癌・胆管癌の初発症状は閉塞性黄疸が多い。

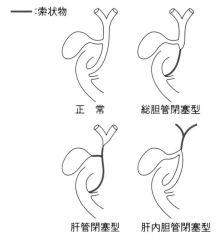

図12-52　先天性胆道閉鎖症

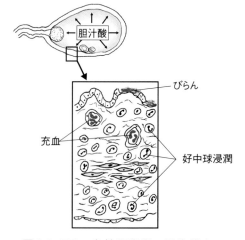

図12-53　急性胆嚢炎の発生機序

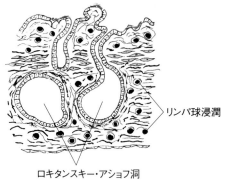

図12-54　ロキタンスキー・アショフ洞(慢性胆嚢炎)

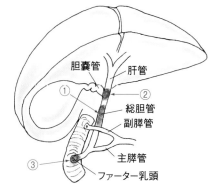

図12-55　肝外胆管癌の発生頻度

■ 先天性胆道閉鎖症 congenital biliary atresia

　肝内・肝外胆管の全部あるいはその一部が閉鎖している先天性疾患で、わが国は外国に比較して頻度が高い。生後まもなく閉塞性黄疸、肝腫大、灰白色便がみられる。胆管は線維性の索状物となっており内腔が消失している（**図12-52**）。強い胆汁うっ滞により、生後半年程度で胆汁性肝硬変へ移行してしまうので、それ以前の早期に手術をする必要がある。放置あるいは手術が成功しなければ2年以内に死亡する。

■ 胆嚢炎

1．急性胆嚢炎 acute cholecystitis：その多くは胆石症を伴っており、胆石が胆嚢頚部や胆嚢管を嵌頓閉塞することによって起きるので、急性結石性胆嚢炎とよばれる。胆嚢内圧が上昇し強い腹痛が現れる。内圧上昇はまた内部の胆汁酸による粘膜への刺激を増強し、急性炎症の原因となる（**図12-53**）。胆嚢は緊満・腫大し、組織学的にはうっ血、浮腫、好中球浸潤、壊死など、通常の急性炎症の所見がみられる。少数ではあるが細菌の上向性感染による場合は急性無結石性胆嚢炎となる。

2．慢性胆嚢炎 chronic cholecystitis：ほとんどの患者では胆石症を伴い、慢性の胆嚢粘膜への刺激が原因の多くを占めていると考えられる。通常上腹部の鈍痛程度で、あまり強い症状を伴わないことが多い。胆石症の治療のため切除された胆嚢では、慢性胆嚢炎を伴うことが多い。肉眼的に胆嚢壁には肥厚と硬化がみられる。組織学的には線維組織の増生と慢性炎症細胞の浸潤があり、しばしば粘膜腺が増殖して筋層や漿膜下まで侵入して拡張し、ロキタンスキー・アショフ洞 Rokitansky-Aschoff sinus を形成することが多い（**図12-54**）。

■ 胆嚢癌 gallbladder cancer

　60〜70歳の女性に好発する。胆嚢の底部や体部に発生し、びまん性に浸潤して胆管に達すると初発症状として黄疸が出現するが、その時点ではかなり進行していることが多い。組織学的には腺癌が90％を占めるが、残りの10％程度は腺扁平上皮癌や扁平上皮癌もみられる。半数以上は胆石症を伴っており、胆石の刺激による慢性炎症が粘膜の癌化に関連していると考えられる。癌の進展は連続性に肝臓に浸潤し、リンパ行性に肝門部や膵頭部のリンパ節に転移がみられる。腹腔内播種も比較的多く、卵巣に播種してクルーケンベルク腫瘍となることもある。

■ 肝外胆管癌 carcinoma of extrahepatic bile duct

　好発年齢は60〜70歳であるが、胆嚢癌と対照的に患者は男性が多い。発生部位は総胆管（①）、肝管と胆嚢管の合流部（②）、および十二指腸への開口部であるファーター乳頭部（③）で、この順番に好発する（**図12-55**）。初発症状は閉塞性黄疸である。一般に予後は不良であるが、ファーター乳頭部に発生したものは早期から黄疸の症状が現れることが多く、膵頭十二指腸切除術により根治可能の場合がある。

C　膵臓

① 膵炎

Summary

1. 急性膵炎は活性化された膵消化酵素による自己消化である。
2. 脂肪壊死は急性膵炎の特徴的所見である。
3. 急性膵炎は暴飲、暴食、多量の飲酒の後に起きることが多い。
4. 慢性膵炎の多くはアルコール性である。

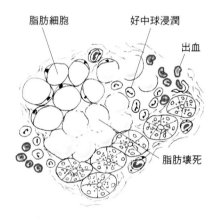

図12-56　急性膵炎の組織所見

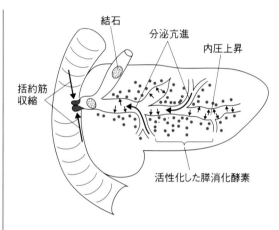

図12-57　急性膵炎の発生機序

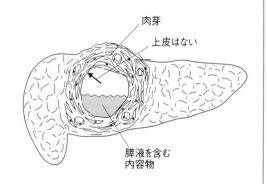

図12-58　膵仮性嚢胞

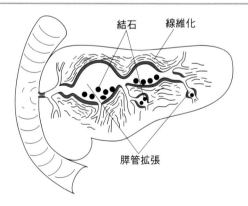

図12-59　慢性膵炎

■ 急性膵炎 acute pancreatitis

　急激に発症する腹部の激痛を特徴とし、これは膵酵素による膵臓の自己消化と、これに伴った炎症に由来する。膵臓の消化酵素の一種であるアミラーゼの血液中および尿中の増加がみられる。重症度には幅があり、簡単に治癒する急性浮腫性膵炎 acute edematous pancreatitis から、生命の重大な危機を伴う急性出血性膵炎 acute hemorrhagic pancreatitis までの病型がある。いずれの病型においても遊離した膵リパーゼにより脂肪壊死 fat necrosis がみられる。さらに、重症になると血管も破壊されて出血を伴うようになる（図12-56）。病気の本態は、正常では膵内で活性化されることはない膵酵素が、膵内で活性化してしまうことである。原因の多くは胆道疾患、とくにビリルビン結石とアルコールである。結石による胆管や膵管の閉塞や、アルコールによる十二指腸乳頭括約筋の攣縮により、膵管内圧の上昇や胆汁の膵内逆流が膵酵素の活性化につながると推定される（図12-57）。急性膵炎の発症は暴飲暴食や多量の飲酒の後に起きることが多い。後遺症として仮性嚢胞 pseudocyst を形成することがある。これは破壊された膵組織内に形成された嚢状の空隙で、内面は肉芽で構成され上皮細胞の裏打ちはない。内容物は膵酵素を含んでおり、破裂や感染を起こすと非常に危険である（図12-58）。

■ 慢性膵炎 chronic pancreatitis

　持続性あるいは間欠性の上腹部痛、脂肪便、糖尿病を呈する慢性疾患で、成人例の原因の大部分は慢性のアルコール摂取である。アルコールにより膵外分泌は亢進する一方で、十二指腸乳頭部括約筋は収縮して膵管内圧が上昇し、膵酵素の活性化によって膵実質の破壊が繰り返される。その結果、膵臓は線維性の硬い瘢痕に置換されて、膵管は拡張し分泌物が貯留しており、分泌物が濃縮して結石を伴うことが多い（図12-59）。膵は硬く萎縮するため慢性萎縮性膵炎とよばれる。結石は小型の砂状のものがみられ、程度が著しい場合は腹部の単純レントゲン写真でも確認できる。

■ 囊胞性膵線維症 cystic fibrosis of pancreas

　先天性の全身性外分泌腺異常で、分泌物が異常に濃厚であるため腺管腔を閉塞し、さまざまの障害を生じる。常染色体劣性（潜性）遺伝病で、欧米人に多い疾患であるが、日本人では非常にまれである。膵では分泌導管が粘稠な分泌物で閉塞されてしまうため、腺房や小導管に分泌物が貯留し拡張する。間質は線維化に陥り、腺房は萎縮して、一種の慢性萎縮性膵炎の状態となる。

　急性膵炎の主症状は上腹部の激痛で、しばしば背部へ放散する。ショック症状を伴う場合は重症である。腹腔内出血により臍周囲が紫色となることがある（カレン徴候）。臨床検査では血清および尿中のアミラーゼの上昇がみられる。治療は絶飲食と胃液の持続吸引で膵液の分泌を抑制し、鎮痛剤を投与する。水分補給と電解質補正のため輸液を行う。看護援助としてはバイタルサインおよび水・電解質バランスのモニタリング行う。また、体位の調節や鎮痛剤の投与により安静と休息が得られるようにつとめる。

C　膵臓

② 膵腫瘍

Summary

1．膵癌は膵頭部に多い（60％）。
2．膵頭部癌の初発症状は閉塞性黄疸であることが多い。
3．膵体・尾部癌は症状に乏しく、早期発見は難しい。
4．膵島細胞腫は良性で、ホルモン産生・分泌能をもつものが多い。
5．シップル Sipple 症候群（MEN 2A）は甲状腺髄様癌と褐色細胞腫の組み合わせである。

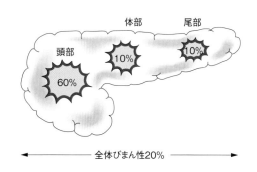

図12-60　膵癌の部位別発生頻度

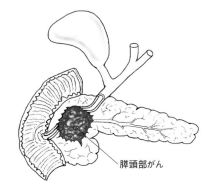

図12-61　膵頭部癌と閉塞性黄疸

病　型	臓　器	病　変	頻　度	産生ホルモン
MEN1型 ウェルマー症候群	副甲状腺	過形成＞腺腫＞癌	95％	PTH
	膵島	腺腫＞過形成＞癌	60％	ガストリン＞グルカゴン
	下垂体	腺腫＞過形成	60％	非機能性
	副腎皮質	過形成＞腺腫＞癌	25％	
	甲状腺	過形成＞腺腫＞癌	20％	
MEN2A型 シップル症候群	甲状腺	髄様癌	100％	カルシトニン
	副腎髄質	褐色細胞腫	60％	カテコールアミン
	副甲状腺	過形成＞腺腫	20％	PTH
MEN2B型	甲状腺	髄様癌	100％	カルシトニン
	皮膚・粘膜	神経腫＞神経節腫	80％	
	副腎髄質	褐色細胞腫	50％	カテコールアミン
		マルファン症候群様体型	70％	

図12-62　多発性内分泌腫瘍症候群

■ 膵癌 pancreatic cancer

膵臓の導管上皮から発生する腺癌が大部分である。男女比は２：１で男性に多く、好発年齢は50～60歳である。発生部位は頭部、体部、尾部に分けられるが、頭部に発生するものが60％と最も多い（図12-60）。膵頭部内は総胆管が走行しているため膵頭部癌は閉塞性黄疸をきたしやすく、黄疸が初発症状であることが多い（図12-61）。体部および尾部の癌はかなり進行するまで症状に乏しいため、転移巣が先に症状を現して原発巣の膵癌が後から発見されたり、死亡するまで発見できず、病理解剖ではじめて膵癌の転移であることがわかることもある。膵癌は早期発見が難しく、また、手術の難しい部位であるため予後は非常に悪い。膵頭部癌で比較的早期に発見されたものは期待がもてるが、膵体尾部癌はとくに予後不良である。

■ 膵内分泌細胞腫 pancreatic endocrine cell tumor

膵の内分泌細胞由来の腫瘍で、ホルモン産生・分泌能をもったものが多い。腫瘍は良性のことが多いが悪性の場合もある。普通は単発性に生じるが、多発性内分泌腫瘍症候群（Nursing eye参照）に伴うものは多発性のことが多い。症状は分泌するホルモンの種類と量に依存する。産生・分泌されるホルモンでいちばん多いのはインスリンで、この場合はインスリノーマ insulinoma とよばれる。低血糖発作のために、しばしば昏睡に陥ったり、行動異常を呈することがある。非常に頻度は少ないが、次にみられるのはグルカゴンを産生するグルカゴノーマ glucagonoma である。無症状のことが多いが、２次性の糖尿病を呈したり、特殊な皮疹を伴うことがある。

多発性内分泌腫瘍症候群 multiple endocrine neoplasia（MEN）とよばれる内分泌系腫瘍や過形成の多発する症候群が知られている。その組み合わせから１型、２Ａ型、２Ｂ型の３型に分類されてそれぞれ症候群とされている（図12-62）。いずれも常染色体性優性（顕性）遺伝病で、原因遺伝子が同定されている。

MEN 1型（ウェルマー Wermer 症候群）：副甲状腺、下垂体および膵内分泌細胞の腫瘍や過形成があり、さらに副腎皮質や甲状腺の病変を伴うこともある。がん抑制遺伝子 *MEN1* の機能喪失変異による。

MEN 2Ａ型（シップル Sipple 症候群）：甲状腺の髄様癌とよばれる特殊な癌と副腎髄質の神経節細胞由来でカテコールアミンを分泌する褐色細胞腫を合併する。副甲状腺の腺腫や過形成を伴うこともある。褐色細胞腫のための高血圧を呈することが多い。髄様癌ではカルシトニンの分泌を伴うが無症状のことが多い。副甲状腺機能亢進症があれば高カルシウム血症を呈する。がん遺伝子 *RET* の機能獲得変異に起因する。

MEN 2Ｂ型（3型）：MEN のなかでは最も頻度が低い。甲状腺髄様癌と褐色細胞腫に加えて皮膚や粘膜の神経腫や神経節腫などの神経系の良性腫瘍が多発する。マルファン症候群 Marfan syndrome に似た骨格系の異常を呈する事もある。がん遺伝子 *RET* の機能獲得変異に起因する。

① 原発性糸球体疾患①

Summary

1. 腎炎症候群は血尿、タンパク尿、高血圧、および腎機能低下からなる。
2. 腎炎症候群は経過により急性、亜急性、慢性に分けることができる。
3. ネフローゼ症候群は高度のタンパク尿、低アルブミン血症、浮腫、脂質異常症からなる。

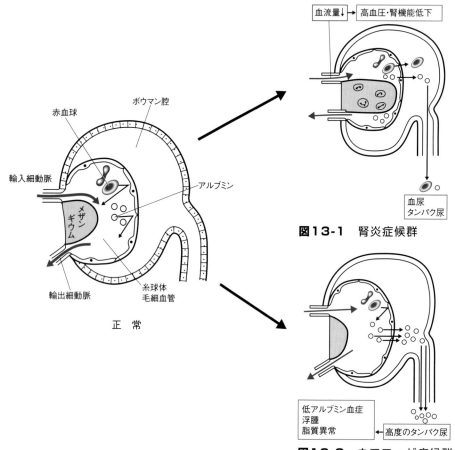

図13-1 腎炎症候群

図13-2 ネフローゼ症候群

　原発性糸球体疾患は膠原病などの基礎疾患なしに、糸球体に病変が生じるもので、臨床的には腎炎症候群あるいはネフローゼ症候群のどちらかの症状を呈する。原因不明のアレルギー性炎症によるものが多いが、全く原因不明のものもある。

■ 腎炎症候群 nephritic syndrome

　腎炎症候群では主に糸球体における炎症の結果、糸球体毛細血管の透過性が高まって血液中のタンパク質や赤血球が尿中に漏れ出るため血尿 hematuria とタンパク尿 proteinuria が出現する。また、糸球体での炎症細胞浸潤やメザンギウム細胞の増殖のために糸球体毛細血管が圧迫されて細くなり、腎血流量が減少する。そのため腎臓の老廃物を取り除く機能、すなわち腎機能の低下とレニン・アンジオテンシン系を介した高血圧症がみられる（図13-1）。経過によって急性、亜急性、慢性の腎炎症候群に分けることができる。急性腎炎症候群は急激に発症し、症状も強いが、急性期を乗り越えれば、治癒することが多い。亜急性腎炎症候群は月単位の経過で発症・増悪し半年程度で腎臓が荒廃し、腎不全となる。慢性腎炎症候群は最初から慢性腎炎症候群としてみられるものと急性腎炎症候群に引き続いて起きるものがある。経過はさまざまで、徐々に腎機能が悪化し長年の経過で慢性腎不全に陥るものや、軽度のタンパク尿や血尿が持続するが腎機能は保たれる場合もある。

■ ネフローゼ症候群 nephrotic syndrome

　ネフローゼ症候群は高度のタンパク尿、低アルブミン血症 hypoalbuminemia、浮腫 edema および脂質異常症 dyslipidemia からなっている。原因は腎糸球体毛細血管のタンパク質に対する透過性の強い亢進で、このためタンパク尿の量は腎炎症候群より非常に多く、尿タンパクは1日量で3.5g以上が診断基準となっている（図13-2）。大量の血漿タンパク質、そのなかでもとくにアルブミンが尿中に失われるため、低アルブミン血症となり、その結果、血漿の膠質浸透圧は低下して浮腫が出現する。低アルブミン血症に伴った複雑な機序による脂質代謝の異常の結果、脂質異常症、とくに高コレステロール血症が出現する。腎機能は原疾患の末期に至るまでは保たれることが多い。

　腎生検は原発性糸球体疾患の診断のために非常に重要な検査である。患者を腹這いの状態に固定して、局所麻酔下に、背部よりシルバーマン針とよばれる中空の2重針を腎臓の下極部に刺して腎臓の組織を採取する。得られた組織はパラフィン包埋組織切片として光学顕微鏡で観察するとともに、蛍光抗体法で免疫グロブリンや補体の沈着の有無を調べ、さらに電子顕微鏡でも観察する。このため、得られた組織は速やかに3個に分割し、光学顕微鏡用にはホルマリン固定、蛍光抗体用には凍結標本、電子顕微鏡用にはグルタールアルデヒド固定を行わなければならない。腎生検に関する患者への看護援助は次のとおりである。

1．検査前8時間の食事・飲料の制限をする。
2．検査前に鎮静剤の投与が行われることを伝える。
3．検査の手技についてよく説明し理解させる。
4．検査後はシルバーマン針穿刺部位を圧迫し12時間は臥床・安静を保たなければいけ
　　ないことを伝える。
5．検査後は頻繁に血圧、脈拍、および呼吸状態についてモニタリングする。

❷ 原発性糸球体疾患②

Summary

1. 管内増殖性糸球体腎炎は小児の溶連菌感染後急性糸球体腎炎でみられる。
2. メザンギウム増殖性糸球体腎炎は腎炎症候群となる場合とネフローゼ症候群を呈する場合の両方の可能性がある。
3. 小児のネフローゼ症候群は微小糸球体変化群であることが多く、予後がよい。
4. 成人のネフローゼ症候群は膜性腎症と巣状糸球体硬化症が多く、治療抵抗性のものが多い。

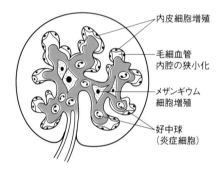

図13-3 管内増殖性糸球体腎炎

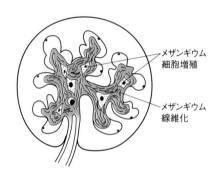

図13-4 メザンギウム増殖性糸球体腎炎

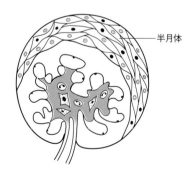

図13-5 半月体形成性糸球体腎炎

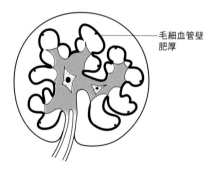

図13-6 膜性腎症

原発性糸球体疾患は生検で得られた糸球体の所見によって以下のように分類できる。

■ 管内増殖性糸球体腎炎 endocapillary proliferative glomerulonephritis

代表例は小児の溶連菌感染後急性糸球体腎炎である。A群 β 溶血性連鎖球菌 group A, β-hemolytic streptococcus による上気道の先行感染が治癒して 2 ～ 4 週間を経過した後に、突然の血尿、タンパク尿、浮腫、高血圧で発症する。通常は予後良好であるが、少数例では慢性化もみられる。腎糸球体には好中球を含む炎症細胞浸潤とメザンギウム細胞や血管内皮細胞の増殖がみられ、毛細血管内腔は狭小化する（図 13-3）。毛細血管壁には連鎖球菌を抗原とする免疫複合体の沈着が電子顕微鏡で確認できる。Ⅲ型アレルギー反応による病態である。

■ メザンギウム増殖性糸球体腎炎 mesangial proliferative glomerulonephritis

管内増殖性糸球体腎炎の慢性型で、メザンギウムの増殖や線維化を主体とするが、炎症細胞浸潤は軽度である（図 13-4）。通常は慢性腎炎症候群を呈するが、ネフローゼ症候群となる場合もある。軽症のまま経過し腎機能が比較的保たれるものと、糸球体の線維化が次々と進んで腎組織が荒廃し慢性腎不全に陥る場合とがある。

■ 半月体形成性糸球体腎炎 crescentic glomerulonephritis

半月体とよばれる三日月形の細胞増殖が多数の糸球体でボウマン囊の内側に形成されるもので（図 13-5）、臨床的には亜急性腎炎症候群を呈して数か月程度の経過で不可逆的な腎不全に陥る。このため急速進行性糸球体腎炎の別名もある。

■ 膜性腎症 membranous nephropathy

糸球体毛細血管壁の均等な肥厚をきたすが、メザンギウム細胞の増殖は乏しい（図 13-6）。肥厚は毛細血管基底膜内に免疫複合体が数珠状に沈着するためで、蛍光抗体法でその沈着を確認できる。成人のネフローゼ症候群の多くを占めている。ネフローゼ症候群の治療に多く用いられるステロイド剤が本症では無効のことが多く、長い経過をとって最終的には腎不全に陥る。

■ 膜性増殖性糸球体腎炎 membranoproliferative glomerulonephritis

糸球体毛細血管壁の不均等な肥厚とメザンギウム細胞の増殖の両方がみられる。基底膜とメザンギウムの両方に補体第3成分（C3）の沈着があり、血液中の補体も低下することが多い。ステロイド剤や免疫抑制剤による治療に抵抗性で、慢性腎不全は避けられない。

■ 微小糸球体変化群 minimal change disease

光学顕微鏡では糸球体にほとんど異常がみられないが臨床的にはネフローゼ症候群を呈する病気で、小児に多くみられる。電子顕微鏡では糸球体上皮細胞の足突起に癒合などの異常が認められる。ステロイド剤が有効のことが多く予後は良好である。

■ 巣状糸球体硬化症 focal glomerular sclerosis

皮髄境界に近い深部の糸球体に始まる分節状のメザンギウム線維化がみられ、臨床的には成人のネフローゼ症候群を呈する。治療抵抗性の予後不良疾患で数年の経過で腎不全となることが多い。生検で病変のある糸球体が得られないことが多いため微小糸球体変化群との鑑別が難しいことがある。

❸ その他の糸球体疾患

Summary

1．ループス腎炎は SLE で起きる糸球体腎炎である。
2．ループス腎炎の特徴的所見はワイヤーループ病変である。
3．糖尿病性腎症では結節性糸球体硬化症がみられる。
4．アルポート症候群は代表的な遺伝性腎炎である。
5．IgA 腎症では IgA がメザンギウムに沈着している。

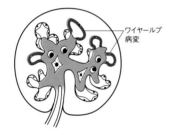

図13-7　ループス腎炎（ワイヤー・ループ病変）

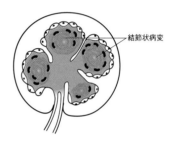

図13-8　糖尿病性腎症（結節性糸球体硬化症）

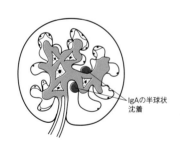

図13-9　IgA腎症（半球状沈着物）

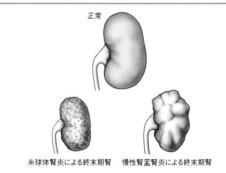

図13-10　終末期腎
（慢性糸球体腎炎と腎盂腎炎によるもの）

■ ループス腎炎 lupus nephritis

　　全身性エリテマトーデス systemic lupus erythematosus（SLE）は細胞の核内物質に対する自己免疫疾患である。この際、腎病変としては糸球体腎炎がみられ、これをループス腎炎とよんでいる。さまざまな程度に糸球体の細胞増殖とフィブリノイド変性がみられる。病変の分布が一部

の糸球体に留まる場合（巣状ループス腎炎）や、ほとんどすべての糸球体がおかされる場合（びまん性ループス腎炎）がある。いずれの場合でも、とくに係蹄毛細血管壁にフィブリノイド物質が沈着して肥厚したものはワイヤーループ病変 wire-loop lesion とよばれ、ループス腎炎に特徴的な所見である（図13-7）。ループス腎炎の重症度がSLEの患者の予後を決定することになる場合が多い。

■ 糖尿病性腎症 diabetic nephropathy

糖尿病では細小血管の傷害（糖尿病性細小血管症 diabetic microangiopathy）が起きるが、糸球体毛細血管は好発部位である。基底膜の肥厚や結節状の硝子様物質沈着がみられ、メザンギウム基質の増加も加わって特徴的な結節性糸球体硬化症の像を呈し、キンメルスチール・ウイルソン Kimmelstiel-Wilson 病変とよばれる（図13-8）。その結果、ネフローゼ症候群をきたしたり、腎不全となる。糖尿病の罹患が長期に渡るほど発症しやすくなる。

■ アルポート Alport 症候群

代表的な遺伝性腎炎である。高率に神経性難聴を伴い、白内障も伴うことがある。常染色体優性（顕性）遺伝病である。男性では血尿とタンパク尿が幼児期から始まり、10〜30歳台で尿毒症となることが多い。女性は軽症のことが多く、尿毒症になることはまれである。糸球体にはメザンギウム細胞の増殖や半月体の形成などがみられるが、蛍光抗体法で免疫グロブリンの沈着はみられない。

■ IgA腎症 IgA nephropathy

糸球体メザンギウム細胞の増殖と基質の硬化があり、メザンギウム領域に免疫グロブリンのうちIgAが優位に沈着する糸球体疾患で、成人の慢性糸球体腎炎の多くを占めている。また、PAS染色陽性の半球状IgA沈着物がメザンギウムから突出して認められる（図13-9）。健康診断の尿検査で発見されることが多く、血液中のIgAも高値を示す。一般に予後のよい慢性糸球体腎炎とされるが慢性腎不全に陥る例も少数ある。

■ 終末期腎 end stage kidney

進行した慢性腎疾患により糸球体の荒廃が著しく、その病型を判別できないような状態を終末期腎とよんでいる。腎臓は小さく硬くなってしまい萎縮腎 contracted kidney の状態となる。ただ、肉眼的な表面の性状から、原因疾患をある程度推定することはできる。すなわち、慢性糸球体腎炎によるものは、表面が細顆粒状で、続発性萎縮腎 secondary contracted kidney とよばれる。これに対して、慢性腎盂腎炎によるものは表面が粗大な凹凸を示す（図13-10）。

Nursing Eye

慢性腎臓病 CKD chronic kidney disease

CKDとは腎機能が正常の60％以下（GFRで60ml/分/1.73㎡未満）の状態、あるいは、明らかなタンパク尿や腎障害が3ヶ月以上持続している状態を表す。比較的新しい疾患概念（2002年に国際的に提唱された）である。その原因は多彩で、糖尿病、高血圧、糸球体腎炎、自己免疫疾患や尿路閉塞などが含まれる。CKDは進行すると腎不全に陥るだけでは無く、脳卒中や心筋梗塞などの心血管病の重大なリスクファクターとなる。

④ 尿細管・間質の疾患

Summary

1．急性尿細管壊死症は臨床的に急性腎不全を呈する。
2．急性尿細管壊死症は回復可能な疾患である。
3．腎盂腎炎は細菌の上行性感染によるものが多い。
4．尿路の閉塞は水腎症を起こす。

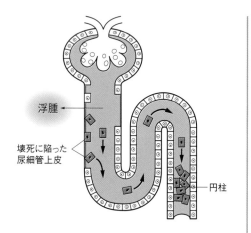

図13-11　急性尿細管壊死症

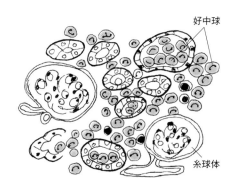

図13-12　急性腎盂腎炎

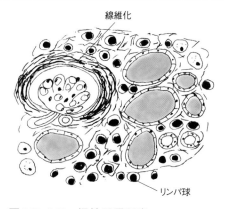

図13-13　慢性腎盂腎炎

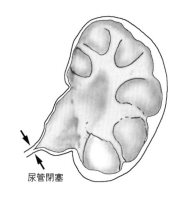

図13-14　水腎症

■ 急性尿細管壊死症 acute tubular necrosis（急性腎不全 acute renal failure）

　尿細管の急激で広範な壊死によるもので、急性腎不全（急激な乏尿または無尿と進行性の尿毒症）として発症する。尿細管上皮は再生が可能であるので、急性期の尿毒症を腹膜透析などでうまく乗り越えれば、回復は可能な疾患である。組織学的には尿細管の壊死・破壊がみられる。そのため尿細管から原尿が漏れ出して間質には浮腫があり、剥離した上皮が下部の尿細管内に集積して円柱を形成する（図13-11）。

1．**中毒性急性尿細管壊死症**：尿細管上皮に直接毒性をもつ水銀、ヒ素、燐の化合物や四塩化炭素、エチレングリコールなどが原因となる。通常は経口的に摂取されたこれらの毒物が腎臓を通過して排出されるときに尿細管上皮が傷害され壊死に陥る。

2．**虚血性急性尿細管壊死症**：腎臓の組織では尿細管上皮が最も虚血に弱い。急激な血圧低下、すなわち、ショックの際は腎動脈が収縮して腎血流量が減少する。その程度が著しいと虚血に弱い尿細管が選択的に壊死に陥る。このためショック腎ともよばれる。

■ 腎盂腎炎 pyelonephritis

　腎盂腎炎は細菌感染によって引き起こされる腎実質および腎盂の炎症である。感染経路には細菌が尿路を逆行して侵入する上行性感染と敗血症による血行性感染がある。頻度は前者が多い。

1．**急性腎盂腎炎 acute pyelonephritis**：症状は発熱、腰部痛、頻尿などで尿中に細菌や白血球が出現する。腎組織では尿細管やその周囲の間質に好中球を主体とする炎症細胞浸潤が強くみられ、腎盂粘膜にも好中球の浸潤がある。糸球体や血管にはほとんど変化を認めない（図13-12）。糖尿病患者では髄質先端部の腎乳頭での炎症が強く、腎乳頭壊死という重篤な状態となることがある。

2．**慢性腎盂腎炎 chronic pyelonephritis**：症状は急性腎盂腎炎と異なり不定・多彩であり、尿中に細菌を証明できないこともある（無菌性腎盂腎炎）。しかし、末期になると腎組織は荒廃して腎不全に陥る。肉眼的に腎臓表面は扁平な瘢痕を伴って萎縮しており、腎盂には拡張と粘膜の肥厚がみられる。組織学的に間質のリンパ球や組織球の浸潤と尿細管の萎縮があり、ボウマン嚢周囲に線維化を認める（図13-13）。

■ 水腎症 hydronephrosis

　尿管や腎盂の出口が狭窄すると、それより上部の尿路は拡張し、腎盂も拡張して腎実質は萎縮に陥ってしまう。萎縮が高度となると腎臓は尿を入れた袋のような状態になってしまう（図13-14）。この状態が水腎症で、感染を起こしやすく、しばしば、腎盂腎炎を合併する。その結果、腎盂の内容が膿性となったものは膿腎症 pyonephrosis とよばれる。尿路狭窄の原因としては尿路結石、腫瘍や炎症、前立腺の肥大過形成などがある。

■ 腎結核 renal tuberculosis

　肺結核の病巣から血行性に結核菌が腎に散布されることによって起きることがほとんどで、肺結核の存在が前提となる。結核性腎盂腎炎のかたちをとることが多く、下行性に尿管や膀胱に進展して尿路狭窄を起こし結核性膿腎症となる。

❺ 腎腫瘍とその他の腎疾患

Summary

1. 腎細胞癌（グラヴィツ腫瘍）は成人男性に多い。
2. 腎細胞癌の腫瘍細胞は胞体が明るく、明細胞癌ともよばれる。
3. 腎芽腫（ウイルムス腫瘍）は小児腫瘍である。
4. 良性腎硬化症では表面細顆粒状の萎縮腎となる。
5. 悪性腎硬化症の特徴は細動脈のフィブリノイド壊死である。

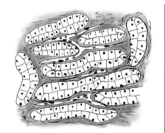

図13-15　腎細胞癌

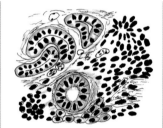

図13-16　腎芽腫

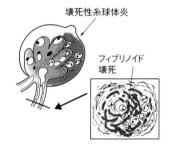

図13-18　悪性腎硬化症
（細動脈フィブリノイド
壊死と壊死性糸球体炎）

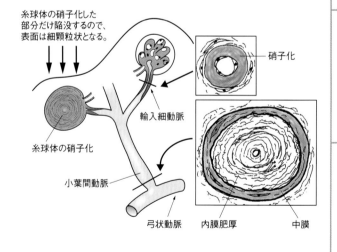

図13-17　良性腎硬化症

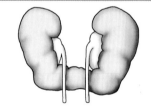

図13-19　馬蹄腎

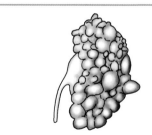

図13-20　囊胞腎

■ 腎腫瘍

1. **腎細胞癌 renal cell carcinoma**（グラヴィツ腫瘍 Grawitz tumor）：成人の腎悪性腫瘍の大部分を占めている。尿細管上皮由来の一種の腺癌である。男性に多く発生する。肉眼的には境界明瞭な黄白色調の充実性腫瘍で、出血や壊死を伴いやすい。組織学的に腫瘍細胞はグリコーゲンを含む明るい豊かな胞体をもつものが多く、明細胞癌ともよばれる（図13-15）。血管に侵入しやすく肺や骨、肝臓などに血行性転移を起こしやすい。

2. **腎芽腫 nephroblastoma**（ウイルムス腫瘍 Wilmus tumor）：5歳以下の小児にみられる腫瘍で、好発のピークは2歳台にある。腹部腫瘤として発見されることが多く、大きな腫瘤をつくるが境界は明瞭である。中胚葉の後腎芽組織から発生する混合腫瘍で、小型の紡錘形細胞からなる肉腫様成分や腺管様・胞巣状の癌腫様成分が混在しており、未熟な糸球体様の構造がみられることもある（図13-16）。手術と放射線・化学療法を併用することによりかなり良好な予後が得られる。

3. **腎盂癌 carcinoma of renal pelvis**：腎悪性腫瘍の10％程度を占め、その大部分は尿路上皮癌（移行上皮癌）である。腎盂結石の合併が多く、血尿を初発症状とすることが多い。

■ その他の腎疾患

1. **腎硬化症 nephrosclerosis**：高血圧症に関連した腎病変が腎硬化症である。

   a. **良性腎硬化症 benign nephrosclerosis**：良性の本態性高血圧症の腎病変で、萎縮腎とはなるが尿毒症に陥ることはまれである。細動脈の硝子化と、小動脈内膜肥厚・内腔狭窄が特徴的で、一部の糸球体は虚血により荒廃し硝子様物質の塊（硝子化）となる。ネフロンの荒廃と代償肥大が細かく交錯し、表面細顆粒状の萎縮腎となる（図13-17）。

   b. **悪性腎硬化症 maligant nephrosclerosis**：悪性高血圧症の腎病変で、肉眼的に腎は正常大あるいは腫大し、点状出血を伴う。細動脈のフィブリノイド壊死が特徴的所見で、糸球体にもフィブリノイド壊死と好中球の浸潤（壊死性糸球体炎）が認められる（図13-18）。急激な血圧上昇による血漿成分の血管壁内への侵入による病変である。

2. **馬蹄腎 horse shoe kidney**：先天性腎奇形で、左右の腎臓が下極で癒合している。癒合部は大動脈の腹側に位置し、その前面を尿管が下行するため尿管の圧迫狭窄を起こしやすい。腎機能は正常であるが、水腎症や尿管結石の頻度が高い（図13-19）。

3. **孤立腎嚢胞 solitary renal cyst**：後天性の尿管閉塞により、尿管が嚢胞状に拡張して数mmから数cmの孤立性単房性の嚢胞を形成する。無症状であるが、外力で破裂するとショック状態になることがある。

4. **嚢胞腎 polycystic kidney**：両側の腎臓に無数の嚢胞を形成し、腎機能が障害される（図13-20）。常染色体優性（顕性）遺伝病である。多くは成人型で生下時に病変はみられないが、徐々に嚢胞が増加し、40歳前後で腎機能障害が現れ尿毒症に陥る。肝、膵、肺にも嚢胞をみたり、脳動脈瘤を合併するすることがある。

⑥ 下部尿路疾患

Summary

1. 尿路結石はシュウ酸結石とリン酸結石が多い。
2. 膀胱癌は乳頭状に増殖する尿路上皮癌が多い。
3. 急性膀胱炎は女性に多く、起炎菌は大腸菌が多い。

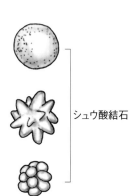

シュウ酸結石

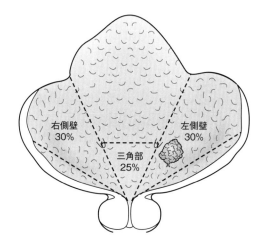

図13-22 膀胱癌の好発部位

右側壁 30%　　左側壁 30%　　三角部 25%

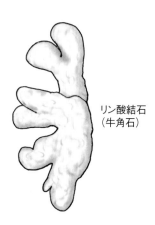

リン酸結石
（牛角石）

図13-21 尿路結石

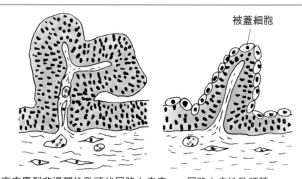

被蓋細胞

高度異型非浸潤性乳頭状尿路上皮癌　　尿路上皮性乳頭腫

図13-23 高度異型非浸潤性乳頭状尿路上皮癌と
　　　　　 尿路上皮乳性頭腫

■ 尿路結石症 urolithiasis

　尿成分から不溶物が結晶として析出し硬い固形物（結石）を形成したものである。部位により腎盂結石、尿管結石、膀胱結石、尿道結石に分けられる。結石の多くは腎盂内で形成され尿路を下行し、その過程で成長する。下行中に結石が生理的狭窄部位などで詰まって嵌頓状態になると、激烈な痛みを生じ、疝痛とよばれる。腎盂内で大きくなってしまった結石は腎盂内に留まり鋳型状となる。結石が原因となって尿路の機械的刺激による炎症、2次性の細菌感染、および水腎症などを起こす。結石の種類にはシュウ酸結石、リン酸結石、尿酸結石、シスチン結石、キサンチン結石があり、そのうち、シュウ酸結石とリン酸結石が多い（図13-21）。痛風の場合は尿酸結石が見られる。結石は尿中の成分が析出して形成されるが、その機序には、食事、体質、薬剤、内分泌など多くの要因が関連しており、不明の点も少なくない。

■ 膀胱腫瘍 urinary bladder tumors

　悪性腫瘍としていちばん多いのは尿路上皮癌 urothelial carcinoma で、悪性腫瘍としても比較的頻度の高い腫瘍である。アニリン色素工場の労働者の職業病としても知られるが、職業と無関係の例も多い。50歳以上の男性に好発し、初発症状は血尿が多い。好発部位は膀胱三角部と側壁である（図13-22）。大部分は乳頭状・多層性（上皮層が7層以上）に増殖する腫瘍細胞が内腔に向かってカリフラワー状の腫瘤を形成する（図13-23）。膀胱癌取扱い規約では異型度に応じて高異型度と低異型度の2段階に分類している。良性腫瘍としては尿路上皮性乳頭腫 urothelial papilloma がある。腫瘍細胞は乳頭状の増殖をするが上皮層の厚さは6層以下で被蓋細胞が保存されている（図13-23）。

■ 膀胱炎 cystitis

　急性膀胱炎は女性に多くみられる疾患で、それは尿道が短く細菌が侵入しやすいためと考えられる。起炎菌は大腸菌が多い。症状としては排尿痛、残尿感、頻尿などの膀胱刺激症状を伴う。膀胱内に導尿カテーテルを留置された入院患者では、その刺激や細菌侵入によるものが多くみられ、そのうち出血を伴う重症のものは出血性膀胱炎とよばれる。

■ 尿道炎 urethritis

　起炎菌により淋菌性と非淋菌性に分類される。淋菌性尿道炎は性行為によって感染し、急性化膿性炎症を起こす。強い排尿痛があり、膿尿中に淋菌を認める。非淋菌性尿道炎の大多数はクラミジア Chlamydia trachomatis の感染によるもので、やはり性行為によって感染する。臨床症状は淋菌性に比較して軽症であるが、排尿時不快感や粘液膿性の尿道分泌物が認められる。クラミジアによる尿道炎を決起として、結膜炎を伴った反応性関節炎を発症することがあり、かつてはライターReiter症候群と呼ばれた。しかし、現在では細菌性腸炎など他の先行感染でも起きうる反応性関節炎に包括されており、この病名は使用されなくなっている。

① 精巣疾患

Summary

1. 停留睾丸からは悪性腫瘍が発生しやすい。
2. 男性不妊症でいちばん多いのは特発性男性不妊症である。
3. 精巣腫瘍でいちばん多いのは精上皮腫（セミノーマ）である。
4. 精上皮腫の組織像は大型円形の腫瘍細胞の増殖にリンパ球浸潤を伴うのが特徴である。
5. 絨毛癌では男でも妊娠反応が陽性となる事がある。
6. 精巣に発生する奇形腫の思春期後型は悪性である。

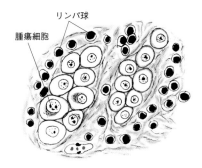

図14-1 精上皮腫の組織所見

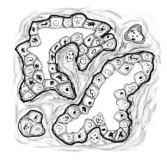

図14-2 胎児性癌の組織所見

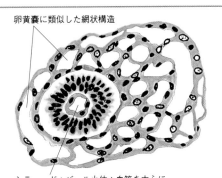

シラー・ドゥバール小体：血管を中心に
腫瘍細胞が放射状に配列。卵黄嚢腫瘍の
特徴の１つとされている。

図14-3 卵黄嚢腫瘍の組織像

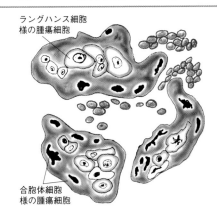

図14-4 絨毛癌の組織像

■ 停留睾丸 cryptorchism

　　発生過程で精巣が陰嚢内まで下降せず、途中に留まるもの。精子の形成が障害され、両側性の場合は男性不妊の原因となる。また、停留睾丸からは悪性腫瘍が発生しやすい。

■ 男性不妊症 male sterility

精液中の精子数の減少や運動能力の低下による不妊症をいう。最も多いのは原因不明の特発性男性不妊症で、精巣生検の所見により

①成熟抑制 maturation arrest（胚細胞が精子を形成する過程の途中で成熟が停止している）、

②胚細胞低形成 germ cell hypoplasia（成熟過程はそろっているが精上皮細胞の数が少ない）、

③セルトリ細胞単独症 germ cell aplasia, Sertoli-cell-only syndrome（胚細胞が無く、セルトリ細胞のみが認められる）の3種類に分類される。

■ 精巣炎 orchitis・精巣上体炎 epididymitis

流行性耳下腺炎（おたふくかぜ）の約20％で精巣炎がみられ、その後遺症は男性不妊の原因となることがある。精巣上体炎は結核性、淋菌性および非淋菌性（ブドウ球菌、大腸菌などによる）のものがある。

■ 精巣腫瘍 testicular tumors

精巣に発生する腫瘍は悪性の胚細胞性腫瘍が多い。また、症例の半数以上は複数の組織型の胚細胞性腫瘍が混在する複合組織型腫瘍である。

1. 精上皮腫（セミノーマ）seminoma：精巣腫瘍の内で最も頻度が高い。30〜40歳台に発生し、精巣の腫大で気づかれることが多い。腫瘍は灰白色充実性で境界は明瞭である。組織学的には精母細胞に似た大型で円形の腫瘍細胞の増殖からなり、間質にリンパ球の浸潤を伴うのが特徴である（図14-1）。放射線治療に対する感受性が高い。純粋の精上皮腫で、遠隔転移のない例では5年生存率は95％と非常に予後がよい。

2. 胎児性癌 embryonal carcinoma：小児あるいは20〜30歳台に好発する。異型性が強く、非常に転移を起こしやすい。組織学的には大型で異型性の強い腫瘍細胞が腺管状や乳頭状に増殖し、核分裂像を多数認める（図14-2）。化学療法に対する感受性が高く、転移のないものでは5年生存率は80％である。

3. 卵黄嚢腫瘍 yolk sac tumor：新生児〜小児に好発する。腫瘍は卵黄嚢に似た網状、管状、乳頭状、充実性の構造を示す未熟な内皮様細胞の増殖からなっている（図14-3）。腫瘍細胞はαフェトプロテインを産生するので、その測定値が診断や治療効果の判定に用いられる。背景の精巣組織内に精管内胚細胞腫瘍（GCNIS）の病巣が見られる思春期後型の予後は不良であるが、これを欠く思春期前型の予後は比較的良好である。

4. 絨毛癌 choriocarcinoma：絨毛における合胞体細胞とラングハンス Langhans 細胞に類似した腫瘍細胞が増殖するが、絨毛構造は形成しない（図14-4）。精巣腫瘍中では最も悪性度が高い。腫瘍細胞はヒト絨毛性ゴナドトロピン human chorionic gnadotropin（hCG）を産生するので、妊娠反応陽性となる。

5. 奇形腫 teratoma：幼児から成人まで幅広く見られる。腫瘍性杯細胞が様々な体細胞成分（例えば神経系組織、筋組織、骨・軟骨組織、扁平上皮、甲状腺、気管、皮膚など）への分化を呈しながら増殖したものである。これらの成分は組織構造がランダムに、あるいは、器官の構造を模倣して配列する。背景の精巣組織内に精管内胚細胞腫瘍（GCNIS）の病巣が見られる思春期後型は悪性、これを欠く思春期前型は良性である。

❷ 前立腺疾患

Summary

1. 前立腺肥大症は内腺の過形成であるため著しい排尿障害をきたす。
2. 前立腺癌は前立腺の外側から発生し、排尿障害より周囲への浸潤が先に起きやすい。
3. 中分化型前立腺癌は腫瘍細胞が篩の目状構造を呈する。
4. PSA は前立腺癌の腫瘍マーカーとして重要である。
5. 前立腺には高頻度に潜在癌がみつかる。

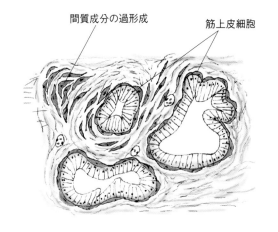

図14-5 前立腺過形成（組織所見）

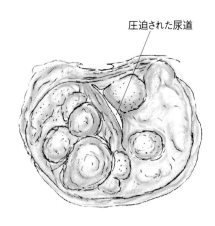

図14-6 前立腺過形成（肉眼所見）

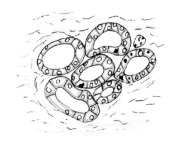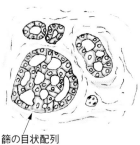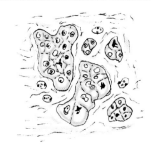

高分化型　　　　　　　　　　中分化型　　　　　　　　　　低分化型

図14-7 前立腺癌（高分化型、中分化型、低分化型）

■ 前立腺炎 prostatitis

　急性前立腺炎 acute prostatitis の多くは淋菌、大腸菌などによる尿路感染に続発し、化膿性炎症のかたちをとる。慢性前立腺炎 chronic prostatitis は急性型から移行したものと、はじめから慢性炎症のかたちでくるものがある。最初から慢性のものは歯・扁桃・副鼻腔からの血行性感染によるものが多い。

■ 前立腺肥大症（過形成）benign prostatic hypertrophy（hyperplasia）

　正確には肥大 hypertrophy ではなく過形成 hyperplasia である。尿道周囲の前立腺内側の腺成分に過形成が起き、通常、同時に間質成分（平滑筋と線維芽細胞）も増生している。増殖した腺上皮に異型性を認めず、外側に筋上皮細胞を伴っているのが特徴である（図14-5）。その結果、前立腺自体は多結節性の腫大をきたし、尿道は著しく圧迫されて狭窄し、排尿障害をきたす（図14-6）。排尿障害が続くと膀胱、尿管、腎盂が拡張し、水尿管症、水腎症を起こす。この状態を放置すると、膀胱炎や腎盂腎炎を合併しやすくなる。前立腺肥大症は高齢者にみられる疾患で、加齢に伴う性ホルモンのバランスの崩れが原因と考えられている。

■ 前立腺癌 prostatic cancer

　60〜70歳台の高齢者に多く発生する。欧米では男性の悪性腫瘍のうちでは最も発生頻度の高いものの1つである。わが国でも最近は増加傾向が顕著である。組織型は腺癌が大多数で、高分化型のものから低分化型のものまであるが、高分化型と中分化型が多い。高分化型では大きさのそろった小型腺管状の配列をとる腫瘍細胞の増殖からなるが、過形成とは異なり筋上皮細胞を伴わない。中分化型ではこれに加えて腫瘍細胞の配列が篩の目状のパターン cribriform pattern を呈する成分が加わる（図14-7）。肥大症とは対照的に前立腺実質の外側から発生するので、尿道をおかして排尿障害を起こす前に周囲組織へ浸潤したり転移する傾向がある。リンパ行性転移は所属リンパ節である骨盤内と傍大動脈リンパ節にみられ、血行性転移は骨転移が多い。腫瘍細胞は前立腺特異抗原 prostate specific antigen（PSA）を産生・分泌するので、診断や治療後の経過観察に役立つ。PSAは特異性が高いので、前立腺癌の腫瘍マーカーとしてスクリーニング検査に用いられている。前立腺癌はホルモン依存性であり、男性ホルモンで増殖し、女性ホルモンで抑制される。このため精巣摘除術とエストロゲン製剤の投与が治療法（ホルモン療法）として行われている。前立腺癌以外で亡くなった50歳以上の剖検例の前立腺を詳細に調べると、15〜20％に転移や周囲への浸潤のない小さな前立腺癌を発見できるという。このような臨床的に発見不可能な癌は潜在癌 latent cancer とよばれ、プロモーターが働かなければ一生そのままに留まると考えられている。臨床的な前立腺癌の発生率は人種によって異なるが、潜在癌の頻度はあまり変わらない。この事実は地理病理学的に興味をもたれている。

A 女性生殖器

 # 外陰部と膣の疾患

Summary

1. 外陰・膣では性感染症 STD が多くみられる。
2. 外陰癌の一部は異形成 VIN を経て発生する。
3. 外陰は乳房外パジェット病の好発部位である。
4. 閉経後の女性では老人性膣炎がみられる。

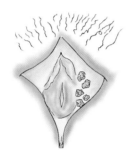

図15-1 尖圭コンジローマ（外陰部所見）

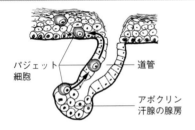

パジェット細胞 ／ 道管 ／ アポクリン汗腺の腺房

図15-3 外陰パジェット病

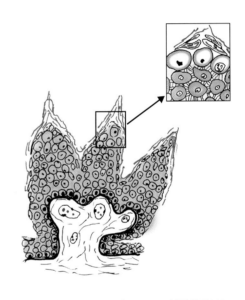

図15-2 尖圭コンジローマ（組織所見）

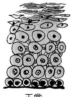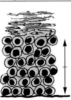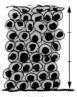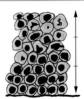

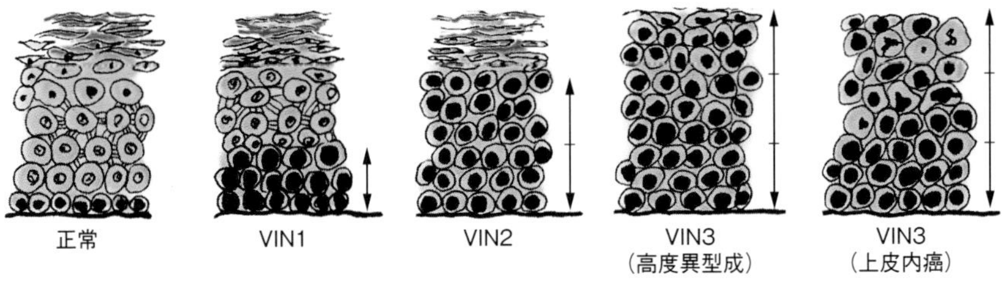

正常　VIN1　VIN2　VIN3（高度異型成）　VIN3（上皮内癌）

図15-4 外陰上皮内腫瘍

■ 外陰・腟の性感染症関連疾患 STD sexually transmitted disease of vulva and vagina

外陰部には主に性行為によって感染を受けた結果生じる病変が多くみられる。梅毒は梅毒トレポネーマによる全身感染症であるが、その第1期には外陰や腟に初期硬結を形成する。第2期では扁平コンジローマ condyloma latum という多発性の隆起性病変がみられる。2型単純ヘルペスウイルス感染も外陰・腟の病変は主に性行為により感染し、有痛性の水疱やびらんを形成する。尖圭コンジローマ condyloma acuminatum はヒトパピローマウイルス（HPV）感染による病変で外陰部、腟壁、子宮頚部にポリープ状の病変をつくる（図15-1）。重層扁平上皮の乳頭状増殖からなり、表面に角化物が増加し上皮細胞の核周囲に空胞を形成するのが特徴である（図15-2）。HPVは現在80種類以上の型が知られているが、尖圭コンジロームは6，11型による感染が多い。伝染性軟属腫は軟属腫ウイルスの感染によるイボで、小児に多い「水いぼ」として知られているが、成人の間で性行為によっても広がることがある。

■ 乳房外パジェット病 extrammary Paget's disease

外陰部に難治性のびらんを伴った湿疹様の病変が持続する。組織学的に調べると上皮内にパジェット細胞とよばれる胞体の淡明で大型の腺癌細胞がみられる。深部のアポクリン汗腺で発生した癌細胞が上皮内を移動して、表面の重層扁平上皮内に達したものである（図15-3）。非浸潤癌であるためこの段階で治療されれば予後は良好であるが、放置すれば浸潤癌に進展する。乳房の乳頭部で最初に乳管癌由来の同様の病変が発見されパジェット病と名づけられた。そのため、乳頭部以外のものは乳房外パジェット病とよばれる。

■ 外陰癌 carcinoma of the vulva

高齢の女性にみられ、その大部分は扁平上皮癌である。局所での浸潤と鼡径リンパ節転移がみられる。癌が外陰部に留まり、転移も鼡径リンパ節までに限局していれば、予後は良好であるが、骨盤内他臓器（膀胱、直腸など）への浸潤や血行性転移のある場合は不良である。外陰癌の多くは最初から浸潤癌で発見されるが、比較的年齢の若い例では扁平上皮異形成を経て発症するものがある。外陰扁平上皮の異形成は外陰上皮内腫瘍 VIN vulvar intraepithelial neoplasia ともよばれ、上皮層内に扁平上皮系の異型細胞がみられるが基底膜を越えて間質内への浸潤は認めない。異型性の程度に従ってVIN1〜3に分類される。すなわち、軽度異形成相当のものはVIN1、中等度異形成相当のものはVIN2とよばれる。高度異形成と上皮内扁平上皮癌は互いに鑑別が難しいので区別せずにまとめてVIN3とされる（図15-4）。

■ 腟炎 vaginitis

外陰部でみられたさまざまの細菌やウイルスなどの感染症は同様に腟炎も起こしうる。成熟女性の腟正常細菌叢は腟を酸性に保ち雑菌の繁殖を抑制する。この細菌叢は女性ホルモンにより保たれるが、閉経後は細菌叢が破壊され雑菌による腟炎を起こしやすくなる。このようなものは老人性腟炎とよばれる。

A 女性生殖器

❷ 子宮頸部の疾患

Summary

1. 慢性頸管炎は多くみられる良性疾患であるが子宮頸癌との鑑別が必要である。
2. 頸管ポリープは非腫瘍性で癌化することはない。
3. 子宮頸癌は子宮癌の8割を占め、組織型は扁平上皮癌が多い。
4. 子宮頸癌のうち上皮内癌と微小浸潤癌は予後良好である。
5. 子宮頸部扁平上皮癌は異形成CINを経過して発生する。

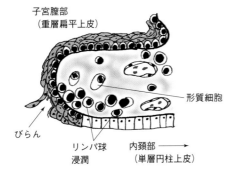

図15-5 慢性頸管炎

図15-6 頸管ポリープ（肉眼所見）

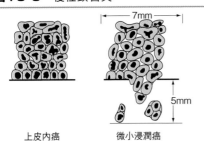

上皮内癌　　　微小浸潤癌

図15-7 上皮内癌と微小浸潤癌

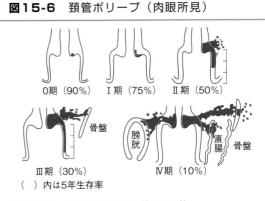

0期（90%）　Ⅰ期（75%）　Ⅱ期（50%）

Ⅲ期（30%）　　Ⅳ期（10%）

（　）内は5年生存率

図15-8 子宮頸癌の病期と予後

正常

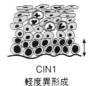

CIN1
軽度異形成

CIN2
中等度異形成

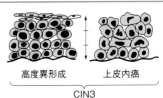

高度異形成　　上皮内癌
CIN3

図15-9 子宮頸部上皮内腫瘍CIN

■ 慢性頚管炎 chronic cervicitis・子宮腟部偽びらん pseudoerosion

子宮頚腟部では外陰・腟と同様のSTDによる炎症もみられるが、いちばん多いのは非特異性の慢性頚管炎 chronic cervicitis である。頚管粘膜にリンパ球や形質細胞が浸潤し、びらんを伴うことが多い（図15-5）。成熟女性の子宮腟部では内頚部の円柱上皮粘膜が外反して赤くみえる。この状態は肉眼的にびらんと似ているので偽びらんとよばれる。またこの状態は慢性頚管炎を伴いやすい。いずれの状態も不正性器出血や接触出血を起こしやすく、粘膜の肉眼所見も後述の子宮頚癌と似ている。

■ 頚管ポリープ cervical polyp

内頚部の粘膜から発生する非腫瘍性の隆起性病変の総称である。頚管炎に伴う炎症や頚管腺の閉塞による貯留嚢胞の形成などが原因となって粘膜が隆起する。肉眼的には小豆大程度のイチゴ状のポリープのことが多い（図15-6）。組織学的には円柱上皮性粘膜からなり、粘膜固有層には血管拡張、浮腫、貯留嚢胞などを認め、表面はびらん性で扁平上皮化生を伴うこともある。頚管ポリープが癌化することはない。

■ 子宮頚癌 uterine cervical cancer

子宮の頚部に発生する悪性腫瘍で、その大部分は扁平上皮癌である。子宮に発生する癌の約8割を占める。好発年齢は40〜50歳台で、経産婦に多く、若年初産や多産の女性に多い。初発症状は不正子宮出血や性交時の接触出血が多い。子宮頚癌の病期は0期からⅣ期に分類され、そのうち上皮内癌 carcinoma in situ（0期）と微小浸潤癌 microinvasive carcinoma（ⅠA期：径7mm以下の病変で癌の浸潤が上皮下5mm以内にとどまる）は早期癌とされる（図15-7）。病期の進行に従い予後は悪化する（図15-8）。子宮頚部の腺癌は従来はまれとされてきたが、近年増加傾向にある。

■ 異形成 dysplasia 上皮内癌 CIS carcinoma in situ / 子宮頚部上皮内腫瘍 CIN cervical intraepithelial neoplasia / 扁平上皮内病変 SIL squamous intraepithelial lesion

異形成とは子宮頚部の粘膜上皮内に異型上皮細胞があるが癌とは言えないもので前癌病変である。その異型性の程度によって軽度異形成（異型上皮細胞は上皮の基底側 1/3 以内にとどまる）、中等度異形成（異型上皮は上皮の基底側 2/3 以内）、高度異形成（異型上皮は上皮の基底側 2/3 を超えて更に上層部におよぶ）に分類される。異型上皮の増殖が上皮層のほぼ全層を置換し、異型性が癌と言えるほど強ければ上皮内癌と判断される。異形成は、消失する事もあるが、その一部は癌に進展し、その確率は異型性の強さに比例する。最近は異形成の代わりに子宮頚部上皮内腫瘍CINの用語が用いられる傾向にある。すなわち、CIN1は軽度異形成、CIN2は中等度異形成で、CIN3は高度異形成と上皮内癌を含む。また、細胞胗を基板としたベセズダ分類も用いられ、LSIL（低異型度SIL）はほぼCIN1に相当し、HSIL（高異型度SIL）はCIN2とCIN3を含む。細胞胗の報告ではASC-US（LSIL疑い）やASC-H（HSIL疑い）も用いられる（図15-9）。

子宮頚部異形成や子宮扁平上皮癌の発生にはヒト・パピローマウイルス（HPV）の感染が大きく関与している。HPVのうち16型と18型が特にハイリスクで癌に進展する可能性が高い。HPVに感染した細胞では核形の不整とともに核周囲に明暈を生じ、コイロサイトーシス koilocytosis と呼ばれる。

A　女性生殖器

❸ 子宮体部の疾患

Summary

1．機能性子宮出血はホルモンの消退出血によることが多い。
2．子宮筋腫は子宮筋層から発生する平滑筋腫である。
3．子宮腺筋症は子宮内膜の子宮筋層内侵入による。
4．閉経後の子宮出血は子宮体癌の疑いがある。

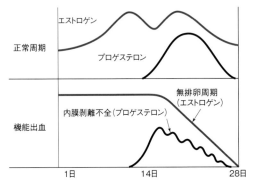

図15-10　機能性子宮出血のホルモン分泌パターン

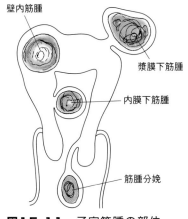

図15-11　子宮筋腫の部位

	Ⅰ型	Ⅱ型
年齢	比較的若年	高齢者
出産歴	未産婦に多い	経産婦
エストロゲン依存性	あり	なし
背景子宮内膜	子宮内膜増殖症	萎縮性子宮内膜
癌の組織型	高分化型類内膜癌	漿液性癌　明細胞癌 低分化型類内膜癌
予後	比較的良好	不良

図15-12　子宮内膜癌　Ⅰ型・Ⅱ型

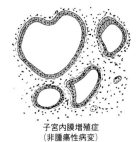

子宮内膜増殖症
（非腫瘍性病変）

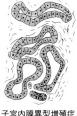

子宮内膜異型増殖症
（腫瘍性病変）

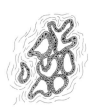

類内膜癌（G1）
（悪性腫瘍）

図15-13　子宮内膜増殖症　子宮内膜異型増殖症状　類内膜癌

■ 機能性子宮出血 functional uterine bleeding

器質性病変はなく、ホルモン分泌の不均衡で起きる子宮内膜からの出血の総称である。いろいろなタイプがあるが、比較的多いのは無排卵周期 anovulatory cycle で、エストロゲンの過剰・遷延分泌の後、急に分泌が減少し肥厚していた増殖性内膜が崩壊し出血するものである。内膜は増殖期のままで排卵はない。もう１つのパターンは子宮内膜剥離不全 irregular shedding で、分泌期にプロゲステロンが不規則に遷延して減少し、内膜出血が持続する（図15-10）。いずれもホルモン血中濃度の低下によって出血するので消退出血とよばれる。機能性出血の診断には内膜生検による器質疾患の除外が必須である。

■ 子宮筋腫 myoma uteri

子宮に発生する平滑筋腫 leiomyoma で、異型性のない平滑筋の過剰増殖からなる。人体に発生する良性腫瘍では最も頻度の高いものの１つである。肉眼的に単発あるいは多発性の、多くは球状の硬い充実性腫瘍で、周囲との境界は明瞭である。発生部位は体部や底部に多く、頚部はまれである。筋層内の部位により漿膜下、壁内、および内膜下筋腫に分けられる。また、内膜下筋腫が有茎性に下垂し、頚管から腟内へ突出したものは筋腫分娩とよばれる（図15-11）。子宮筋腫の症状としては不正子宮出血、貧血、疼痛がある。腫瘤により子宮の収縮が妨げられて月経時の出血が持続するためである。

■ 子宮内膜症 endometriosis・子宮腺筋症 adenomyosis uteri

機序は不明であるが子宮内膜組織が骨盤内の臓器内にもぐり込んで異所性増殖を示す状態が子宮内膜症である。月経周期に応じて増殖や出血を繰り返す場合は、その刺激により組織増殖、癒着、出血、嚢胞化などを伴う。子宮内膜症が子宮筋層内に広範・多発性に起きたものが子宮腺筋症で子宮筋層のびまん性肥厚をきたし、月経困難症（月経時の痛みが強いこと）などの症状を伴う。

■ 子宮内膜増殖症 endometrial hyperplasia without atypia

子宮内膜腺の大小不同で形の不正な増殖で、間質に対して腺成分が優勢となっているが、細胞異型は認めない。エストロゲンの過剰刺激による非腫瘍性増殖である。その背景となる危険因子は、肥満、多嚢胞性卵巣症候群、および、エストロゲン産生機能性腫瘍などがある。

■ 子宮内膜異型増殖症 atypical endometrial hyperplasia / 類内膜上皮内腫瘍 endometrioid intraepithelial neoplasia

子宮内膜腺の腫瘍性増殖であり、異型円上皮柱細胞の密な不整形となった腺管の増殖があるが、篩目状や乳頭状の構造は見られず、間質への浸潤も認めない。非浸潤性類内膜癌non-invasive endometriod carcinomaもこのカテゴリーに含まれる。

■ 子宮内膜癌 endometrial carcinoma

子宮内膜癌には子宮内膜増殖症を母地とするⅠ型と、これとは無関係に高齢者の萎縮内膜から発生するⅡ型がある。Ⅰ型は子宮内膜癌の約８割を占め、組織型学的にその大部分は高分化型の類内膜癌 endometrioid carcinoma であり、子宮内膜腺に類似した異型腺管の増殖からなる腺癌である。Ⅱ型の腫瘍は残りの約２割を占め、組織型としては漿液性癌 serous carcinoma と明細胞癌 clear cell carcinoma が含まれる。

A　女性生殖器

 卵巣疾患

Summary

1．卵巣腫瘍で最も多くみられるのは良性の多房性嚢胞腺腫である。
2．卵巣の胚細胞性腫瘍で最も多いのは皮様嚢腫である。
3．低分化腺癌の卵巣播種で充実性腫瘤となったものはクルーケンベルク腫瘍である。

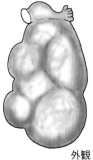

外観

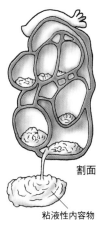

割面

粘液性内容物

図15-14　粘液性嚢胞腺腫
（肉眼像）

図15-15　ブレンナー腫瘍
（組織所見）

図15-16　明細胞癌（組織像）

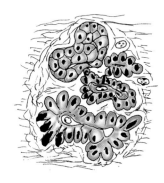

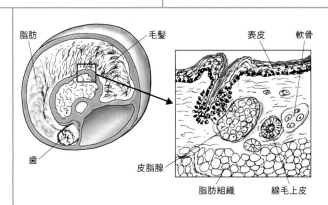

脂肪　　　　毛髪　　　　　　表皮　　軟骨

歯

皮脂腺

脂肪組織　　　線毛上皮

図15-17　皮様嚢腫

■ 卵巣嚢胞 ovarian cyst

　卵胞が排卵せずに嚢胞状に拡張したものは卵胞嚢胞 follicle cyst で、これが多発して不妊症を伴うものはスタイン・レーベンタール Stein-Leventhal 症候群とよばれる。卵巣に子宮内膜症が起こると月経周期に一致して出血を繰り返すため、黒褐色の内容物を含んだ子宮内膜嚢胞 endometrial cyst を形成する。臨床的にはチョコレート嚢胞 chocolate cyst とよばれる。

■ 卵巣腫瘍 ovarian tumors

1. **表層上皮性腫瘍**：卵巣腫瘍のなかで最も頻度の高いグループで、ミュラー管由来の卵巣表層細胞由来の腫瘍である。それらのうち頻度の高いものは多房嚢胞性の腫瘤を形成する良性の嚢胞腺腫 cystadenoma で、上皮の性格により漿液性嚢胞腺腫 serous cystadenoma（嚢胞内容物が漿液性で腫瘍細胞は卵管上皮に似ている）と粘液性嚢胞腺腫 mucinous cystadenoma（嚢胞内容物は粘液性で腫瘍細胞は子宮頚部の粘液腺上皮に似ている）がある（図15-14）。いずれもその一部あるいは大部分に異型性の強い成分を含み浸潤性増殖を認める場合は漿液性嚢胞腺癌 serous cystadenocarcinoma および粘液性嚢胞腺癌 mucinous cystadenocarcinoma である。さらに、一部に異型性を伴う成分はあっても明らかな浸潤性増殖を認めない場合はそれぞれ境界悪性漿液嚢胞性腫瘍 serous cystic tumor of borderline malignancy と境界悪性粘液嚢胞性腫瘍 mucinous cystic tumor of borderline malignancy とされるが、臨床的な予後はおおむね良好であることが多い。充実性腫瘍としては腫瘍細胞が移行上皮に類似したブレンナー腫瘍 Brenner tumor（図15-15）があり、その多くは良性である。悪性腫瘍では腫瘍細胞が子宮内膜に類似した類内膜癌 endometrioid carcinoma や、グリコーゲンをもった胞体の明るい腫瘍細胞からなる明細胞癌 clear cell carcinoma（図15-16）がある。

2. **性腺間質性腫瘍**：卵巣の間質細胞由来の腫瘍で、境界悪性または良性の腫瘍が多い。また、ホルモン活性を示すものが多い。たとえば顆粒膜細胞腫 granulosa cell tumor はエストロゲン産生能をもつことが多く、セルトリ・ライディヒ細胞腫ではアンドロゲン産生能がある。その他、莢膜細胞腫 thecoma、莢膜線維腫 thecofibroma、線維腫 fibroma などもある。線維腫は良性腫瘍であるが、まれに胸水と腹水を伴うことがあり、メイグス症候群 Meigs' syndrome として知られる。

3. **胚細胞性腫瘍**：精巣と同様に奇形腫、胎児性癌、卵黄嚢腫瘍、絨毛癌がある。精上皮腫と同じものも発生するが、卵巣のものは未分化胚細胞腫 dysgerminoma とよばれる。奇形腫は卵巣に発生する胚細胞性腫瘍の90％を占め、頻度が高い。嚢胞状で毛髪と皮脂腺成分が発達した成熟奇形腫が多く、皮様嚢腫 dermoid cyst とよばれる。

4. **転移性腫瘍**：胃癌、大腸癌、乳癌などの転移と白血病や悪性リンパ腫の浸潤がみられる。これらのうち、印環細胞癌や低分化腺癌の播種により卵巣が硬く腫瘤状となったものはクルーケンベルク腫瘍 Krukenberg's tumor とよばれる。通常両側性で、胃癌に由来するものが多い。臨床的には原発性の卵巣腫瘍とまぎらわしい所見を呈する。

A 女性生殖器

5 妊娠関連疾患

Summary

1. 妊娠 22 週未満の中絶が流産、37 週未満が早産である。
2. 子宮外妊娠のいちばん起こりやすい部位は卵管膨大部である。
3. 胞状奇胎は絨毛が水腫によりブドウの房状になったものである。
4. 胞状奇胎は絨毛癌の前癌病変で、娩出後は hCG による経過観察が必要である。
5. 絨毛癌は血行性転移をきたしやすい。

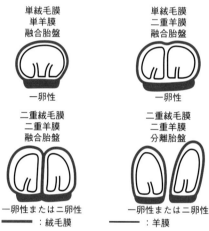

図15-18 多胎妊娠の胎盤

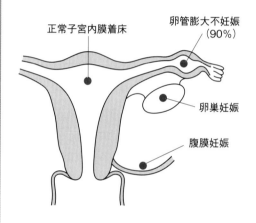

図15-19 子宮外妊娠

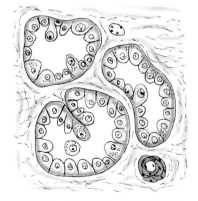

図15-20 アリアス・ステラ現象

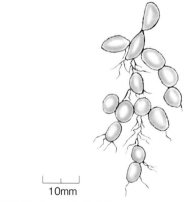

図15-21 胞状奇胎

■ 多胎妊娠 multiple pregnancy

複数の胎児を妊娠することである。一卵性と多卵性がある。一卵性の診断は胎盤の形態によって可能であるが、多卵性の場合は新生児の血液型などの検査も必要となる（図15-18）。

■ 流産 abortion・早産 premature labor

22週未満の妊娠中絶が流産で、22週以降、37週未満の出産が早産である。妊娠3か月以内の早期での流産の原因は妊娠胎児の重症の奇形や染色体異常によることが多い。妊娠4〜6か月の中期では絨毛羊膜炎などの胎盤の疾患や子宮奇形などの子宮の異常によることが多い。妊娠7か月以降の早産は妊娠中毒や常位胎盤早期剥離によることが多い。流産の診断は子宮内容掻爬物や子宮排出物の病理組織検査で絨毛などの胎盤成分や胎児の部分を確認することによって可能である。

■ 子宮外妊娠 ectopic pregnancy

妊卵が子宮体部内膜以外の部位に着床することである。部位的には卵管、卵巣、腹膜、子宮頚部などがあるが、卵管妊娠がいちばん多い（図15-19）。大半は卵管膨大部に着床し、卵管破裂を起こすと大量の腹腔内出血を起こす。卵管炎による受精卵の運動障害が原因となることがある。子宮外妊娠の約半数では子宮内膜腺にアリアス・ステラ現象 Arias-Stella phenomenon といって大型の核と空胞化した胞体をもった上皮が腺腔内に突出する所見がみられる（図15-20）。妊娠反応が陽性で子宮内容掻爬物の病理組織検査でこのような現象がみられ、胎盤成分がみられない場合は子宮外妊娠の可能性が高い。

■ 絨毛羊膜炎 chorioamnionitis

子宮頚部から上行性に感染するものが多く、流産や早産の原因となる。

■ 絨毛性疾患 trophoblastic disease

1. 胞状奇胎 hydratidiform mole：絨毛が水腫性変化により嚢状に腫大しブドウの房状となったもので、嚢胞の直径は2mm以上が規準である（図15-21）。すべての絨毛が嚢胞化し胎児や臍帯を認めない全胞状奇胎と、嚢胞化が部分的あるいは胎児、臍帯を認める部分胞状奇胎に分けられる。奇胎が子宮筋層に侵入するものは破壊性胞状奇胎あるいは侵入奇胎とよばれる。胞状奇胎を娩出した場合、後に約5％で絨毛癌の発生をみるため前癌病変として厳重にhCG測定を含む経過観察を行う必要がある。

2. 絨毛癌：胎盤絨毛を構成するトロホブラスト由来の悪性腫瘍であるが、絨毛構造は認められない。妊娠に続発する妊娠性絨毛癌と非妊娠性絨毛癌がある。妊娠性絨毛癌の約半数は胞状奇胎に続発し、残りは正常出産、流産および人工流産がそれぞれ1/3ずつを占める。非妊娠性絨毛癌には卵巣や精巣の胚細胞から発生する胚細胞性腫瘍と、胚細胞とは関係のない胃や肺などから発生する場合もある。いずれの場合でも絨毛癌は出血壊死傾向が強く高率に肺と脳への血行性転移がみられる。絨毛癌の腫瘍細胞はhCGを産生・分泌するので、その血中・尿中濃度の測定は、絨毛癌の診断や治療の経過観察に有用である。

B 乳腺

① 炎症、進行性病変、良性腫瘍

Summary

1. 急性乳腺炎は授乳期に発生する。
2. 脂肪壊死は乳癌とまぎらわしい腫瘤を形成することがある。
3. 乳腺症はホルモン失調による乳腺組織の非腫瘍性反応性増殖である。
4. 線維腺腫は境界明瞭で可動性良好な良性腫瘍である。
5. 乳管内乳頭腫では血性乳頭分泌物がみられる。

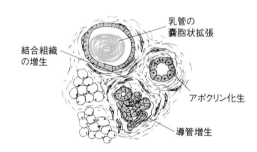

図15-22 乳腺症（組織像）

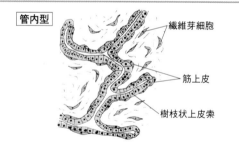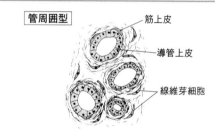

図15-23 線維腺腫（管内型と管周囲型）

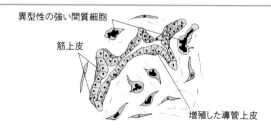

図15-24 悪性葉状腫瘍

■ 乳腺炎 mastitis

急性乳腺炎はその大半が授乳期に起き、乳頭や乳暈の傷を通じた化膿菌の侵入による。乳房の痛みと腫脹があり、膿瘍形成に至る場合もある。

■ 脂肪壊死 fat necrosis

脂肪組織の壊死に伴い脂肪を貪食した組織球や異物型巨細胞を含む肉芽腫を形成する。不整な硬い腫瘤を形成するので、臨床的に乳癌とまぎらわしいことがある。完全な良性病変で、悪性化することはない。原因は打撲などの外傷性と考えられているが、外傷の既往が明らかでないことが多い。

■ 乳腺症 mastopathy

ホルモンバランスの失調による乳腺組織の非腫瘍性反応性増殖疾患で、高エストロゲン血症が重要ではないかと考えられている。30〜40歳台女性に多く、乳腺疾患のなかでも最も多くみられるものである。病変は乳房内の硬結（しこり）として触知される。組織学的には導管上皮の増殖や嚢胞状の拡張、上皮のアポクリン化生、および間質結合組織の増生などの多彩な病変が混在してみられることが多い（図15-22）。原則として異型性はないが、増殖性の強い場合は核分裂像の出現や構造の乱れが強く癌との鑑別が難しいこともある。一部は前癌病変としての意味があると考える意見もある。

■ 女性化乳房 gynecomastia

男性の乳腺が大きくなることで、エストロゲンの増加による。乳管の増殖と周囲の浮腫状の線維化がみられる。思春期や高齢者の性ホルモンバランスの失調、エストロゲン産生腫瘍、肝硬変によるエストロゲンの代謝障害などが原因となる。

■ 線維腺腫 fibroadenoma

間質線維成分の増殖と乳腺導管上皮の腺管状増殖が同時に起きる良性腫瘍である。境界明瞭で可動性の乳房内腫瘤を形成する。20歳台女性に多くみられる。組織学的には線維成分の増殖が強く腺管を圧排進展して樹枝状の上皮索を形成する管内型と腺管周囲を線維成分が取り巻く管周囲型に分類するが、臨床的な意義はあまりない（図15-23）。いずれも腺上皮の周囲に筋上皮を伴うのが特徴である。思春期の女性では非常に大きな腫瘍を形成する場合があり、巨大線維腺腫とよばれる。

■ 葉状腫瘍 phyllodes tumor

線維腺腫と同様に線維成分と導管上皮の増殖があるが、線維成分の増殖のほうが著しい。その結果、組織学的に葉状構造を呈する。間質成分の異型性の程度に応じて良性、境界悪性、悪性の3種類に分類される（図15-24）。

■ 乳管内乳頭腫 intraductal papilloma

乳管内に発生する乳頭状の良性腫瘍で、導管上皮と筋上皮の2層性が保たれた状態で増殖している。しばしば乳管が嚢胞状に拡張したなかに発育し、嚢胞内乳頭腫のパターンをとる。症状として血性の乳頭分泌物を呈することが多い。

B 乳腺

② 乳癌

Summary

1. 乳癌の好発部位は乳房外側上部である。
2. 乳癌でいちばん多いのは浸潤性乳管癌である。
3. パジェット病は乳頭の湿疹と似た所見を呈する。
4. 乳癌は硬く可動性に乏しい乳房内の「しこり」をつくる。
5. 乳癌の一部はホルモン療法が有効である。

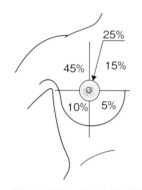

図15-25 乳癌の発生部位

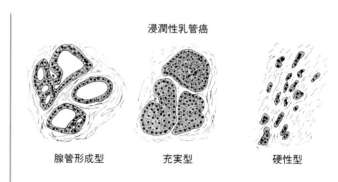

図15-26 浸潤性乳管癌の組織分類

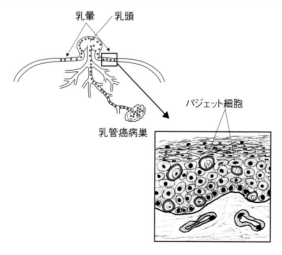

図15-27 パジェット病

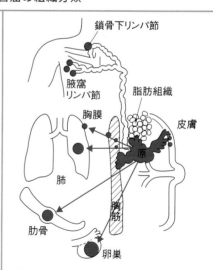

図15-28 乳癌の進展様式

■ 乳癌の疫学

　乳癌は40〜50歳台の女性に好発する。非常に少数ではあるが男性の乳腺に発生することもある。欧米では女性の悪性腫瘍の第1位を占め非常に高頻度である。わが国では欧米に比較すると頻度は1/3程度であるが、近年急速に増加しつつある。好発部位は乳房を扇形に4分割した外側上部で、左右差はない（図15-25）。乳癌は出産経験のない中高年者や高年齢で初産を経験した女性に多い傾向がある。肥満および乳癌の家族歴も危険因子とされている。

■ 乳癌の病理学

　乳癌の大部分は腺癌で、導管由来の乳管癌 ductal carcinoma と小葉由来の小葉癌 lobular carcinoma に分類される。また、浸潤の有無によって浸潤癌 invasive carcinoma と非浸潤癌 non-invasive carcinoma に分類する。このうち浸潤性乳管癌は全乳癌の90％を占め最も頻度が高い。わが国では浸潤性乳管癌をさらに、腫瘍細胞が管状配列を示す腺管形成型 tubule forming type、充実性・索状・髄様胞巣が圧排性に増殖する充実型 solid type、および小さな癌胞巣に豊富な間質を伴う硬性型 scirrhous type に分類している（図15-26）。

　特殊な乳癌としてパジェット病 Paget's disease がある。これは乳管癌が乳頭や乳暈の表皮内に進展したもので、乳頭部の湿疹様の湿潤とびらんを主徴とする。表皮内にはパジェット細胞とよばれる胞体の淡明な大型の腺癌細胞を認める。乳腺内にはパジェット細胞の由来となる非浸潤性あるいは浸潤性の乳管癌の病巣が存在するので、手術の際にはこの原発巣を含めて切除する必要がある（図15-27）。

　乳癌は局所的には乳房の脂肪組織、皮膚および胸筋へ連続浸潤し、リンパ行性には腋窩リンパ節と鎖骨下リンパ節に転移する。血行性転移は骨、肺、胸膜、および卵巣に多くみられる（図15-28）。

■ 乳癌の臨床

　乳癌は乳房内の「しこり」として発見されることが多く、硬度は硬く周囲組織と癒着して可動性に乏しい。さらに皮膚へ浸潤すると皮膚の陥凹を伴うようになる。また、血性の乳頭分泌物をみることがある。検査としては触診、乳房X軟線撮影（マンモグラフィー）、超音波検査、乳管造影、乳管内視鏡検査などが行われる。病理学的検査としては乳頭分泌物や穿刺吸引による細胞診と針生検やマンモトーム生検、切除腫瘤に関する組織診が行われる。

　乳癌の古典的な手術法は乳房切断術と所属リンパ節郭清であるが、最近は小さな癌に関して乳房部分切除や腫瘤切除と放射線療法を組み合わせた乳房温存治療が行われるようになっている。乳癌はホルモン依存性癌であるためホルモン療法も行われる。手術時の乳癌組織でエストロゲン受容体の有無を調べることができるので、陽性例に対しては術後補助療法や再発に対する治療として抗エストロゲン製剤が投与される。また、その癌細胞に於いて、がん遺伝子HER2/neuの発現タンパクであるHER2タンパクの強発現が見られる症例（全症例の15〜30％）では、HER2タンパクに対する分子標的治療薬（抗体製剤）であるトラツズマブの投与が行われる。

　わが国の乳がん患者の約4％はがん抑制遺伝子である*BRCA1/2*の機能喪失型変異に由来する遺伝性乳癌卵巣癌症候群（HBOC)である。HBOCは常染色体優性（顕性）遺伝病であり、患者は卵巣癌発生のリスクも高い。

1 下垂体疾患

Summary

1. 成長ホルモン過剰分泌は骨端線閉鎖前では巨人症、閉鎖後では先端巨大症を呈する。
2. クッシング病は下垂体腺腫からの ACTH 過剰分泌による。
3. 下垂体腺腫の視神経交叉圧迫は両耳側半盲をきたす。
4. 機能性下垂体腺腫では LH、GH、ACTH を産生するものが多い。
5. シーハン症候群は分娩時の出血性ショックが原因の下垂体前葉機能低下である。
6. 下垂体後葉の障害は尿崩症を起こす。

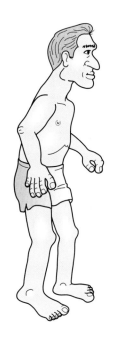

図16-1 先端巨大症

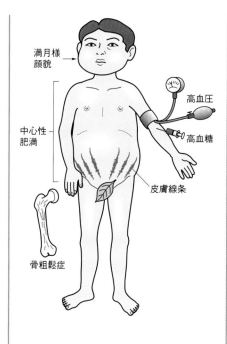

満月様顔貌
高血圧
高血糖
中心性肥満
皮膚線条
骨粗鬆症

図16-2 クッシング病

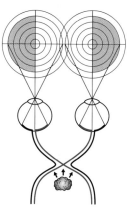

耳側視野に対応する網膜鼻側の神経は、視交叉で交差するので下垂体腫瘍による圧迫・傷害をうける。鼻側視野の神経は交差せず、外側を走行するので傷害をまぬがれる。

図16-3 下垂体腺腫による両耳側半盲

■ 下垂体機能亢進症 hyperpituitarism

1．**先端巨大症 acromegaly**：成人になって骨端線が閉鎖した後の成長ホルモン過剰分泌によってみられる症状で、四肢末端、長管骨末端部の肥大と内臓（心、腎、肝、脾）の肥大があり、下顎骨、口唇、舌も肥大し特有の顔貌となる（図16-1）。成長ホルモン産生性の下垂体腺腫が原因であることが多い。

2．**下垂体性巨人症 pituitary gigantism**：骨端線閉鎖以前の成長期に成長ホルモンの過剰分泌があると長管骨の延長をきたす。成長ホルモンは血糖値を上昇させる機能もあるので糖尿病を発症することがある。機能性下垂体腺腫が原因の場合は圧迫で性腺刺激ホルモンが減少し卵巣や精巣の萎縮を伴うことが多い。

3．**クッシング病 Cushing disease**：下垂体機能腺腫から過剰な副腎皮質刺激ホルモン（ACTH）が分泌されることにより、満月様顔貌、中心性肥満、皮膚線条、高血糖、高血圧、および骨粗鬆症をきたす。これ以外の副腎皮質糖質コルチコイド過剰により同じ症状を呈するものは本症と区別してクッシング症候群とよばれる（図16-2）。

■ 下垂体腺腫 pituitary adenoma

　下垂体前葉の腺細胞から発生した良性腫瘍である。腫瘍細胞の胞体の染色性に応じて嫌色素性腺腫 chromophobe adenoma、好酸性腺腫 acidophil adenoma、好塩基性腺腫 basophil adenoma に分類される。また、ホルモン産生能の有無によって機能性腺腫 functioning adenoma と非機能性腺腫 non-functioning adenoma に分けられる。腺腫はその増大に伴ってトルコ鞍を破壊し視交叉を圧迫した場合は両耳側半盲をきたす（図16-3）。機能性腺腫はプロラクチン、成長ホルモンおよび副腎皮質刺激ホルモンを産生するものが多い。プロラクチン過剰状態は女性では無月経・不妊症となるが、男性では無症状である。

■ 下垂体前葉機能低下症 anterior hypopituitarism

　すべての種類の前葉ホルモンの産生・分泌が減少した状態を汎下垂体機能低下症という。慢性化すると、性腺、甲状腺、副腎の萎縮、内臓の萎縮や脱毛などがみられる。

1．**シモンズ病 Simmonds' disease**：成人に発生する下垂体機能不全の総称である。

2．**シーハン症候群 Sheehan's syndrome**：分娩時の大出血による下垂体前葉の虚血性壊死が原因となるもの。

3．**下垂体性小人症 pituitary dwarfism**：発育期の下垂体前葉機能障害があると成長ホルモン不足により著しい低身長となる。身体全体のバランスは保たれ知能障害もない。

■ 尿崩症 diabetes insipidus

　淡色で低比重の尿を大量に慢性的に排出し，脱水と極度の口渇を伴う状態を尿崩症とよぶ。下垂体後葉の機能不全では抗利尿ホルモンの不足により尿崩症となる。原因疾患としては下垂体後葉や視床下部をおかす外傷、腫瘍、炎症性肉芽腫などがある。

② 甲状腺疾患①

Summary

1. バセドウ病は自己抗体による甲状腺ホルモン過剰分泌症である。
2. バセドウ病は抗TSH受容体自己抗体による受容体過剰刺激による。
3. 甲状腺機能低下症は先天性でクレチン病、後天性で粘液水腫となる。
4. 橋本病は自己免疫性の慢性甲状腺炎である。
5. 腺腫様甲状腺腫は多結節性の甲状腺過形成である。

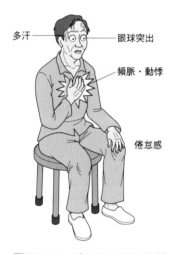

図16-4 バセドウ病の症状

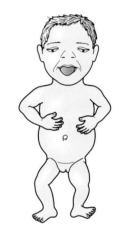

図16-6 クレチン病の顔貌

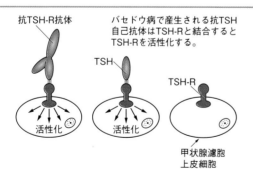

図16-5 バセドウ病の病態

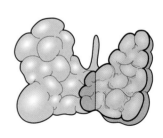

図16-7 腺腫様甲状腺腫

■ バセドウ病 Basedow's disease

　甲状腺機能亢進症を呈する代表的な疾患で、20〜30歳台の女性に多い。甲状腺がびまん性に腫大し、甲状腺ホルモンの過剰により代謝が亢進して頻脈、動悸、多汗、下痢、手指振戦、倦怠感がある。また、眼球突出を伴うことが多い（図16-4）。病気の本態は甲状腺刺激ホルモン受容体（TSH-R）に対する自己抗体を産生する自己免疫疾患と考えられている。抗TSH-R自己抗体はこの場合甲状腺刺激ホルモンと同様の働きをもち、TSH-Rに結合してこれを活性化する（図16-5）。眼球突出は自己免疫反応による眼窩内結合織の浮腫性炎症のためである。甲状腺では濾胞上皮の過形成と間質のリンパ球浸潤がみられる。

■ 甲状腺機能低下症 hypothyroidismus

1. **クレチン病 cretinism**：先天性の甲状腺欠損や甲状腺ホルモン合成酵素の先天性欠損があると小人症とともに離れた目、眼窩周囲の腫れ、低い鼻、大きい舌などの特有の顔貌を呈し、知的障害をみる（図16-6）。

2. **粘液水腫 myxedema**：後天性に発症した甲状腺機能低下症で、全身結合織に粘液多糖体が貯留し浮腫状となる。全身倦怠感、寒冷寛容性の低下、無気力、筋力低下、知的活動の鈍化がみられる。皮膚は浮腫状であるが、通常の浮腫とは異なり圧迫しても圧痕を残さない。心筋組織がおかされると心不全に陥る。

■ 甲状腺炎 thyroiditis

1. **亜急性甲状腺炎 subacute thyroiditis**：若年から中年の女性に多くみられる。甲状腺の痛みを伴った腫脹と発熱で発症する。放置しても数週間から数か月で自然治癒するが、ステロイド剤は有効である。病因としてある種のウイルス感染が疑われている。甲状腺には炎症細胞の浸潤と濾胞の破壊があり、多核巨細胞が出現するのが特徴である。

2. **橋本病 Hashimoto disease**：慢性甲状腺炎、橋本甲状腺炎ともよばれ、中年女性に好発する。自己免疫性の慢性甲状腺炎で、甲状腺は炎症細胞浸潤のために腫脹するが、甲状腺濾胞は破壊され最終的には機能低下症に陥る。

■ 甲状腺腺腫 thyroid adenoma

　甲状腺濾胞上皮の良性腫瘍で、女性に多い。甲状腺に単発性の全周性の被膜をもった境界明瞭な腫瘤を形成する。組織学的には濾胞腺腫とよばれる甲状腺濾胞を形成する異型性のない濾胞上皮の増殖からなる。内分泌腺の腫瘍であるにもかかわらず機能性腺腫であることは非常にまれである。

■ 単純性甲状腺腫 simple goiter

　甲状腺ホルモン不足などによるTSHの過剰分泌に基づく過形成である。ヨード不足や甲状腺ホルモン合成にかかわる酵素の先天性欠損が原因となるが、わが国でみる症例の多くは原因不明である。過形成はびまん性に起きるものと多結節性になるものがある。多結節性の過形成は腺腫様甲状腺腫 adenomatous goiter とよばれる。腺腫様の結節が多発し、被膜様の線維もみられるが、全周性ではなく不完全である（図16-7）。

❸ 甲状腺疾患②

Summary

1. 甲状腺の乳頭癌と濾胞癌は悪性腫瘍としては予後がよい。
2. 甲状腺乳頭癌はリンパ行性に頚部リンパ節への転移を起こしやすい。
3. 甲状腺濾胞癌は血行性転移が多い。
4. 甲状腺髄様癌はカルシトニン産生能がある。

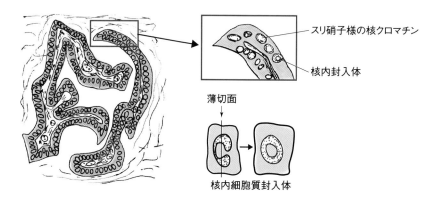

スリ硝子様の核クロマチン

核内封入体

薄切面

核内細胞質封入体

図16-8 甲状腺乳頭癌（組織像）

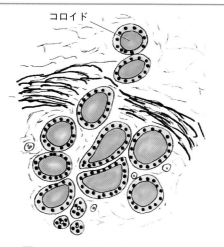

コロイド

図16-9 甲状腺濾胞癌（組織像）

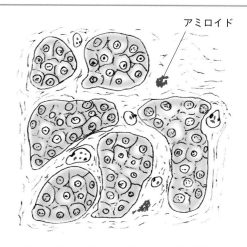

アミロイド

図16-10 甲状腺髄様癌（組織像）

■ 甲状腺癌 thyroid cancer

甲状腺癌は女性に多く、組織学的には乳頭癌、濾胞癌、未分化癌および髄様癌に分類される。前三者は甲状腺濾胞上皮由来であるが、髄様癌は甲状腺内のカルシトニン産生細胞であるC細胞由来である。

1. **乳頭癌 papillary carcinoma**：甲状腺癌のなかで約7割を占め最も頻度が高く、最も予後のよい癌である。若年から老年までどの年齢層にもみられる。幼若時の頚部への放射線曝露や原発事故時のヨウ素の放射性同位体による曝露が危険因子としてあげられている。組織学的には乳頭状構造を呈する分化型の腺癌で、腫瘍細胞の核に特徴がある。すなわち、すり硝子状でクロマチンの少ない核や胞体が核膜を伴って核内にもぐり込む核内細胞質封入体を認める（図16-8）。転移はリンパ行性に頚部リンパ節にみられることが多いが、それでも15年生存率が80％である。

2. **濾胞癌 follicular carcinoma**：甲状腺癌の約15％を占める分化型の腺癌で、中高年に発生する。正常の甲状腺濾胞を模した濾胞様の配列がみられ乳頭状配列の成分は含まない（図16-9）。乳頭癌と対照的にリンパ行性転移は少なく、その代わり血行性に肺や骨への転移が多い。癌としては予後のよいほうであるが、乳頭癌よりはやや悪く15年生存率は70％である。

3. **未分化癌 undifferentiated carcinoma**：濾胞上皮由来であるが未分化な癌で甲状腺癌の約1割を占める。非常に予後が悪く発症後1年以内にほぼ全員が死亡する。高齢者に多く、最初から未分化癌で発症するものと乳頭癌や濾胞癌から脱分化を起こしてくるものがある。臨床的には急速に増大し周囲組織に破壊性に浸潤する腫瘍として気づかれることが多い。組織学的には非常に異型性の強い腫瘍細胞が不規則に配列して増殖し、多核巨細胞や肉腫様の紡錘形細胞もみられる。

4. **髄様癌 medullary carcinoma**：C細胞（傍濾胞細胞）由来の癌である。カルシトニン産生能があり、患者の血中濃度は上昇をみる。甲状腺癌全体の約5％を占める。家族性に発生することがあり、この場合は多発性・両側性であることが多い。組織学的には腫瘍細胞がシート状に増殖し、間質にアミロイドの沈着を伴うのが特徴である（図16-10）。

■ 悪性リンパ腫 malignant lymphoma

甲状腺原発の悪性リンパ腫は全甲状腺腫瘍の約5％を占め、B細胞由来の非ホジキンリンパ腫が多い。肉眼的には境界不明瞭な白色の腫瘍で、しばしば消化管にもリンパ腫の病変を伴う。

④ 副腎疾患

Summary

1. アジソン病は副腎皮質全体の機能低下である。
2. クッシング症候群は糖質コルチコイドの過剰分泌である。
3. コン症候群（原発性アルドステロン症）では鉱質コルチコイドの過剰分泌がある。
4. 鉱質コルチコイドは血清の Na を上昇させ K を減少させる。
5. 褐色細胞腫の症状は高血圧である。
6. 神経芽細胞の診断には尿中の VMA の測定が役立つ。

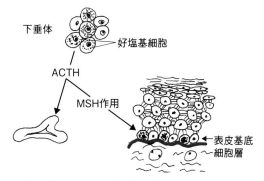

アジソン病ではACTHが過剰に分泌され、このホルモンが同時にもっているメラニン細胞刺激ホルモン（MSH）としての作用によって皮膚が黒くなる

図16-11　アジソン病

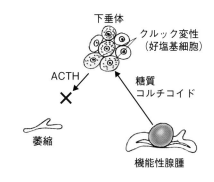

クッシング症候群では
下垂体好塩基細胞は変性し
対側の副腎は萎縮する。

図16-12　クッシング症候群とクルック変性

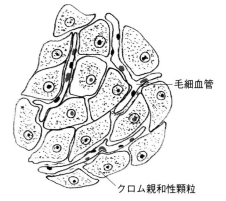

図16-13　褐色細胞腫（組織像）

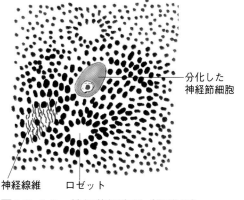

図16-14　神経芽細胞腫（組織像）

■ アジソン病 Addison's disease

　原発性の副腎皮質機能不全の総称である。自己免疫による特発性副腎皮質萎縮が多く、その他、悪性腫瘍の副腎転移や副腎結核も原因となる。副腎皮質ホルモン全般の分泌減少のため低血圧、低血糖、脱水、体毛の減少などとともに、ネガティブ・フィードバックがかからないため下垂体から副腎皮質刺激ホルモン（ACTH）が過剰に分泌され、このホルモンが同時に持っているメラニン細胞刺激ホルモン（MSH）としての作用によって皮膚や口腔粘膜の色素沈着をきたす（図16-11）。

■ 副腎皮質腺腫 adrenocortical adenoma

　副腎皮質細胞由来の良性腫瘍である。多くは単発性で、機能性腺腫が多い。

1．クッシング症候群 Cushing's syndrome：機能性腺腫あるいは副腎皮質束状帯の特発性過形成により糖質コルチコイドが過剰に分泌されて、クッシング病と同じ症状を呈する。下垂体でのACTH産生は抑制される。下垂体前葉の好塩基細胞は硝子変性に陥り、クルック変性 Crooke changesとよばれる。対側の副腎は萎縮する（図16-12）。異所性クッシング症候群は副腎以外の臓器の機能性腫瘍（たとえば肺小細胞癌）が糖質コルチコイドを異所性に産生する場合にみられる。医原性クッシング症候群は治療の目的で副腎皮質ホルモン製剤を多量に投与することにより起きる。

2．コン症候群 Conn's syndrome：機能性腺腫あるいは皮質球状帯の特発性過形成によりアルドステロンを主体とする鉱質コルチコイドの過剰分泌が原因となって、高血圧、高ナトリウム血症、低カリウム血症、多飲、多尿を生じる。原発性アルドステロン症ともいう。

3．副腎性器症候群 adrenogenital syndrome：副腎皮質由来の性ホルモン過剰分泌により性器の機能や形態に異常を生じるものをいう。成人型の副腎性器症候群は皮質の機能性腫瘍が原因で、女性患者に男性化徴候がみられることが多い。先天性の副腎性器症候群は副腎皮質コルチコイド合成酵素の先天欠損に由来するACTH過剰分泌が原因となって副腎皮質過形成と性ホルモンの過剰分泌が起きる。女児では半陰陽や性器奇形がみられ、男児では性早熟となることが多い。

■ 褐色細胞腫 pheochromocytoma

　カテコールアミンを含む副腎髄質細胞（クロム親和性細胞）由来の機能性腫瘍で、大部分は良性である。悪性のものも少数あるが、病理組織検査で区別することは困難である。アドレナリンやノルアドレナリンを分泌し、持続的あるいは発作性の2次性高血圧を起こす。腫瘍の摘除で高血圧は治癒する。組織学的にはクロム親和性顆粒を胞体内にもった腫瘍細胞の胞巣状の増殖があり、間質には毛細血管が多い（図16-13）。

■ 神経芽腫 neuroblastoma

　副腎髄質の交感神経細胞から発生する悪性腫瘍で、患者は5歳以下の小児が大部分である。神経芽細胞腫ともよばれる。転移はリンパ節、肝臓、頭蓋骨に多い。腫瘍はカテコールアミンを産生し、尿中に排泄される。その代謝産物のバニリルマンデル酸VMA vanillylmandelic acid の測定は診断やスクリーニングに役立つ。組織学的には円形の濃い核をもった細胞がびまん性に増殖し、その中に腫瘍細胞が放射状に配列するロゼット形成を認める（図16-14）。

⑤ 上皮小体疾患

Summary

1. PTH は骨、尿細管、消化管に作用して血清カルシウムを増加させる。
2. 原発性副甲状腺機能亢進症の原因でいちばん多いのは良性腺腫である。
3. 原発性副甲状腺機能亢進の症状には高カルシウム血症、尿路結石、骨融解、消化性潰瘍がある。
4. 2次性副甲状腺機能亢進の原因として最も多いのは慢性腎不全である。

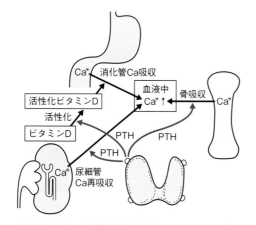

図16-15 副甲状腺ホルモンPTHの作用

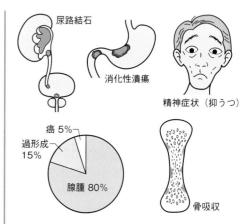

図16-16 原発性副甲状腺機能亢進症

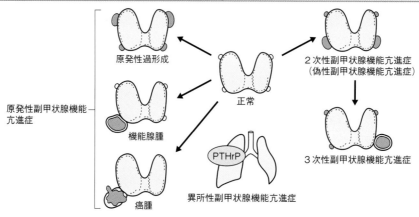

図16-17 副甲状腺機能亢進症の種類

■ 副甲状腺 parathyroid gland・副甲状腺ホルモン parathormone（PTH）

　副甲状腺はPTHを分泌する米粒大程度の内分泌腺である。甲状腺左右両葉の後側に付着して、通常上下2対、計4個ある。PTHは骨からカルシウムを遊離し、腎ではカルシウムの再吸収を増加させる。また、ビタミンDの活性化を促進して消化管からのカルシウムの吸収を増加させる（図16-15）。

■ 副甲状腺機能亢進症（図16-17）

1．**原発性副甲状腺機能亢進症 primary hyperparathyroidism**：副甲状腺からのPTH過剰分泌のために高カルシウム血症と低リン酸血症を呈する。症状によって尿路結石を反復する腎型、骨融解の目立つ骨型、高カルシウム血症のみで症状に乏しい化学型に分けられる。その他、消化性潰瘍、抑うつなどの精神症状もみられる。原因の多くは単発性の良性副甲状腺機能腺腫（80％）であるが、原因不明の原発性上皮小体過形成（15％）による場合もある。この場合はすべての腺が過形成を示すが、上部のもののほうが大きいことが多い。まれに機能性の副甲状腺癌（5％）によることもある（図16-16）。

2．**2次性副甲状腺機能亢進症 secondary hyperparathyroidism**：低カルシウム血症に反応したPTHの過剰分泌で、副甲状腺はすべて過形成を示すが、下部のもののほうが大きくなる傾向がある。原因は慢性腎不全が多い。PTHリセプター異常でも同様の過形成がみられ偽性副甲状腺機能亢進症とよばれる。

3．**3次性副甲状腺機能亢進症 tertiary hyperparathyroidism**：2次性副甲状腺機能亢進症による過形成のうち1個が自律性を獲得し、機能性腺腫に転化することがある。

4．**異所性副甲状腺機能亢進症 ectopic hyperparathyroidism**：副甲状腺以外の腫瘍がPTHと同じような作用をもつ物質を産生・分泌し、高カルシウム血症を呈することがある。この場合産生される物質はPTHそのものではなくparathyroid hormone-related polypeptide（PTHrP）とよばれる物質であることが多い。

■ 副甲状腺機能低下症 hypoparathyroidism

　PTH不足による低カルシウム血症では神経・筋の被刺激性が亢進し、テタニー tetany とよばれる筋肉の硬直性痙攣が生じる。

1．**特発性副甲状腺機能低下症 idopathic hypoparathyroidism**：原因不明であるがおそらくは自己免疫による副甲状腺萎縮が起きるもので、多くは小児期に発症する。

2．**ディ・ジョージ症候群 Di George syndrome**：先天性の免疫不全症候群で、副甲状腺と胸腺の先天欠損症がある。

3．**2次性副甲状腺機能低下症 secondary hypoparathyroidism**：甲状腺手術などで副甲状腺を摘除した場合や放射性ヨード治療の副作用としてみられる。

4．**偽性副甲状腺機能低下症 pseudohypoparathyroidism**：家族性疾患で骨や腎尿細管のPTH受容体の異常がある。副甲状腺は正常あるいは過形成性であるにもかかわらずPTHが作用せず、副甲状腺機能低下症の症状を呈する。

① 筋疾患

Summary

1. デュシェーヌ型進行性筋ジストロフィーは伴性劣性（X 染色体潜性）遺伝病である。
2. デュシェーヌ型進行性筋ジストロフィーは大腿部と上肢近位の筋肉をおかしやすい。
3. 重症筋無力症の原因は抗アセチルコリン受容体自己抗体である。
4. 多発性筋炎は骨格筋炎を主体とする膠原病である。

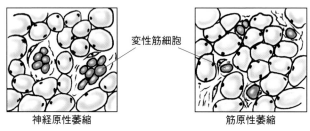

図17-1　神経原性筋萎縮と筋原性筋萎縮

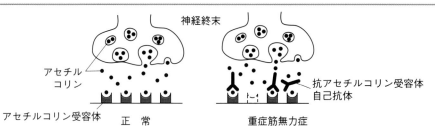

図17-2　重症筋無力症

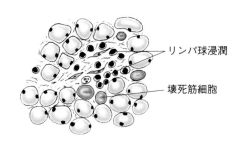

図17-3　多発性筋炎（筋肉組織像）

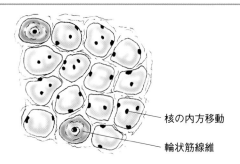

図17-4　筋緊張性ジストロフィー（筋肉組織像）

■ 筋萎縮 muscular atrophy

　骨格筋の萎縮は2種類に大きく分類される。脊髄や末梢神経の障害によって、2次的に生じる神経原性萎縮 neurogenic atrophy と、骨格筋細胞自体の変性によって生じる筋原性萎縮 myogenic atrophy である。神経原性萎縮はポリオ（急性灰白髄炎）や外傷などによる神経損傷で起きる。筋電図では異常放電があり、筋肉では神経支配領域に一致した筋細胞がまとまって萎縮する。筋原性萎縮は進行性筋ジストロフィーなどでみられる。筋電図では低電位となり、筋萎縮は不規則・散在性の分布を示す（図17-1）。

■ 進行性筋ジストロフィー progressive muscular dystrophy

　骨格筋の変性により筋萎縮を呈する遺伝疾患で、いくつかのタイプに分類されている。そのうちデュシェーヌ Duchenne 型が最も頻度が高く重症で、重要である。X染色体上に原因遺伝子をもつ伴性劣性（X連鎖潜性）遺伝病であるため、患者はふつう、男児で5歳までに発症する。対称性の筋萎縮が最初は大腿部に生じ、次第に上肢近位の筋肉に及ぶ。腓腹筋などの偽性肥大（筋肉それ自体は萎縮しているが、代償的に脂肪組織が過剰増殖して肥大しているようにみえること）や心筋障害を呈する。これらに対して発語・嚥下筋と横隔膜は末期までおかされない。病状は常に進行性であり、大多数は思春期に死亡する。

■ 重症筋無力症 myasthenia gravis

　骨格筋の脱力が出現するが休息で回復し、寛解増悪を繰り返す。しばしば胸腺腫を合併する。原因は自己免疫機序によるアセチルコリン受容体に対する自己抗体で、神経筋接合部にあるアセチルコリン受容体を破壊したりアセチルコリンの結合をブロックするためである（図17-2）。胸腺の細胞には骨格筋のアセチルコリン受容体との共通抗原が存在する。この抗原に対する自己抗体の形成が胸腺腫に合併する重症筋無力症の発生に関与していると考えられている。

■ 多発性筋炎 polymyositis

　膠原病の一種で、中年女性に好発する。筋力低下と筋肉痛がみられる。四肢近位部の筋肉がおかされやすい。筋肉組織では間質にリンパ球を主体とする非化膿性炎症細胞浸潤があり、筋肉細胞の変性を伴っている（図17-3）。紅斑を伴う皮膚炎を合併するものもあり、その場合は皮膚筋炎 dermatomyositis とよばれる。治療は副腎皮質ステロイド剤が有効である。機序は不明であるが、患者の20％は消化管や性器の悪性腫瘍を合併しているので注意が必要である。

■ 筋緊張性ジストロフィー myotonic dystrophy

　常染色体優性（顕性）遺伝病で、10〜20歳台に発症する。進行性の筋萎縮と筋緊張の亢進があり、握りしめた拳は急に開くことができない（把握性筋強直 grip myotonia とよばれる）。骨格筋以外の症状として白内障、前頭部を主体とする禿頭、性腺萎縮、知能発育不良を伴う。組織学的に骨格筋では、正常では胞体の辺縁部にあるべき核が中心部に移動している所見が特徴的である。また、輪状筋線維とよばれる変性像もみられる（図17-4）。

❷ 骨の非腫瘍性疾患

Summary

1．骨折には外傷性骨折と病的骨折がある。
2．骨粗鬆症は骨量の減少である。
3．骨粗鬆症の原因は加齢、ステロイド剤、およびエストロゲン欠乏である。
4．骨軟化症は石灰化の減少で、類骨が増える。
5．化膿性骨髄炎の起炎菌は血行性にやってくる。

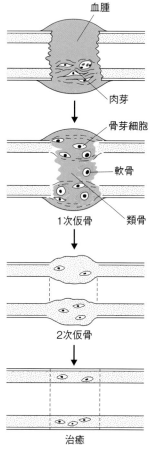

図17-5　骨折の治癒過程

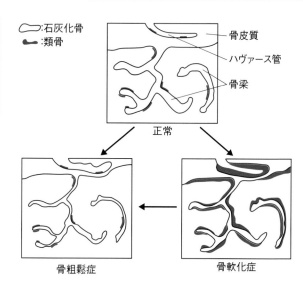

図17-6　骨粗鬆症と骨軟化症

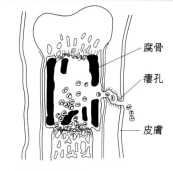

図17-7　化膿性骨髄炎

■ 骨折 fracture

1. **骨折の種類**：骨折とは骨の連続性が断たれた状態である。過大な外力が加わった結果起きる外傷性骨折と、骨組織の脆弱性のために軽微の外力でも起きる病的骨折がある。病的骨折の原因としては転移性あるいは原発性の骨腫瘍、骨粗鬆症などの代謝障害および先天性の骨形成不全症などがある。また、骨折部の外界との関係で開放性骨折（複雑骨折）と閉鎖骨折（単純骨折）に分類できる。

2. **骨折の治癒**：骨折部の組織欠損や血腫が肉芽組織で置換され、さらに骨芽細胞と骨基質からなる類骨や軟骨が形成され一次仮骨となる。１次仮骨は石灰化して２次仮骨（骨性仮骨）となる。２次仮骨は成熟し、余計な部分は吸収されて完全に元どおりの形に治癒する（図17-5）。治癒が不完全で骨皮質に欠損が残り、線維組織や軟骨組織で結合された場合は骨折部に異常な可動性が生じる。この状態は偽関節とよばれる。

■ 骨粗鬆症 osteoporosis・骨軟化症 osteomalacia

骨粗鬆症は骨組織量の単位体積当たりの減少のために骨が脆弱性になる病態である。骨梁は狭小化し数も減少して、骨皮質は薄くなる。原因としては加齢（老人性骨粗鬆症）、エストロゲン欠乏（閉経後骨粗鬆症）、糖質コルチコイドの過剰（ステロイド性骨粗鬆症）などがある。

骨軟化症はカルシウム欠乏のために、石灰化骨が減少して石灰化されていない骨基質である類骨が増加することである。骨梁では表面側から、皮質ではハヴァース管に沿って類骨が増加する。骨は軟化し変形や骨折を起こしやすくなる。経過が長くなると類骨が吸収されて、骨粗鬆症に移行する（図17-6）。小児のくる病 rickets はカルシウム欠乏や紫外線不足による全身的骨軟化症である。

■ 特発性大腿骨頭壊死 idiopathic bone necrosis of femoral head

大腿骨頭部の荷重面を中心として骨組織の無腐（菌）性壊死、すなわち感染や腐敗を伴わない壊死が生じて骨頭部が変形する。ステイロイド剤の大量投与やアルコール中毒でみられるが、原因不明の例も多い。近年増加傾向にある。

■ 骨髄炎 osteomyelitis

1. **化膿性骨髄炎 suppurative osteomyelitis**：骨および骨髄の化膿性炎症である。大部分が血行性の細菌感染によるもので、膝関節周囲の長管骨に好発する。起炎菌は黄色ブドウ球菌が多い。骨髄内および骨膜下に膿瘍を形成し、骨皮質は循環障害から壊死に陥り、腐骨 squesterum となる。大きな腐骨を形成した急性骨髄炎は外科的に腐骨を取り除かないかぎり慢性骨髄炎に移行する。そうなると骨髄ではリンパ球や組織球の浸潤を伴った肉芽の増生がみられ、瘻孔を形成して持続的に膿汁が排出され、難治性である（図17-7）。

2. **結核性骨髄炎 tuberculous osteomyelitis**：肺結核から血行性に結核菌が骨に達することにより起きる。椎骨に好発し、脊椎カリエスとよばれる。骨は破壊されて乾酪壊死による膿瘍を形成する。膿は皮膚に通じる瘻孔を形成したり、組織間を流れて離れた部位にたまり流注膿瘍を形成する。結核の膿瘍は熱感が乏しいため冷膿瘍とよばれる。

❸ 関節疾患

Summary

1．変形性関節症は関節軟骨の磨耗・変性である。
2．椎間板ヘルニアでは線維輪を押しのけて髄核が背側に飛び出す。
3．椎間板ヘルニアの症状は脊髄や脊髄神経の圧迫による。
4．悪性関節リウマチでは血管炎を合併する。
5．色素性絨毛結節性滑膜炎の特徴は若年成人の血性膝関節液である。

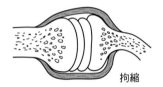

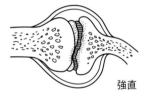

拘縮

強直

図17-8　拘縮と強直

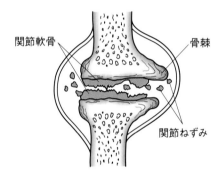

関節軟骨　　骨棘

関節ねずみ

図17-9　変形性関節症

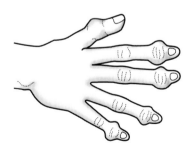

図17-10　ヘベルデン結節

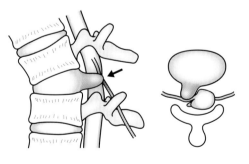

図17-11　椎間板ヘルニア

■ 捻挫 sprain・脱臼 dislocation

過度の運動強制による関節嚢の損傷が捻挫である。関節部分が外れた状態が脱臼で、外傷性のものが多い。形成異常による先天性の脱臼は股関節に好発する。

■ 拘縮 contructure・強直 ankylosis

関節嚢や周囲組織の硬化・収縮により関節の運動が障害された状態が拘縮で、関節内で骨どうしが癒合してしまった状態が強直である（図17-8）。

■ 変形性関節症 osteoarthritis deformans

加齢と疲弊による関節軟骨の磨耗・変性による疾患である。股関節、膝関節、脊椎関節など荷重のかかる関節に好発する。関節軟骨表面は不規則にすり減ってザラザラになり、周囲の骨は反応性に増殖して骨棘という隆起を形成する。すり減った軟骨が遊離して関節内に浮遊したものは関節ねずみとよばれる。関節のクッションである軟骨が破壊され、痛みと運動障害を生じる（図17-9）。中高年女性の指末節関節にも変形性関節症が好発しヘベルデン結節という関節の変形がみられる（図17-10）。

■ 椎間板ヘルニア herniated intervertebral disk

椎体と椎体の間には線維性軟骨でできた椎間板がある。椎間板は強靱な外側の層（線維輪）と内側のゼリー状の部分（髄核）から構成され、外からのショックを吸収する構造となっている。脊椎の過度の屈曲伸展が繰り返されたり、線維輪の一部に弱い部分が生じたために、線維輪を押し出して髄核が飛び出た状態が椎間板ヘルニアである（図17-11）。飛び出す方向によって脊髄や脊髄神経を圧迫し、痛みや神経症状を呈する。

■ ベーカー嚢胞 Baker's cyst

関節腔の脱出による嚢胞性病変で、膝窩部に好発する。嚢胞内面は滑膜組織でおおわれていることもあるが、結合組織のみのことも多い。

■ ガングリオン ganglion

腱鞘や関節周囲の結合組織の粘液変性で発生する嚢胞状病変で、手や足の伸側の皮下に好発する。若い女性に多く、嚢胞内容は透明なゼリー状の粘液からなっている。

■ 関節リウマチ rheumatoid arthritis

自己免疫に基づく慢性の関節炎で、30～40歳台の女性に好発する。四肢末端近くの関節や膝関節がおかされやすい。経過が長く再発を繰り返して、関節の破壊や強直を起こす。血液中にはリウマトイド因子 reumatoid factor（RF）とよばれる変性IgGに対する自己抗体が出現する。関節では滑膜にリンパ球や形質細胞の浸潤があり、フィブリノイド壊死を伴う。血管炎を伴うタイプは悪性関節リウマチとよばれ予後不良である。

■ 色素性絨毛結節性滑膜炎 pigmented villonodular synovitis

滑膜細胞の増殖性疾患で、若年成人の膝関節に好発する。病因に関しては炎症説と良性腫瘍説があるが結論は出ていない。関節の腫脹と痛みがあり、関節液は血性を呈する。組織学的には滑膜細胞の絨毛状・結節状の増殖があり、ヘモジデリンを貪食した組織球、多核巨細胞、およびリンパ球の浸潤を伴っている。

❹ 骨腫瘍①

Summary

1．骨軟骨腫は原発性骨腫瘍では最も頻度が高い。
2．骨軟骨腫は子供の長管骨骨幹端に好発する良性腫瘍である。
3．軟骨肉腫は成人の体幹部および四肢近位に好発する悪性腫瘍である。
4．類骨骨腫は痛みを伴う良性骨腫瘍で、X線では特徴的な病巣中心を認める。

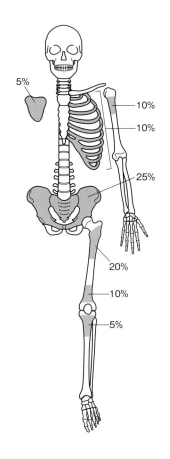

図17-14　軟骨肉腫の部位別頻度

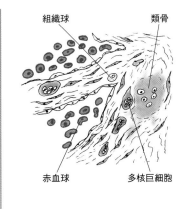

図17-12　動脈瘤様骨嚢腫

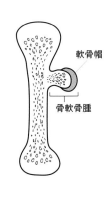

図17-13　骨軟骨腫

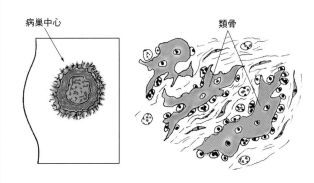

図17-15　類骨骨腫

■ 腫瘍様病変

1. **単発性骨嚢腫 solitary bone cyst**：10～20歳台の長管骨骨幹端部に好発する。内面を薄い線維組織でおおわれた嚢胞で、内容物は水様である。無症状であるが病的骨折の原因となる。原因として骨端軟骨板での骨形成の障害が考えられている。

2. **動脈瘤様骨嚢腫 aneurysmal bone cyst**：10～20歳台に好発する骨内嚢胞状病変であるが、嚢胞内容は血液を含んだ海綿状組織である。組織学的には多核巨細胞、組織球、類骨などを伴った線維性隔壁中に血液成分の貯留を認める（図17-12）。

3. **線維性異形成症 fibrous dysplasia**：骨形成異常による線維組織の骨髄内異常増殖で、10歳台に好発する。単発性のものが多いが、多発性で皮膚の色素沈着と性的早熟を伴うものはオールブライト病とよばれる。

4. **骨好酸性肉芽腫 eosinophilic granuloma of bone**：ランゲルハンス細胞組織球症とよばれる疾患群の1つである。10歳前後の小児に好発する。臨床的にはX線写真上の骨融解像として認められることが多い。骨髄内では組織球の腫瘍様の増殖に好酸球を主体とする炎症細胞浸潤を伴い、多核巨細胞もみられる。予後は良好である。

■ 軟骨性腫瘍

1. **骨軟骨腫 osteochondroma**：長管骨の骨幹端に発生する、表面を硝子軟骨（軟骨帽）で包まれた骨性隆起を形成する腫瘍である（図17-13）。10歳台に好発する。原発性骨腫瘍では最も多く、良性腫瘍の約半数を占める。多発性のものはまれに悪性化がみられる。

2. **内軟骨腫 enchondroma**：骨髄内に発生する良性軟骨腫で、若年者に好発する。どの骨にも発生しうるが、手指骨に好発する。身体の片側に多発するものはオリエ病、血管腫を合併するものはマフッチイ症候群とよばれる。

3. **軟骨肉腫 chodrosarcoma**：軟骨細胞由来の悪性腫瘍である。悪性骨腫瘍の13％を占め、骨肉腫に次いで2番目に多い。好発年齢は30～50歳台である。骨盤骨がいちばんの好発部位である（図17-14）。多くは前駆病変無しに発生するが、一部は軟骨性良性腫瘍の悪性化によって発生する。組織学的には異型性のある軟骨性腫瘍細胞の増殖からなる。良性軟骨腫との区別が難しいような高分化型のものから、軟骨性腫瘍であることがすぐには認識できないほど低分化型のものまである。一般に分化型のもののほうが多く、発育は緩徐で転移の頻度も低い。しかし、難治性で最終的な予後は不良である。

■ 良性骨性腫瘍

1. **骨腫 osteoma**：緻密骨の増殖からなる良性腫瘍で頭蓋骨と顔面骨に好発する。ただし、非腫瘍性の反応性骨増殖との区別は必ずしも明確にはできない。

2. **類骨骨腫 osteoid osteoma**：下肢骨の骨幹部に発生する有痛性の良性腫瘍である。痛みは夜間に増強し、アスピリンで軽快する。X線写真で病巣中心nidusとよばれる円形の骨透明巣と周囲の骨硬化像がみられる（図17-15）。小児期・青年期に好発する。

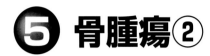

⑤ 骨腫瘍②

1．骨肉腫は骨原発悪性腫瘍のうち最も頻度が高い。
2．骨肉腫は 10 〜 20 歳台男性の膝関節骨の骨幹端に好発する。
3．骨巨細胞腫は 20 〜 30 歳台の膝関節骨の骨端部に好発する。
4．ユーイング腫瘍は小児の長管骨骨幹部に好発する。
5．全骨腫瘍のなかでいちばん頻度が高いのは転移性骨腫瘍である。

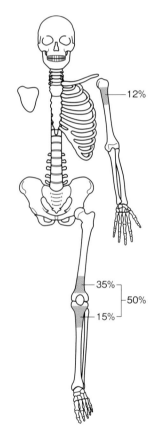

12%

35%
50%
15%

図17-16　骨肉腫の発生部位

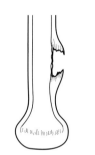
コッドマン三角

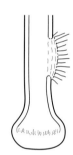
太陽光線様外観

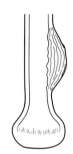
タマネギ様層状陰影

図17-17　骨肉腫のX線写真像

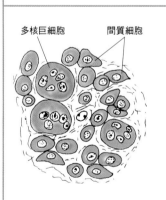
多核巨細胞　　間質細胞

図17-18　骨巨細胞腫（組織像）

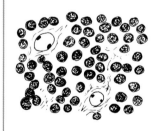

図17-19　ユーイング腫瘍（組織像）

■ 骨肉腫 osteosarcoma

類骨や骨を形成する悪性腫瘍である。骨原発悪性腫瘍の約20％を占め、最も頻度が高い。10～20歳台に好発し、男女比は2：1で男性に多い。好発部位は長管骨の骨幹端で、とくに大腿骨遠位部と脛骨・腓骨の近位部の膝関節周囲に多い（図17-16）。骨形成を伴う硬化型 sclerosing osteosarcoma と骨破壊を主体とする溶骨型 osteolytic osteosarcoma に分類される。硬化型では特徴的なX線写真像として、骨膜由来の骨形成によるコッドマン三角 Codmann triangle、スピクラ spicula 形成による太陽光線様外観 sun-ray appearance、およびタマネギ状層状陰影 onion-peel appearance がある（図17-17）。溶骨型では骨破壊を主体とし、特徴的な所見に乏しく骨巨細胞腫やがん転移との鑑別が難しい。症状は病変部の持続的疼痛と腫脹で、患者の約半数で血清アルカリ性ホスファターゼの上昇がある。早期に血行性の肺転移がみられ予後は不良であったが、最近は制癌剤の治療が発達し劇的に改善している。組織学的には異型性・多型性の強い紡錘形や多角形の腫瘍細胞が増殖し、腫瘍性の類骨形成がみられるのが特徴である。

■ その他の腫瘍

1. **脊索腫 chordoma**：胎生期の脊索の遺残組織から発生する悪性腫瘍で、仙骨と頭蓋底の斜台が好発部位である。

2. **骨巨細胞腫 giant cell tumor of bone**：由来組織不明の骨腫瘍で、腫瘍組織中に多核巨細胞が出現するのでこの名称がある。局所的には破壊性が強いが転移はまれである。20～30歳台に好発し、膝関節の長管骨骨端部に多く発生する。X線写真では骨端部に石けん泡状陰影 soap-bubble appearance がみられる。組織学的には破骨細胞様の多核巨細胞と単核の間質細胞の2種類の細胞の増殖からなっている（図17-18）。

3. **ユーイング腫瘍 Ewing's tumor**：正確な起源は不明であるが、おそらくは胎生期の神経外胚葉に由来するのではないかと考えられている非常に未分化な腫瘍である。小児の大腿骨、脛骨、上腕骨の骨幹部に好発する。症状は病変局所の疼痛や腫脹に加えて、発熱や白血球増多症などの全身症状を伴うのが特徴的である。組織学的には類円形の核をもった腫瘍細胞の単調なびまん性・髄様の増殖からなっており、特徴に乏しい（図17-19）。

■ 転移性骨腫瘍

全骨腫瘍のなかで最も頻度の高いものは転移性腫瘍である。症状の主なものは痛みと病的骨折である。転移は血行性で、頻度の高いのは乳癌、肺小細胞癌、腎癌、甲状腺癌、および前立腺癌である。小児では神経芽細胞腫が多い。転移は骨破壊・消失を主とする溶骨性転移が多いが、前立腺癌はしばしば骨形成性の転移巣を腰・仙椎につくる。

❶ 皮膚疾患①

Summary

1. 接触性皮膚炎は細胞性免疫に基づく遅延型アレルギー反応である。
2. 湿疹は抗原を指摘できない接触性皮膚炎である。
3. 帯状疱疹は水疱瘡ウイルスが原因である。
4. 尋常性疣贅はヒト・パピローマウイルスの感染である。
5. 表皮嚢胞は内面を表皮でおおわれた良性の皮膚嚢胞である。

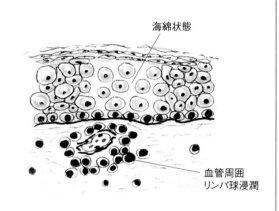

図18-1 接触性皮膚炎・湿疹（組織像）

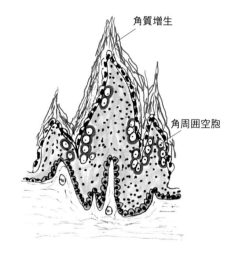

図18-2 尋常性疣贅（組織像）

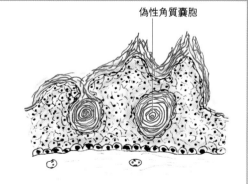

図18-3 脂漏性角化症（組織像）

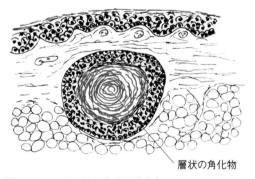

図18-4 表皮嚢胞（組織像）

■ 皮膚炎

1. **接触性皮膚炎 contact dermatitis**：一般用語で「かぶれ」とよばれるものにあたる。化粧品、うるし、金属などと接触したあと皮膚の炎症を起こし、強いかゆみを伴う。細胞性免疫にもとづく遅延型アレルギー反応（Ⅳ型アレルギー反応）によるものである。組織学的に表皮では細胞腫脹と細胞間の浮腫性解離である海綿状態を呈し、真皮では血管周囲の炎症細胞浸潤がみられる（図18-1）。

2. **湿疹 eczema**：接触性皮膚炎と同様の皮膚所見を呈するが、その原因物質を指摘できないものをいう。

3. **アトピー性皮膚炎 atopic dermatitis**：遺伝的なアトピー素因を基盤とし、これにさまざまな環境要因が加わって起きる皮膚炎である。乳児期から、かゆみの強い皮疹が発生し、寛解増悪を繰り返して成人にまで及ぶ。皮膚は乾燥し皮疹は関節の屈側に多くみられる。

■ 尋常性天疱瘡 pemphigus vulgaris

　自己免疫性疾患で扁平上皮細胞相互の接着が障害され、表皮内に水疱を形成する。皮膚と粘膜の両方に病変が生じる。Ⅱ型アレルギー反応に基づく。治療はステロイド剤の経口投与が行われる。

■ ウイルス感染症

1. **帯状疱疹 herpes zoster**：神経の走行に一致して痛みを伴った水疱が集簇する。原因は水痘（ミズボウソウ）と同じ水痘・帯状疱疹ウイルス varicella-zoster virus である。初感染時は水痘として発症したのち神経細胞内に潜伏し、抵抗力の減弱したときに帯状疱疹として発症してくる。ウイルスは表皮細胞に感染し、表皮内水疱形成、表皮細胞の腫大と核内封入体、および多核巨細胞の形成がみられる。

2. **尋常性疣贅 verruca vulgaris**：いわゆる「イボ」で、表面顆粒状の扁平隆起性病変を形成し、自覚症状は通常乏しい。原因はヒト・パピローマウイルスの1，2，4，7型の感染である。掻き壊しなどによる自家接種で病変が増加する。表皮の乳頭状の肥厚と角質の増生があり、表皮細胞の一部で核内封入体と核周囲空胞化を認める（図18-2）。

■ 良性腫瘍

1. **脂漏性角化症 seborrheic keratosis**：中年以降の皮膚に発生するイボ状の丘疹で、老人性疣贅ともよばれる。肉眼的には尋常性疣贅と似るが、より大きく色も濃いことが多い。単発性で自家接種は起こさない。表皮細胞の角質増生を伴った増殖肥厚からなり、しばしば角質増生を伴った角化層が表皮内に陥入し偽性角質嚢胞を形成する（図18-3）。

2. **表皮嚢胞 epidermal cyst**：真皮から皮下にかけて形成される嚢胞状病変で、破れると特有の悪臭を放ち、アテロームともよばれる。組織学的には内面を角化傾向の強い重層扁平上皮でおおわれた嚢胞で、内腔には層状の角化物が充満している。良性病変で、扁平上皮成分の悪性化は非常にまれである（図18-4）。

❷ 皮膚疾患②

Summary

1．日光角化症（老人性角化症）は扁平上皮癌の前癌病変である。
2．ボーエン病は表皮内扁平上皮癌である。
3．基底細胞癌は悪性腫瘍であるが、転移はしない。
4．色素母斑はメラノサイトの組織奇形（良性病変）である。
5．悪性黒色腫はメラノサイトの悪性腫瘍で、転移を起こしやすい。

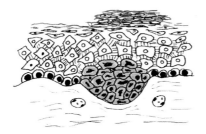

図18-5　日光性角化症（組織像）

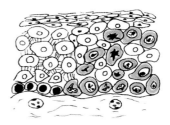

図18-6　ボーエン病（組織像）

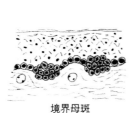

境界母斑

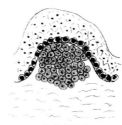

真皮内母斑

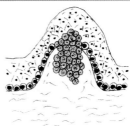

複合母斑

図18-7　色素母斑（組織像）

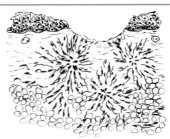

図18-8　隆起性皮膚線維肉腫（組織像）

■ 表皮由来の悪性腫瘍および前癌病変

1. **日光性角化症 solar keratosis**：高齢者の顔面や手背など、日光暴露部位の皮膚に生じる角化を伴った皮疹で、老人性角化症ともよばれる。前癌病変であり、20～25％は扁平上皮癌になる。組織学的には表皮基底細胞層に異型性のある細胞が増殖するが、上層部では異型性はみられない。（図18-5）。

2. **ボーエン病 Bowen's disease**：上皮内扁平上皮癌で、体幹と四肢の皮膚に好発する。肉眼的には湿疹のようにもみえるが、難治性でびらんを伴う。組織学的にはボーエン細胞とよばれる異型扁平上皮細胞が表皮全層にみられる（図18-6）。放置すると浸潤癌にも進展し、その場合はボーエン癌とよばれる。

3. **扁平上皮癌 squamous cell carcinoma**：表皮細胞由来の悪性腫瘍で、有棘細胞癌ともよばれる。顔面など日光露出部に好発する。ボーエン病や日光角化症から発生することが多いが、火傷の瘢痕や放射線皮膚障害からも発生する。カリフラワー状の腫瘤を形成したり、噴火口状の深い潰瘍を形成する。局所浸潤とともに転移病巣も形成しうる。組織学的には角化傾向の目立つ扁平上皮癌で、腫瘍細胞は有棘細胞に似ている。

■ 基底細胞癌 basal cell carcinoma

表皮基底細胞に似た腫瘍細胞の増殖からなる、発育の緩徐な腫瘍である。局所的には浸潤性・破壊性に増殖し、悪性腫瘍であるが、転移巣を形成することは非常にまれである。表皮胚原基から発生すると考えられている。

■ 色素細胞腫瘍

1. **色素母斑 pigmented nevus**：皮膚組織内でのメラニン形成細胞 melanocyte の増加による黒褐色の斑状病変で、腫瘍というよりは一種の組織奇形と考えられている。増加したメラニン形成細胞は母斑細胞とよばれる。組織学的には円形ないし卵円形の母斑細胞の集簇が真皮内に（真皮内母斑）、表皮真皮の接合部に（境界母斑）、あるいはその両方に（複合母斑）分布してみられる（図18-7）。

2. **悪性黒色腫 malignant melanoma**：メラニン形成細胞由来の悪性腫瘍で、早期からリンパ行性、血行性の転移がみられ、悪性度の高い腫瘍である。腫瘍細胞はメラニン産生能があり、腫瘍自身が黒色を呈することが多いためこの名称がある。色素母斑の悪性化によるものと、はじめから悪性黒色腫として発生するものがある。

■ 皮膚軟部腫瘍

1. **皮膚線維腫 dermatofibroma**：真皮内の線維芽細胞とさまざまな程度に混在する組織球の不規則に交錯した増殖からなり、膠原線維の沈着を伴う。表面の表皮は肥厚していることが多い。比較的よくみられる良性の皮膚腫瘍である。

2. **隆起性皮膚線維肉腫 dermatofibrosarcoma protuberans**：皮膚線維腫の悪性型で、紡錘形腫瘍細胞の不規則に交錯する増殖からなり、花むしろ状 storiform pattern と表現される配列がみられる（図18-8）。腫瘍細胞に異型性はあるが通常の線維肉腫ほどは強くない。病変上部の表皮は菲薄化または潰瘍化し、浸潤は深部の筋膜に及ぶ。かなり広範に切除しないと再発を繰り返すが、転移することは非常にまれである。

① 頭部外傷

Summary

1. 脳挫傷には直撃損傷 coup injury によるものと反衝損傷 contracoup injury によるものがある。
2. 硬膜外出血の受傷直後は意識清明である。
3. 硬膜下出血は静脈からの出血である。
4. 頭蓋内に空間占拠性病変が生じると、脳の一部がはみ出して脳ヘルニアとなる。
5. 脳脊髄液の循環路が詰まると水頭症となる。

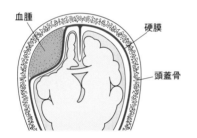

図19-1 急性硬膜外血腫

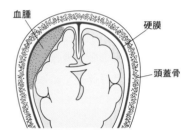

図19-2 急性硬膜下血腫

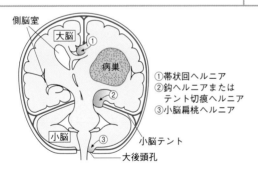

図19-3 脳ヘルニア

①帯状回ヘルニア
②鉤ヘルニアまたは
　テント切痕ヘルニア
③小脳扁桃ヘルニア

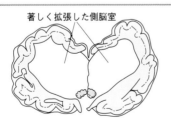

図19-4 水頭症

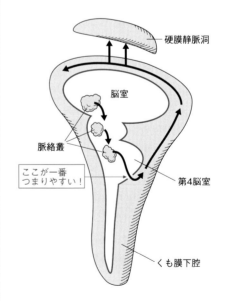

図19-5 脳脊髄液の循環

脳は頭蓋骨で保護されている。しかし、交通事故などにより頭部外傷は近年増加の傾向にある。

■ 脳挫傷 cerebral contusion

脳実質のとくに脳回凸部に出血を伴う挫滅損傷を起こす。外力の加わった部位の直接的損傷を直撃損傷 coup injury といい、外力の加わった部位の反対側に頭蓋骨の反作用を受けて発生する損傷を反衝損傷 contracoup injury という。

■ 硬膜外血腫 epidural hematoma

側頭・頭頂部の頭蓋骨骨折により中硬膜動脈が損傷され、あるいは、静脈洞断裂により出血し、頭蓋骨と硬膜の間に血腫を形成し、脳を圧迫する。脳実質損傷を伴わないことが多いため、受傷直後は意識清明であることが多い。血腫は次第に大きくなり、脳圧亢進をきたし、放置すれば脳ヘルニアのため致死率は比較的高い（図19-1）。

■ 硬膜下血腫 subdural hematoma

上矢状静脈洞に入り込む架橋静脈および脳表面の小静脈の破損出血により、硬膜とくも膜の間に血腫が形成される。受傷後すぐに発生する急性硬膜下血腫と、受傷後数週間から2〜3か月後に発生する慢性硬膜下血腫がある。慢性硬膜下血腫は、受傷時の軽い出血に反応して生じる肉芽組織内に少量ずつ再出血して生じると考えられている（図19-2）。

■ 脳浮腫 brain edema・脳ヘルニア cerebral herniation

1. 脳浮腫：脳組織が水分を多量に含んで膨張した状態をいい、単なる血管拡張や水頭症とは区別される。成因からみれば、毛細血管の透過性亢進に基づく場合（血管原性）と、直接の細胞障害に基づく場合（細胞障害性）に分けられる。脳血管障害、外傷、腫瘍、炎症などに続発する普通の脳浮腫は血管原性で、血漿成分の漏出を本態とする。

2. 脳ヘルニア：脳全体はかぎられた容積の頭蓋中にとじこめられている。ここに脳浮腫や血腫、腫瘍などの空間占拠性病変が生じると、圧が高まり、脳組織の一部が、硬膜で仕切られた本来の場所から隣の腔へはみ出し、脳ヘルニアを起こす。脳のはみ出す場所により帯状回ヘルニア、鈎ヘルニア（テント切痕ヘルニア）、小脳扁桃ヘルニアなどに区別される。これにより意識や呼吸状態の悪化をきたすので臨床的に重要である（図19-3）。

■ 水頭症 hydrocephalus

脳脊髄液が脳室内に貯留し、脳室の拡大、脳実質の萎縮、頭蓋内圧亢進をきたす（図19-4）。原因は脳脊髄液の通過障害が最も多いが、吸収障害や過剰分泌によることもある。脳脊髄液は脳室の脈絡叢で分泌され、第4脳室の細い孔を通過して、くも膜下腔に流入し静脈内に吸収される。閉塞は第4脳室の孔の部分で最も起きやすい（図19-5）。閉塞は脳の先天奇形、炎症（トキソプラズマ症、化膿性髄膜炎）、出血（くも膜下出血）、腫瘍による圧迫（上衣腫）などによる。

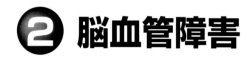

② 脳血管障害

Summary

1. 脳血栓の原因は脳動脈の粥状硬化症である。
2. 脳塞栓の栓子の由来は心腔と内頚動脈が多い。
3. 一過性脳虚血の症状は24時間以内に回復する。
4. 高血圧性脳出血の好発部位は被殻と視床である。
5. くも膜下出血の原因は脳動脈瘤の破裂が多い。

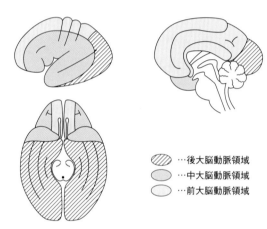

…後大脳動脈領域
…中大脳動脈領域
…前大脳動脈領域

図19-6 脳梗塞（閉塞血管と梗塞領域）

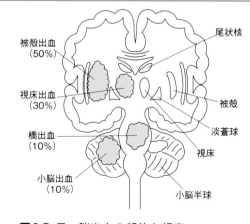

被殻出血（50%）
尾状核
視床出血（30%）
被殻
淡蒼球
視床
橋出血（10%）
小脳出血（10%）
小脳半球

図19-7 脳出血の部位と頻度

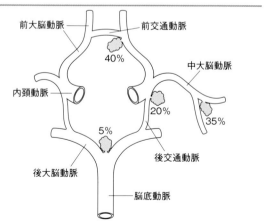

前大脳動脈
前交通動脈
40%
中大脳動脈
内頚動脈
20%
35%
5%
後大脳動脈
後交通動脈
脳底動脈

図19-8 脳動脈瘤の好発部位

　脳の血管障害は、悪性新生物、心疾患に次いで死因の第3位である。これには血管が閉塞して虚血性壊死を起こす脳梗塞と、血管が破綻する頭蓋内出血がある。

■ 脳梗塞 cerebral infarction

　脳の虚血状態により脳実質が壊死に陥ることを脳梗塞という。機序としては、脳血管の血栓によるものと塞栓によるものがある（図19-6）。

1．脳血栓症 cerebral thrombosis：脳に流入する動脈の粥状硬化による狭窄があって、そのうえに血栓が形成されて、最終的に血管の閉塞が起こる。狭窄があるので一過性脳虚血発作が先行することがあり、側副血行路が形成されていることも多い。症状は徐々に階段状に悪化する傾向がある。

2．脳塞栓症 cerebral embolism：心疾患患者の心腔内血栓や内頚動脈の壁在血栓が遊離して脳に運ばれ、脳の血管を閉塞することで生じる。側副血行路はできていないので突然に症状が出現し、急速に症状が完成する。塞栓が移動すると出血性梗塞になる。

3．ラクナ梗塞 lacunar infarction：脳の深部に起こる高血圧性の小梗塞。高血圧で脳内の小動脈に動脈硬化症が進み、微小な梗塞が多発する。

■ 一過性脳虚血発作 transient ischemic attack（TIA）

　突然に片麻痺、知覚障害、失語症、半盲などの症状が出現し、24時間以内に完全に回復する発作で、微小塞栓が原因と考えられている。臨床的に脳梗塞の前駆症状として重要である。

■ 脳出血 cerebral hemorrhage

　脳実質内の細い血管が破れて脳内に血腫を形成した状態である。ほとんどの例は高血圧症が原因となっている。まれに加齢に伴う脳実質内小血管のアミロイド変性によることもある。好発部位と頻度は被殻出血（50%）、視床出血（30%）、小脳出血（10%）、橋出血（10%）である（図19-7）。

■ くも膜下出血 subarachnoid hemorrhage

　脳表を走行する血管が破れてくも膜下腔に出血を起こした状態。症状は頭を強打されたような急激な頭痛で始まる。また、項部硬直などの髄膜刺激症が現れる。出血が脳室まで及ぶと、意識障害が現れることが多い。血液がくも膜下腔に広がると、その刺激で脳動脈が攣縮して脳虚血が起こる。これにより意識障害や脳浮腫が増強し予後不良となる。また、髄液に多量の血液が混じると髄液の吸収が阻害され、水頭症となって脳圧が亢進する。原因は脳動脈瘤の破裂が70〜80%を占める。脳底の動脈で形成されるウイリスWillis動脈輪の分岐部には嚢状動脈瘤が好発する（図19-8）。先天的に脳底部動脈の分岐部の壁が薄く弱い人に生じやすい。頻度は少ないが脳動静脈奇形や血管腫の破裂によるものもある。

❸ 中枢神経系の感染症

Summary

1. 髄膜炎の徴候は髄膜刺激症状である。
2. 細菌性髄膜炎の後遺症として水頭症がある。
3. 細菌性髄膜炎の髄液では好中球が増加し糖が低下する。
4. 結核性髄膜炎の髄液ではリンパ球が増加する。
5. 進行麻痺は梅毒第4期でみられる中枢神経病変である。

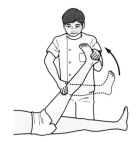

仰臥位で股関節と膝関節をそれぞれ90度に屈曲させ、下腿を強制的に伸展させる。正常では上腿と下腿が135度以上になるまで伸ばしうるが、135度まで伸ばさないのに疼痛を訴えるものをケルニッヒ徴候陽性（髄膜刺激症状あり）と判断する。

図19-9　ケルニッヒ徴候

髄膜炎	肉眼	髄液圧(mmH₂O)	細胞数(/mm³)	細胞腫類	タンパク質(mg/dL)	ブドウ糖(mg/dL)	備考
細菌性	混濁	200以上	500以上	多核白血球	50～1000	20以下	細菌培養
結核性	水様	200以上	30以上	リンパ球・単球	50～500	40以下	
真菌性	水様	200以上	30以上	リンパ球・単球	50～500	40以下	墨汁標本
ウイルス性	日光微塵	100～300	30以上	リンパ球	50～100	正常	
基準値	水様透明	70～180	5以下	―	15～45	50～80	

図19-10　髄膜炎の髄液所見

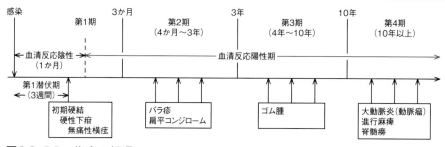

図19-11　梅毒の経過

■ 細菌感染症 bacterial infection

1. 細菌性髄膜炎 bacterial meningitis：細菌が血行性に、あるいは中耳や副鼻腔を経由して、髄膜に感染し、炎症を起こす。発熱とケルニッヒ徴候（図19-9）などの髄膜刺激症状がみら

れ、しばしば致命的である。起炎菌は髄膜炎菌、ブドウ球菌が多い。髄液中には好中球が増加し、糖は著明に低下する（図19-10）。後遺症としては水頭症がある。

2．**脳膿瘍 brain abscess**：起炎菌は黄色ブドウ球菌、肺炎球菌、大腸菌などがある。細菌の侵入経路は①**直接脳外傷部から**、②**脳に近い細菌感染巣（中耳炎、副鼻腔炎など）から**、③**肺炎や心内膜炎などから血行性に及ぶ場合**がある。

■ 結核性髄膜炎 tuberculous meningitis

比較的ゆっくりと頭痛、倦怠感、嘔吐などの髄膜刺激症状が現われ、脳浮腫や脳圧亢進が起こる。結核菌は主に血行性に脳に到達する。髄液中にはリンパ球が増加する。

■ 神経梅毒 neurosyphilis

梅毒トレポネーマによる第4期神経梅毒をいう。感染後10〜20年を経て発症する。

1．**進行麻痺 general paresis**：梅毒による灰白質脳炎で、認知症、錯乱から人格荒廃に至る。前頭葉は萎縮し神経細胞の消失と、血管周囲の形質細胞浸潤がみられる。

2．**脊髄癆 tabes dorsalis**：梅毒による脊髄炎であり、下肢の激痛、膝蓋腱反射消失、対光反射消失をみる。運動失調から麻痺へと進行する。脊髄後索と末梢知覚神経が変性する。

■ 真菌性髄膜炎 mycotic meningitis

肺に感染した真菌が血行性に髄膜に達することが多い。原因菌としてはクリプトコッカス、アスペルギルスなどが多い。髄膜刺激症状がゆっくりと出現する。

■ ウイルス感染症

1．**ヘルペス脳炎 herpes simplex encephalitis（HSE）**：単純ヘルペスウイルス（HSV）感染による脳炎で、HSV I 型によるものが多い。痙攣や精神症状があり、側頭葉や前頭葉の下面に出血性・壊死性の炎症を起こす。

2．**亜急性硬化性全脳炎 subacute sclerosing panencephalitis（SSPE）**：麻疹治癒後数年を経て発症する遅発性ウイルス感染症である。麻疹患者4万人に1人とまれであるが、発症すると予後不良である。白質、灰白質ともにおかされる。

　梅毒 syphilis は梅毒トレポネーマ Treponema pallidum の感染による慢性の全身疾患である。主として性行為で感染するが、医療事故や、胎児への経胎盤感染もある。梅毒は経過によって第1期から第4期までに分けられる。第1期梅毒は感染後約3か月までである。約3週間の潜伏期で梅毒トレポネーマの侵入部（男性では陰茎、女性では外陰部が多い）に初期硬結という無痛性の丘疹を生じ、これが潰瘍化すると硬性下疳となる。ついで皮疹部の所属リンパ節が無痛性に腫脹し、無痛性横痃とよばれる。これらは数週間で消退する。感染後約1か月で梅毒血清反応は陽性となる。感染後約3か月から3年までは第2期梅毒となる。発熱、頭痛、倦怠感などとともに全身性に皮膚・粘膜に多彩な発疹を生じる。皮膚ではバラ疹、陰部では扁平コンジローマなどが出現と消退を繰り返す。感染3年〜10年は第3期で、皮下、骨、肝臓、咽頭などにゴム腫が形成される。ゴム腫は結核腫に似た肉芽腫で深い潰瘍形成を伴う。感染後10年以降は第4期に入る。変性梅毒とよばれ進行麻痺や脊髄癆を起こし、心血管系では大動脈中膜炎や大動脈弁膜炎がみられる。

④ 変性疾患

Summary

1. アルツハイマー病は大脳皮質の神経細胞の変性・脱落が主な所見である。
2. アルツハイマー病では神経原線維変化と老人斑がみられる。
3. パーキンソン病は中脳黒質のドパミン作動性ニューロンの変性で起きる。
4. パーキンソン病では中脳黒質の神経細胞にレーヴィ小体が出現する。
5. 筋萎縮性側索硬化症は錐体路をおかす。

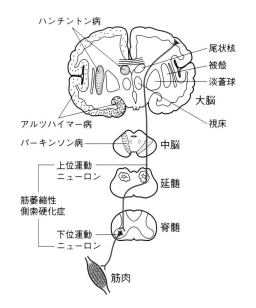

図19-12　変性疾患の病変部位

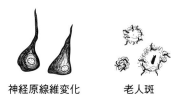

図19-13　アルツハイマー病

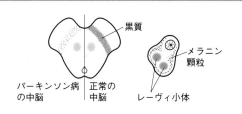

図19-14　パーキンソン病

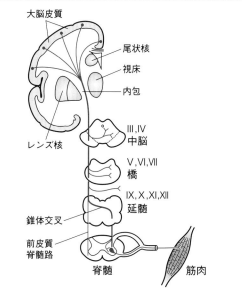

図19-15　錐体路の走行

変性疾患とは原因が不明で、特定の神経細胞群が徐々に脱落していく亜急性ないし慢性の進行性疾患をまとめたものである（図19-12）。

■ アルツハイマー病 Alzheimer's disease

進行性の認知症を呈する原因不明の疾患で記銘力低下が徐々に進行し（健忘期）、失見当識、計算能力低下、失語、徘徊、幻覚妄想状態と進み（混乱期）、高度の認知障害、失禁に至る（認知症期）。前頭葉の萎縮、大脳皮質神経細胞のびまん性の脱落があり、生化学的にはコリン作動性ニューロンの脱落がみられる。組織学的には大脳皮質のアルツハイマー神経原線維変化と老人斑が出現する（図19-13）。

■ アルツハイマー型老年性認知症 senile dementia of Alzheimer type

アルツハイマー病と基本的に同じ病態と病理所見を呈するが、発症が老年期で比較的ゆっくり進行するものはアルツハイマー型老年性認知症とよばれる。発症時期の差のみで本質的に同じ病気であるとの考えで、両者を区別せずにアルツハイマー病とする立場もある。

■ パーキンソン病 Parkinson's disease

中高年に発症する中脳黒質のドパミン作動性ニューロンの変性で起こる。少数は遺伝性もあるが、大部分は孤発性で原因不明である。症状は安静時振戦、固縮、無動、前傾姿勢、小刻み歩行、加速度歩行があり、顔面の表情が乏しい仮面様顔貌などもある。自律神経系も障害され、便秘、起立性低血圧、発汗異常もみられる。中脳黒質のメラニン含有細胞の減少（図19-14）があり、残存する神経細胞にレーヴィ小体 Lewy's body がみられる。

■ 筋萎縮性側索硬化症 amyotrophic lateral sclerosis

運動ニューロンが変性する疾患である。原因不明で根本的な治療法も確立していない。随意運動の神経路である錐体路を構成する上位運動ニューロン（大脳皮質から脊髄前角まで）、および下位運動ニューロン（脊髄前角から筋肉まで）が選択的におかされる（図19-15）。30～50歳の男性に多く、手の脱力や筋萎縮で発症し球麻痺を合併してくる。早期より罹患筋に筋束性攣縮という細かい不随縮収縮運動がみられる。知覚障害、眼球運動障害、褥瘡、膀胱直腸障害は一般的にはみられない。筋肉は神経原性萎縮を示す。治療は対症療法しかなく、発症4～5年で呼吸筋麻痺となる。

■ ハンチントン病 Huntigton's disease

常染色体優性（顕性）遺伝病で、線条体（尾状核と被殻）の神経細胞が変性脱落する。発症は中年になってからで、慢性進行性の精神症状（性格変化と認知症）および舞踏病とよばれる踊るような不随運動が出現する。

⑤ 脳腫瘍①

Summary

1. 成人型びまん性膠腫は成人のグリオーマの80%を占め大脳半球に好発する。
2. 成人型びまん性膠腫は星細胞腫（WHO grade 2〜4）、乏突起膠腫（WHO grade 2, 3）、膠芽腫（WHO grade 4）に分類される。
3. 膠芽腫では柵状配列と微小血管増殖が見られる。
4. 毛様細胞性星細胞腫は小児の小脳、視床下部に好発する予後良好なグリオーマである。
5. 髄芽腫（WHO grade 4）は小児の小脳虫部に好発する高悪性度のグリオーマである。

組　織　型		頻　度
神経膠腫	glioma	40%
膠芽腫	glioblastoma	30%
星細胞腫	astrocytoma	25%
稀突起膠腫	oligodendroglioma	10%
上衣腫	ependymoma	10%
髄芽腫	medulloblastoma	10%
髄膜腫	meningioma	15%
神経鞘腫	neurinoma	10%
下垂体腺腫	pituitary adenoma	10%
頭蓋咽頭腫	craniopharyngioma	5%
転移性脳腫瘍	metastatic braintumors	5%
その他		15%

図19-16　脳腫瘍の組織型と頻度

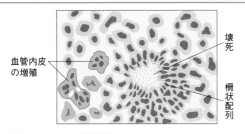

血管内皮の増殖　壊死　柵状配列

図19-17　膠芽腫

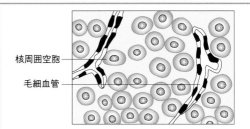

核周囲空胞　毛細血管

図19-18　稀突起膠細胞腫

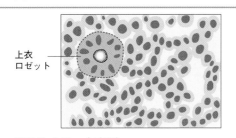

上衣ロゼット

図19-19　上衣腫

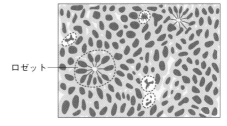

ロゼット

図19-20　髄芽腫

■ 脳腫瘍 brain tumors

　頭蓋内に発生した腫瘍全体を含み脳の実質や髄膜に発生する（図19-16）。WHO分類（2021年）では診断に臨床的悪性度を示すWHO grade（1～4）を付記する。

■ 神経組織系の腫瘍（神経膠腫 グリオーマ glioma）

1．成人型びまん性膠腫：

通常成人の大脳半球に発生する神経膠細胞由来の腫瘍で、成人のグリオーマの約80％を占める。

●膠芽腫 glioblastoma：悪性度の最も高いグリオーマであり、WHO gradeはすべてgrade 4となる。成人の大脳半球に発生することが多く、異型性の強い神経膠細胞由来の腫瘍細胞の増殖から構成されている。毛細血管の塊状となった増殖からなる微小血管増殖と、壊死を伴いその周囲に腫瘍細胞の核が柵状に配列する柵状配列が特徴的な組織像である。WHO分類では腫瘍細胞のIDH（イソクエン酸脱水素酵素 isocitrate dehydrogenase）遺伝子に変異の無い事が診断基準となる。

●星細胞腫 astrocytoma：星状膠細胞由来の腫瘍で異型性の程度に応じてWHO gradeはgrade 2～4までのものがある。WHO分類ではすべてのgradeの腫瘍細胞においてIDH遺伝子に病的な変異を持つ事が診断基準となる。grade 2の腫瘍細胞は正常の星状膠細胞と非常に良く似ているが細胞密度が僅かに増加しており周囲の脳実質内に瀰漫性に浸潤している。grade 3では明らかな細胞密度の増加があり、核異型が出現する。星細胞腫WHO grade 4は組織像は膠芽腫と変わらない事が多いが、IDH遺伝子の変異がある事で区別できる。しかし予後に関しては膠芽腫とかわらない。

●乏突起膠腫 oligodendroglioma：希突起膠細胞に類似した腫瘍細胞から成る腫瘍で、成人の前頭葉に好発し石灰化を伴うことが多い。組織学的には円形の核と核周囲空胞を持った腫瘍細胞が敷石状に配列して蜂の巣様構造を呈する（図19-18）。核異型の程度によってWHO grade 2とgrade 3のものがある。WHO分類では星細胞腫と同様のIDH遺伝子の変異に加えて1p/19q共欠失（1番染体の短腕と19番の長腕の同時欠失）がある事が診断基準となっている。

2．その他の星細胞系腫瘍 Other astrocytic tumors：

●毛様細胞性星細胞腫 Pilocytic astrocytoma（WHO grade 1）：小児から若年成人の小脳、視神経、視床下部に好発し、嚢胞を形成する事が多い。限局性で発育も遅く、予後良好である。腫瘍細胞は紡錘形で網様突起とよばれる細長い突起を持っている。しばしばローゼンタール線維と呼ばれる棍棒状のグリア線維が出現する。

3．上衣系腫瘍：

●上衣腫・粘液乳頭状上衣腫：いずれも小児の第四脳室壁に好発する。組織学的には上衣ロゼットや血管周囲性偽ロゼットが見られる（図19-19）。異型性の程度に応じてWHO grade 2とgrade 3がある。

4．胎児性腫瘍：

●髄芽腫（WHO grade 4）：小児の小脳虫部に好発する悪性度の高い腫瘍である。しばしば髄膜播種が見られる。組織学的にはクロマチンに富んだ核と狭い胞体を持った腫瘍細胞からなっており、細胞密度が高く核分裂像が目立つ。ホーマーライト型ロゼットが見られる（図19-20）。WHO分類では分子遺伝学的亜分類があり、これによって病態や予後を推定する。

⑥ 脳腫瘍②

Summary

1. 髄膜腫は成人の硬膜に付着して発生しその大部分は良性腫瘍（grade 1）である。

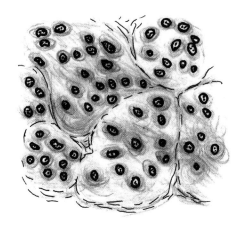

図19-21　髄膜皮性髄膜腫

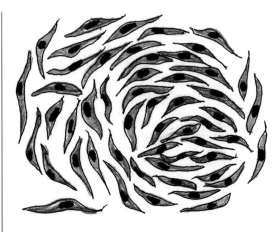

図19-22　線維性髄膜腫

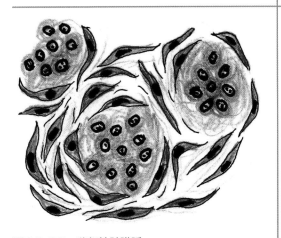

図19-23　移行性髄膜腫

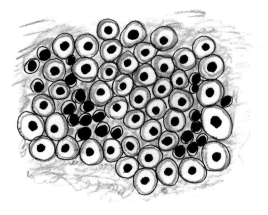

図19-24　胚腫

■ 神経組織系以外の頭蓋内腫瘍：

1．髄膜腫 meningioma：大部分はクモ膜を構成する細胞由来の良性腫瘍（WHO grade 1）であり、成人の硬膜に付着して発生する。境界明瞭な充実性腫瘤を形成し脳実質を圧排する。組織学的には様々なタイプがあるが、代表的なものは髄膜皮性髄膜腫 meningothelial meningioma（図 19-21）、線維性髄膜腫 fibrous meningioma（図 19-22）、および、この両者の移行型である移行性髄膜腫 transitional meningioma（図 19-23）である。中間的な異型度（WHO grade 2）や高異型度（WHO grade 3）のものもある。

2．胚腫 germinoma：原始生殖細胞から発生する悪性腫瘍で若年男性の視床下部に好発する。外国と比較して日本人に多い。組織学的には卵巣の未分化胚細胞腫や精巣の精上皮腫と同じものである。大型で淡明な細胞質を持った類円形の腫瘍細胞が敷石状に増殖し、リンパ球の浸潤を伴うことが多い（図 19-24）。

3．頭蓋咽頭腫 craniopharyngioma：トルコ鞍部から第三脳室にかけて発生する良性腫瘍で、小児にも成人にも発生する。組織学的に若年者では囊胞状病変を形成する歯のエナメル上皮腫に類似した増殖から成る（エナメル上皮型）。成人では充実性病変を形成する重層扁平上皮の網状・乳頭状の増殖から構成される（乳頭型）。

4．下垂体腺腫 pituitary adenoma：内分泌の項にて記述。

■ 転移性脳腫瘍 metastatic brain tumors：

男性は肺癌、女性は乳癌の転移が多い。消化器癌、腎癌、悪性黒色腫などもある。脳実質内に多発性の腫瘤を形成する事が多い。クモ膜に瀰漫性に浸潤し、癌性髄膜炎となることもある。

7 その他の脳神経疾患

Summary

1. 多発性硬化症は空間的・時間的に多発性の脱髄をみる疾患である。
2. 多発性硬化症の初発症状は視力障害が多い。
3. 神経鞘腫は聴神経に発生する良性腫瘍である。
4. クロイツフェルト・ヤコブ病はプリオン病である。
5. クロイツフェルト・ヤコブ病は神経・精神症状を伴った進行性の認知症である。

初発症状		主要神経症状	
視力低下	40%	視力低下	80%
運動麻痺	25%	運動麻痺	80%
異常感覚	20%	感覚異常	78%
歩行障害	18%	腱反射亢進	77%
感覚鈍麻	10%	病的反射	60%
複視	6%	失調・振戦	55%
言語障害	5%	膀胱直腸障害	45%

図19-21 多発性硬化症の初発症状と主要症状

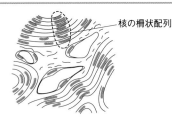

図19-22 神経鞘腫

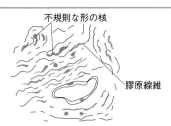

図19-23 神経線維腫

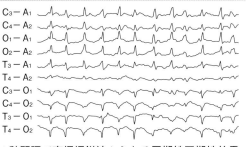

1秒間隔で高振幅鋭波からなる周期性同期性放電
periodic synchronous discharge（PSD）を認める

図19-24 クロイツフェルト・ヤコブ病の脳波

■ 脱髄疾患

髄鞘の一次的かつ選択的崩壊を主徴とする疾患で、2次的に神経細胞や神経膠細胞も傷害される。

1. **多発生硬化症 multiple sclerosis（MS）**：中枢神経系に2か所以上（空間的多発）の脱髄巣があり、再発と寛解を繰り返す（時間的多発）疾患。視神経脊髄型が日本人では多いが、欧米では大脳型が多い。20〜30歳台で急性に発症する。初発症状は視力障害が多く、その後、運動麻痺、知覚障害、膀胱直腸障害などが出現する（図19-21）。

2. **ギラン・バレー症候群 Guillain-Barre syndrome（GBS）**：末梢神経の代表的な脱髄疾患であり、発症には末梢神経の構成成分に対する自己抗体が関係している。発症は30〜50歳台に多い。前駆症状として下痢、腹痛などの胃腸症状や感冒症状があり、その2〜3週間後に下肢からしだいに上行する弛緩性の運動麻痺が発症する。重症では呼吸筋麻痺にまで及ぶことがある。治療として血漿交換療法が行われる。

■ 末梢神経腫瘍

1. **神経鞘腫 neurinoma（schwannoma）**：末梢神経線維をおおっている鞘細胞（シュワン細胞）から生じる良性腫瘍で、皮下などの軟部と聴神経に発生することが多い。組織学的には紡錘形腫瘍細胞が層状に配列して増殖し、核の柵状配列がみられる（図19-22）。

2. **神経線維腫 neurofibroma**：末梢神経のシュワン細胞と線維芽細胞が同時に混じり合って増生した良性腫瘍で皮下に生じるものが多い。紡錘形細胞の不規則な束状配列で、神経鞘腫より腫瘍細胞の核の形が不規則である（図19-23）。神経線維腫症 neurofibromatosis（レックリングハウゼン病 von Recklinghausen's disease）は思春期以降に全身の皮膚に多数の神経線維腫、色素沈着が生じる常染色体優性（顕性）遺伝病である。

■ プリオン病 prion disease

プリオン病とは感染性タンパク質である異常プリオンによって起きる変性神経疾患の総称である。共通した所見として神経・神経膠細胞の空胞形成による海綿状変性がみられる。異常プリオンは通常の消毒薬、煮沸、紫外線などによる消毒では病原性を失わない。

1. **クロイツフェルト・ヤコブ病 Creutzfeldt-Jakob disease（CJD）**：長い潜伏期を経て平均60歳前後で発症する進行性の認知症である。発症後は急速に種々の神経症状、精神症状を併発し、死亡する。脳波で周期性同期性放電（PSD）がみられるのが臨床的特徴である（図19-24）。脳は著明に萎縮し、脳室は拡大する。大脳皮質には海綿状変性がみられる。本症は別名亜急性海綿状脳症とよばれる。原因は遺伝的なプリオンタンパク遺伝子異常による家族性のもの、孤発性の突然変異、脳手術中の事故や硬膜移植などによる感染性のものがある。実験的にも異常プリオンによる伝播が可能であることが証明されるので病理解剖時の患者の脳や臓器の処理には注意を要する。

2. **変異型クロイツフェルト・ヤコブ病 variant CJD**：プリオン病であるウシ海綿状脳症（狂牛病）に汚染された牛肉の食用から感染すると考えられ、イギリスで多くみられた。現在は原因の肉骨粉による牛の飼育が中止され、食肉からは感染危険部位が除去されて無くなった。初期には精神症状があり、その後、感覚障害と小脳失調が出現する。末期には認知症に至り死亡する。患者は若年成人や小児が多く、ヒトのCJDより潜伏期は短いと考えられる。

病理解剖と病理検査

　これまで学問としての病理学について述べてきたが、その担い手である病理医pathologist は病理学の研究のみを行っているわけではない。実際の医療現場においても病理学の知識を生かして臨床医学の一翼を担っている。それは、病理診断であり、人体からさまざまな方法で得られた組織を顕微鏡下に観察して病気を診断している。通常、これを担当する部署として検査部病理検査部門あるいは病理診断部が病院内に設置されている。日本専門医療機構では、日本病理学会と協力して病理専門医の資格を審査・認定しており、この資格を取得した医師が病理診断業務に従事している。

■ 病理診断の方法論

1．組織診

　組織を薄切して染色したものである組織標本を作製して行われる診断である。最も一般に行われている方法は、ホルマリン固定パラフィン包埋法である。検体として得られた組織を10％ホルマリン水で固定（タンパク質を硬化し安定な状態にする操作）し、エタノール、キシレン、加熱溶融したパラフィンの順に浸漬し、最後にパラフィンを冷やし固めてその中に組織を埋め込む（パラフィン包埋）。これをミクロトームという機械で厚さ4ミクロン程度に薄切し、ガラス板に貼り付け、染色して顕微鏡下に観察する。通常 H.E.染色といってヘマトキシリンとエオジンという2種類の染色液を同時に使う染色法が用いられる。重要な点は得られた検体をなるべく速やかに固定液の中に入れることである。これが遅れると組織が自己融解を起こし、組織標本の観察が困難となる。標本作製は臨床検査技師が行い、標本の観察と診断書の作製は病理医が行う。

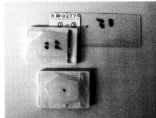

図 20-1　パラフィン包埋された組織検体とプレパラート標本

　包埋組織はプラスチックの台と一体化されたパラフィンブロックとなり、そのままミクロトームのホルダーに取り付けられる。プレパラートには検体番号や患者名の印刷されたラベルを貼り整理される。

2．細胞診

　直接細胞をガラス板にぬりつけ、アルコール固定し、染色して観察する。染色はパパニコロー染色という複雑な染色法を用いる。組織構築に関する情報は少ないが、細胞自身の形態については詳細に観察可能である。非観血的に検体を採取することも可能で被検者の負担が少ない利点がある。標本作製は臨床検査技師が行うが、細胞診の診断は細胞検査士の資格を持った臨床検査技師と細胞診専門医の資格を持った病理医が協力して行っている。

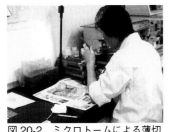

図 20-2　ミクロトームによる薄切

　パラフィンブロックとなった組織検体をミクロトームで4ミクロン程度の薄い切片に切っている。

■ 病理診断の対象

1．病理解剖

　病院で亡くなられた症例について病気の詳細や治療の影響などを調べる目的で行われる解剖である。解剖に際しては遺族の同意を署名捺印した文書のかたちで得なければならない。頭蓋腔、胸腔、腹腔の3大体腔の臓器を取り出して肉眼的に観察し、適切な部位から検体を切り出して組織標本を作製する。肉眼所見と組織所見を総合して病理解剖診断書を作成する。また、診断書を提出するのみではなく、患者を担当した臨床医と病理医を含む全医療スタッフが集まって臨床・病理カンファレンス clinico-pathological conference（CPC）を開催し、詳細な症例検討会が行われている。

2．生検診断

　試験切除、針生検および内視鏡などで得られた比較的小さな検体について、組織標本を作製して診断する。検体は主治医の記載した依頼書とともに提出され、診断結果は病理診断報告書のかたちで報告される。対象となる病気は悪性腫瘍のみではなく、慢性糸球体腎炎や慢性肝炎などでは炎症のタイプや進展の程度なども判断して、治療方針や予後の推定に役立てている。

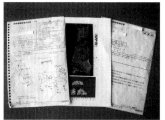

図 20-3　病理診断の依頼書と報告書
　患者基本情報と検体番号は複写式になっており依頼書と報告書には同じものが記載される。手術材料に関しては切り出し図（写真中央部）も添付される。

3．手術材料の診断

　手術で切除された臓器について診断を行う。悪性腫瘍に関しては、組織型、分化度、深達度、切除断端における腫瘍の有無、リンパ節転移の有無とその進展の程度などについて診断し報告をする。現在は各臓器の悪性腫瘍について取扱い規約が作製されており、その規定にもとづいて標準化された診断が行われている。取扱い規約では組織診分類法や分化度の判定基準などの他に、必要診断項目が明確に指定され、それらを記載するための略号も定められている。

4．術中迅速診断

　通常の組織診では標本作製に約1日を要する。しかし、手術中に検体を採取し、その診断結果によって術式や切除範囲を決定する必要のある場合がある。そのような際には、凍結切片法による迅速診断が行われる。検体を凍結して、クリオスタットという機械の中で−20℃〜−30℃の状態で薄切する方法である。この方法によると標本作製は5〜10分ほどで可能である。しかし、標本の大きさや質には限界があり、悪性腫瘍の有無程度は判断可能であるが、詳細な診断は難しいことが多い。術中迅速診断はその適応症例を慎重に判断して行う必要がある。

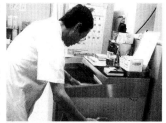

図 20-4　クリオスタットによる薄切
　術中迅速診断のためには凍結切片法が行われる。クリオスタット（写真右下の機械）の中は−20℃〜−30℃に保たれ、その状態で薄切が行われる。

参考文献

1）岩田隆子監修、恒吉正澄、小田義直編：わかりやすい病理学、改訂第6版、南江堂、2016

2）大橋健一、谷澤徹、藤原正親、柴原純二：病理学、系統看護学講座、専門基礎分野1、第5版、医学書院　2015

3）笹野公伸、岡田保典、安井弥編集：シンプル病理学、改訂第8版、南江堂、2020

4）豊國伸哉、高橋雅英監訳：ロビンス基礎病理学、原書10版、丸善出版、2018

5）青木重久、小泉富美朝編著：基準病理学、総論、改訂第2版、南江堂　1995

6）青木重久、小泉富美朝編著：基準病理学、各論、南江堂　1992

■あ

RI 心筋イメージング法 121
RNA ウイルス 97
IgE 75、153
IgA 137
IgA 腎症 (IgA nephropathy) 199
IgA 単独欠損症 81
IgM 137
IgG 79、137
IgD 137
アイゼンメンガー症候群 (Eizenmenger syndrome) 116、117
IDH 257
iPS 細胞 51
アウエル小体 (Auer's body) 135
亜急性壊死性リンパ節炎 (subacute necrotizing lymphadenitis) 139
亜急性硬化性全脳炎 (subacute sclerosing panencephalitis) 253
亜急性甲状腺炎 (subacute thyroiditis) 227
亜急性細菌性心内膜炎 (subacute bacterial endocarditis) 127
亜急性腎炎症候群 195、197
悪液質 (cachexia) 93
悪性関節リウマチ 79、239
悪性間葉腫 105
悪性高血圧 111
悪性高血圧症 31
悪性黒色腫 (malignant melanoma) 169、247
悪性腫瘍 23、35、91
悪性腫瘍 (malignant tumor) 87
悪性上皮性腫瘍 (carcinoma) 103
悪性腎硬化症 (maligant nephrosclerosis) 203
悪性線維性組織球腫 (malignant fibrous histiocytoma) 105
悪性中皮腫 159
悪性非上皮性腫瘍 105
悪性貧血 (pernicious anemia) 133
悪性リンパ腫 (malignant lymphoma) 140、141、159、169、229
アザラシ肢症 25
アジソン病 (Addison's disease) 231
アショフ結節 (Aschoff's nodule) 127
アスベスト (asbestos) 155
アスペルギルス (asperugillus fumigatus) 83
アセチルコリンリセプター 75
圧痕形成 53
圧迫 249
圧迫萎縮 (compression atrophy) 29

圧迫狭窄 203
圧迫無気肺 (compressive atelectasis) 145
圧力負荷 (pressure overload) 125
アデノイド (adenoid vegetation) 143
アデノシンデアミナーゼ (ADA) 欠損症 81
アテローマ (atheromatous plaque) 109
アテローム 245
アトピー性喘息 153
アトピー性皮膚炎 (atopic dermatitis) 245
アナフィラキシー型 75
アナフィラキシー・ショック 61
アフタ性口内炎 161
アフラトキシン 97
アポトーシス (apoptosis) 42、43
アポトーシス小体 43
アポトーシス制御遺伝子 101
アミロイドーシス 131、137
アミロイド沈着 131
アミロイド変性 (amyloid degeneration) 31、39
アメーバ赤痢 (amebic dysentery) 175
アラキドン酸代謝産物 67
アリアス・ステラ現象 (Arias-Stella phenomenon) 219
アルコール硝子体 (alcoholic hyalinebody) 183
アルコール性肝炎 (alcoholic hepatitis) 183
アルコール性肝硬変症 (alcoholic liver cirrhosis) 183
アルコール性肝障害 183
アルコール性肝線維症 183
アルコール性脂肪肝 (alcoholic fatty liver) 183
アルツハイマー型老年性認知症 (senile dementia of Alzheimer type) 255
アルツハイマー神経原線維変化 255
アルツハイマー病 (Alzheimer's disease) 255
α1-アンチトリプシン欠損症 153
α-フェトプロテイン 187
アルポート症候群 (Alport syndrome) 199
アレルギー (allergy) 75
アレルギー性炎症 195
アレルギー性疾患 76
アレルギー性鼻炎 143
アレルギー反応 65、74
アレルゲン (allergen) 75
安定狭心症 (stable angina) 121
アンドロゲン産生能 217
アンモニア 41

■い

EB ウイルス (Epstein-Barr virus) 97、143
ES 細胞 51
異栄養性石灰化 35

胃癌 171
異型性 (atypia) 89、99
異形成 (dysplasia) 15、99、161、213
異形成 (dysplasia) 上皮内癌 CIS (carcinoma in situ) 213
異型度 95
萎縮 (atrophy) 28、29
萎縮腎 (contracted kidney) 199、203
異常プリオン 261
移植 50
異所性機能性腫瘍 (ectopic functional tumor) 93
異所性増殖 215
異所性副甲状腺機能亢進症
(ectopic hyperparathyroidism) 35、233
石綿 97
石綿肺 (asbestosis) 155
Ⅰ型アレルギー反応 69、75、77、153
1型糖尿病 39
1次仮骨 237
1次結核症 151
1次孔欠損症 117
1次性ショック 61
1次リンパ浮腫 (primary lypmedema) 115
一過性脳虚血発作 (transient ischemic attack) 251
胃底腺ポリープ (fundic gland polyp) 169
遺伝子病 17、20、22
遺伝子融合 99
遺伝性球状赤血球症 133
遺伝性疾患 97
遺伝性腎炎 199
転移性石灰化 35
遺伝的要因 17
イニシエーション (initiation) 99
イニシエーター (initiator) 99
異物型巨細胞 69
異物処理 48、49
贅状胃炎 (verrucous gastritis) 165
イレウス 179
インスリノーマ (insulinoma) 193
インスリン (insulin) 39
インスリン依存型糖尿病
(insulin-dependent diabetes mellitus) 39
インスリン非依存型糖尿病
(non-insulindependent diabetes mellitus) 39
咽頭炎 (pharyngitis) 143
院内感染 85

■う

ウイルス (virus) 85
ウイルス感染 25、69
ウイルス感染症 245、253
ウイルス性肝炎 181

ウイルス性心筋炎 (viral myocarditis) 127
ウィルヒョウリンパ節 173
ウイルムス腫瘍 203
ウェゲナー肉芽腫症 (Wegener's granulomatosis) 143
ウエスタンブロット法 81
右室肥大 119
齲蝕 (dental caries) 161
右心室肥大 129
右心不全 53、147
打ち抜き像 (punched out lesion) 137
うっ血 (congestion) 52、53、65
うっ血硬化症 53
うっ血性心不全 63、145

■え

ARDS (acute respiratory distress syndrome) 155
ASD (atrial septal defect) 117
ANCA (anti-neutrophil cytoplasmic antibody) 79
AML (acute myelogenous leukemia) 135
ALL (acute lymphogenous leukemia) 135
A型肝炎 (hepatitis A) 181
A群β溶血性連鎖球菌
(group A、β-hemolytic streptococcus) 197
エイズ (aquired immunodeficiency syndrome) 81
AIDS (aquired immunodeficiency syndrome) 81
HIV 81
H.E. 染色 262
HLA (主要組織適合抗原) 51
HCM (hypertrophic carciomyopathy) 131
hCG (human chorionic gonadotropin) 207、219
hCG 測定 219
HTLV-1 ウイルス 135
HPV 97
HbA1c 39
ATL (adult T-cell leukemia) 135
栄養性 (飢餓) 萎縮 (nutritional atrophy) 29
エオジン 262
液性免疫 (humoral immunity) 72、73
液性免疫不全 81
エコーウイルス 127
壊死 (necrosis) 42、43、59、93
壊死性血管炎 79
壊死性糸球体炎 203
壊死性肉芽腫 143
SBE (subacute bacterial endocarditis) 127
SLE (systemic lupus erythematosus) 75、79
SCID (severe combined immunodeficiency) 81
エストロゲン 215
エストロゲン産生腫瘍 221
エストロゲン産生能 217
エストロゲンの代謝障害 221

壊疽（gangrene）43
壊疽性炎（gangrene）71
X線透視 173
X連鎖重症複合免疫不全症 81
X染色体連鎖劣性（潜性）遺伝病 23、81
エドワーズ症候群 19
NMYC 99
NBI（narrow band imaging）内視鏡 163
FAB分類
（French American Britishcooperative group）135
MR（mitral regurgitation）129
MRSA 85
MHC（major histocompatibility complex）51
MS（mitral stenosis）129
MFH（malignant fibrous histiocytoma）105
Mタンパク 137
LE細胞現象 79
円形潰瘍 175
嚥下性肺炎（aspiration pneumonia）149
炎症（inflammation）15、64、65
炎症細胞浸潤 197
炎症性メディエーター 67
炎症の分類 70
遠心性肥大（eccentric hypertrophy）125
猿線 19
エンドトキシン（endotoxin）85
エンドトキシン・ショック 61
燕麦細胞癌（oat cell carcinoma）157

■お

黄色ブドウ球菌 85、127
黄疸（jaundice）36、37、93、133、189、193
オウム病 85
横紋筋肉腫（rhabdomyosarcoma）105
オールブライト病 241
オスラー結節（Osler's nodule）127
帯状疱疹（herpes zoster）245
オリエ病 241
オンコジーン（oncogene）99

■か

カーリング潰瘍 167
外陰癌（carcinoma of the vulva）211
外陰上皮内腫瘍（vulvar intraepithelial neoplasia）211
壊血病 55
介在リンパ節 91
外傷性骨折 237
外傷性ショック 61
灰白質脳炎 253
外表奇形 27
外部照射 95

開放性骨折 237
海綿状変性 261
回盲部 175
潰瘍（ulceration）89、167
潰瘍性大腸炎（ulcerative colitis）175
解離性動脈瘤（dissecting aneurysm）113
化学走性（chemotaxis）65
化学的発がん因子 97
化学的要因（chemical factors）25
化学伝達物質（chemical mediator）65、69
化学療法 95
架橋静脈 249
核黄疸 37
角化傾向 103、247
喀痰細胞診 157
拡張（心臓の）125
拡張型心筋症（dilated cardiomyopathy）131
拡張性肥大 125
核内細胞質封入体 229
核内転写因子 99
核濃縮（pyconosis）43
核融解（karyolysis）43
各論（systemic pathology）15
過形成（hyperplasia）44、45、209
過形成性細動脈硬化症 109
過形成性ポリープ（hyperplastic polyp）45、169、177
火傷 97、247
下垂体機能亢進症（hypopituitarism）225
下垂体性巨人症（hypophyseal gigantism）225
下垂体性小人症（pituitary dwarfism）225
下垂体腺腫（pituitary adenoma）225、259
下垂体前葉機能低下症（anterior hypopituitarism）225
ガス塞栓 57
化生（metaplasia）46、47
仮性嚢胞（pseudocyst）191
家族性高コレステロール血症 21
家族性大腸腺腫症
（familial adenomatous polyposis）21、97、177
カタル性炎 71
喀血（hemoptysis）55
褐色硬化（brown induration）63
褐色細胞腫（pheochromocytoma）111、231
化膿菌 85、221
化膿性炎 71
化膿性骨髄炎（suppurative osteomyelitis）237
化膿性髄膜炎 249
過敏性肺臓炎（hypersensitivity pneumonitis）155
過敏反応（hypersensitivity）75
花粉症 77
カポジ肉腫 97
鎌状赤血球症 133

過ヨウ素酸シッフ反応 ————————— 33
体の方向の取り違え ————————— 27
ガリウムスキャン ————————— 65
カリニ肺炎 ————————— 81
顆粒膜細胞腫 (granulosa cell tumor) ————— 217
カルチノイド腫瘍 (carcinoid tumor) ————— 157
川崎病 ————————— 113
癌 (carcinoma) ————————— 87
がん遺伝子パネル検査 ————————— 101
肝炎 (hepatitis) ————————— 71
寛解 (remission) ————————— 135
肝外胆管癌 (carcinoma of extrahepaticbile duct) ——— 189
感覚障害 ————————— 39
肝芽腫 (hepatoblastoma) ————————— 187
環境的要因 ————————— 17
ガングリオン (ganglion) ————————— 239
がんゲノム医療 ————————— 101
肝硬変症 (liver cirrhosis) ———— 33、59、139、185
管後型 (postductal type) ————————— 119
肝細胞癌 (hepatocellular carcinoma) — 97、103、185、187
肝細胞障害 (hepatocellular injury) ————— 183
肝細胞性黄疸 (hepatocellular jaundice) ——— 37
カンジダ (candida albicans) ————— 83
冠疾患集中治療病棟 (coronary care unit) —— 123
間質細胞 ————————— 243
間質性肺炎 (interstitial pneumonia) ———— 149、155
間質成分 ————————— 209
脂肪肝 ————————— 33
癌腫 (carcinoma) ———————— 87、99、103
肝腫瘍 ————————— 187
肝障害 ————————— 55
管状絨毛腺腫 (tubulovillous adenoma) ——— 177
管状腺腫 (tubular adenoma) ————— 177
冠状動脈硬化症 ————————— 121
冠状動脈疾患 ————————— 111
冠状動脈造影検査 ————————— 121
冠状動脈瘤 ————————— 113
癌性胸膜炎 (pleuritis carcinomatosa) ——— 91、159
肝性昏睡 (hepatic coma) ————— 41、185
癌性腹膜炎 ————————— 91
関節巣 ————————— 239
間接ビリルビン ————————— 37
関節リウマチ (rheumatoid arthritis) ——— 79、239
乾癬 ————————— 41
感染 (infection) ————————— 83
管前型 (preductal type) ————————— 119
完全大血管転位症 ————————— 119
感染源 ————————— 84
完全再生 ————————— 47
感染症の成立 ————————— 82
感染障壁 ————————— 83

感染性胃炎 (acute infectious gastritis) ——— 165
感染性心内膜炎 (infectious endocarcitis) —— 119、127
感染脾 ————————— 139
眼底出血 ————————— 113
肝転移 ————————— 91
嵌頓 ————————— 35、205
管内増殖性糸球体腎炎
(endocapillary proliferative glomerulonephritis) — 197
癌肉腫 (carcinosarcoma) ————————— 105
肝膿瘍 ————————— 175
肝不全 (hepatic failure) ——————— 40、41、185
感冒 (common cold) ————————— 143
間葉腫 (mesenchymoma) ————————— 105
がん抑制遺伝子 ————————— 101
乾酪壊死 (caseous necrosis) ——— 43、71、139、237
乾酪性肺炎 ————————— 151
冠攣縮性狭心症 ————————— 121
緩和医療・緩和ケア ————————— 43

■き
気管支拡張症 (bronchiectasis) ————— 153
気管支喘息 (bronchial asthma) ——— 77、153
気管支嚢胞 ————————— 159
気管支肺炎 (bronchopneumonia) ———— 149
気管食道瘻 ————————— 27
偽関節 ————————— 237
気胸 (pneumothrax) ————————— 145
菊池・藤本病 ————————— 139
奇形種 (teratoma) ———— 105、159、207、217
危険因子 (risk factor、動脈硬化症の) —— 109
起座呼吸 (orthopnea) ————————— 63
キサンチン結石 ————————— 205
起始 (initiation) ————————— 99
器質化 (organization) ————————— 49
器質化血栓 ————————— 57
器質化肺炎 (organizing pneumonia) ——— 149
偽性角質嚢胞 ————————— 245
寄生体 ————————— 27
寄生虫疾患 ————————— 69
偽性動脈瘤 (peseudoanerysm) ————— 113
偽性肥大 ————————— 235
偽性副甲状腺機能亢進症 ————————— 233
偽性副甲状腺機能低下症
(pseudohypoparathyroidism) ————— 233
基底細胞癌 (basal cell carcinoma) ——— 247
キニジン ————————— 77
機能性子宮出血 (functional uterine bleeding) —— 215
機能性腫瘍 (functional tumor) ————— 93
機能性腺腫 (functioning adenoma) ——— 225
機能低下症 ————————— 227
機能的終動脈 ————————— 59

偽びらん 213
偽膜性炎 71
偽膜性大腸炎 (pseudomembranous colitis) 175
キメラ 19
逆流 (regurgitation) 129
逆流性食道炎 (reflux esophagitis) 163
キャリアー 181
ギャロップ音 131
吸収 (absorption) 49
吸収性無気肺 145
求心性肥大 (concentric hypertrophy) 125、129
急性胃炎 (acute gastritis) 165
急性胃粘膜病変 (acute gastric mucosal lesion) 165
急性炎症 (acute inflammation) 53、69、71
急性潰瘍 (acute ulcer) 167
急性化膿性炎症 205
急性肝炎 (acute hepatitis) 181
急性冠症候群 (acute coronary syndrome) 121
急性結石性胆嚢炎 189
急性硬膜下出血 249
急性骨髄芽球性白血病
(acute myeloblastic leukemia) 135
急性骨髄性白血病 (acute myelogenous leukemia) 135
急性細菌性心内膜炎 (acute bactrial endocarditis) 127
急性出血性膵炎 (acute hemorrhagic pancreatitis) 191
急性腎盂腎炎 (acute pyelonephritis) 201
急性腎炎症候群 195
急性心不全 63、123
急性腎不全 (acute renal failure) 201
急性前骨髄性白血病
(acute promyelogenous leukemia) 135
急性前立腺炎 (acute prostatitis) 209
急性単純性胃炎 (acute simple gastritis) 165
急性胆嚢炎 (acute cholecystitis) 189
急性虫垂炎 175
急性転化 135
急性尿細管壊死症 (acute tubular necrosis) 201
急性白血病 135
急性鼻炎 143
急性非特異性リンパ節炎
(acute nonspecific lymphadenitis) 139
急性浮腫性膵炎 (acute edematous pancreatitis) 191
急性腐蝕性胃炎 (acute corrosive gastritis) 165
急性無結石性胆嚢炎 189
急性リンパ性白血病
(acute lymphogenous leukemia) 135
急速進行性糸球体腎炎 197
境界悪性漿液嚢胞性腫瘍
(serous cystic tumor of borderline malignancy) 217
境界悪性粘液嚢胞性腫瘍
(mucinous cystic tumor of borderline malignancy) 217

境界母斑 247
凝固壊死 (coagulation necrosis) 43
狭窄 (stenosis) 57、93、129
鋸歯状腺腫 (serrated adenoma) 177
橋出血 251
狭心症 (angina pectoris) 109、121
胸水 (pleural effusion) 53、159
胸腺 73
胸腺疾患 138
胸腺腫 (thymoma) 159
強直 (ankylosis) 239
強皮症 (progressive systemic sclerosis) 79
胸部大動脈瘤 113
胸膜炎 (pleuritis) 149、159
莢膜細胞腫 (thecoma) 217
胸膜疾患 158
莢膜線維腫 (thecofibroma) 217
胸膜中皮腫 (pleural mesothelioma) 159
局所再発 91
虚血 (ischemia) 58、59
虚血性急性尿細管壊死症 201
虚血性心疾患 120、121、122
虚血性臓器不全 113
巨人症 45
巨赤芽球性貧血 (megaloblastic anemia) 133
巨大線維腺腫 221
キラー細胞療法 95
ギラン・バレー症候群 (Guillain-Barre syndrome) 261
筋萎縮 (muscular atrophy) 235
筋萎縮性側索硬化症
(amyotrophic lateral sclerosis) 29、255
筋緊張性ジストロフィー (myotonic dystrophy) 235
菌血症 (bacteremia) 85
筋原性萎縮 (myogenic atrophy) 235
菌交代現象 175
菌体外毒素 85
緊張性気胸 (tension pneumothrax) 145
キンメルスチール・ウイルソン病変 199

■く

空間占拠性病変 249
空気感染 83
空気塞栓 57
空胞変性 (vacuolar degeneration) 31
血管透過性の亢進 53
クッシング潰瘍 167
クッシング症候群 (Cushing's syndrome) 111、225、231
クッシング病 (Cushing disease) 225、231
グッドパスチャー症候群
(Goodpasture's syndrome) 147
くも膜下出血 (subarachnoid hemorrhage) 113、249、251

クラインフェルター症候群 (Klinefelter syndrome)……19
グラヴィツ腫瘍……203
クラミジア (Chlamydia trachomatis)……85、205
グルカゴノーマ (glucagonoma)……193
グルカゴン……39
クルック変性……231
くる病 (rickets)……237
クルーケンベルグ腫瘍 (Krukenberg tumor)……173、189、217
クレアチニン……41
クレチン病 (cretinism)……227
クロイツフェルト・ヤコブ病 (Creutzfeldt-Jakob disease)……71、261
クロストリジウム・ディフィシル菌……175
クロム親和性細胞……231
クローン病 (Crohn disease)……175、179

■け
頚管炎 (cervicitis)……71
経管腔性……83
頚管ポリープ (cervical polyp)……213
形質細胞 (plasma cell)……69、73
Kras……99
珪肺 (silicosis)……155
珪肺結節……155
経皮経管冠動脈形成術……123
外科手術……95
劇症肝炎 (fulminant hepatitis)……181
下血 (melena)……55
血液性状の異常……57
血液尿素窒素 (blood urea nitrogen)……41
血液分布異常性ショック (distributive shock)……61
結核 (tuberculosis)……71、155
結核結節……71
結核性骨髄炎 (tuberculous osteomyelitis)……237
結核性腎盂腎炎……201
結核性髄膜炎 (tuberculous meningitis)……253
結核性膿腎症……201
結核性リンパ節炎 (tuberculous lymphadenitis)……139
血管炎……143
血管原性脳浮腫……249
血管腫 (angioma)……103
血管内皮細胞……197
血管肉腫 (hemangiosarcoma)……187
血管の2重支配……59
血管壁の異常……57
月経困難症……215
血行障害……93
血行性感染……201
血行静止……65
血行性転移……91

結合組織……49
欠失……19
血腫 (hematoma)……55
血清アルカリ性ホスファターゼ……243
血清病 (serum sickness)……75
結石症 (lithiasis)……35
結節硬化型ホジキンリンパ腫……141
結節性リンパ球優位型ホジキンリンパ腫……141
血栓 (thrombus)……57
血栓症 (thrombosis)……56、57
血栓性静脈炎 (thrombophlebitis)……115
血栓塞栓……57、123
血栓塞栓症……131
血糖値……39
血尿 (hematuria)……77、195
血流の異常……57
ケルニッヒ徴候……253
検査部病理検査部門……262
嫌色素性腺腫 (chromophobe adenoma)……225
原虫 (protozoan)……85
原発性アルドステロン症……111、231
原発性糸球体疾患……195
原発性静脈瘤……115
原発性胆汁性肝硬変症 (primary biliary cirrhosis)……185
原発性痛風……41
原発性肺癌 (lung cancer)……157
原発性肺高血圧症……147
原発性非定型肺炎 (primary atypical pneumonia)……151
原発性副甲状腺機能亢進症 (primary hyperparathyroidism)……233
原発巣 (primary focus)……91
顕微鏡的多発性血管炎 (microscopic polyangitis)……79
健忘期 (アルツハイマー病)……255

■こ
コイロサイトーシス (koilocytosis)……213
高アンモニア血症……41
高位心室中隔欠損症……119
抗Sm抗体……79
高エストロゲン血症……221
抗エストロゲン製剤……223
好塩基球 (basophil)……69
好塩基性腺腫 (basophil adenoma)……225
硬化型骨肉腫 (sclerosing osteosarcoma)……243
抗核抗体……79
膠芽腫……257
高カルシウム血症……35、233
硬癌 (scirrhous carcinoma)……89
抗がん剤……95
抗菌作用……83
口腔癌 (oral cancer)……161

硬結（しこり）————————————————221
高血圧（hypertension）————————77、111、225
高血圧症————————————109、110、125
高血糖————————————————————225
抗原（antigen）————————————————73
膠原病（collagen disease）————78、79、127
高脂血症————————————————109、195
交差免疫反応————————————————77
好酸球（eosinophil）————————————69
好酸性腺腫（acidophil adenoma）————225
好酸性肉芽腫————————————————169
鉱質コルチコイド分泌亢進症————————111
拘縮（contructure）————————————239
抗受容体反応型————————————————75
甲状腺炎（thyroiditis）————————————227
甲状腺癌（thyroid cancer）————————229
甲状腺機能亢進症————————————————111
甲状腺機能低下症（hypothyroidismus）————227
甲状腺刺激ホルモンリセプター————————75
甲状腺腺腫（thyroid adenoma）————227
甲状腺ホルモン不足————————————227
硬性下疳————————————————————253
梗塞（infarction）————————————58、59
拘束型心筋症（restrictive cardiomyopathy）————131
拘束性肺疾患（restrictive lung disease）————154、155
抗体（antibody）————————————————73
好中球（neutrophil）————————————69、83
硬直性痙攣————————————————————233
後天性免疫不全症候群
（aquired immunodeficiency syndrome）————81
後天性免疫不全————————————————81
喉頭炎（laryngitis）————————————143
喉頭癌（laryngeal carcinoma）————143
喉頭乳頭腫（laryngeal papilloma）————143
骨内嚢胞状病変————————————————241
抗２本鎖ＤＮＡ抗体————————————————79
高尿酸血症————————————————————41
高分化型（悪性腫瘍）————————————89
鉤ヘルニア————————————————————249
合胞体細胞————————————————————207
硬膜外出血（epidural hematoma）————249
硬膜下出血（subdural hematoma）————249
Ⅴ型アレルギー反応————————————————75
呼気閉塞————————————————————153
呼吸困難————————————————————115
国際対癌連合（UICC）————————————95
コクサキーＢ群ウイルス————————————127
姑息手術————————————————————95
骨化生————————————————————47
骨棘————————————————————239
骨巨細胞腫（giant cell tumor of bone）————243

骨形成不全症————————————————237
骨好酸性肉芽腫（eosinophilic granuloma of bone）————241
骨腫瘍（osteoma）————————————237、241
骨髄————————————————————73
骨髄異形成症候群（myelodysplastic syndrome）————137
骨髄移植————————————————————51
骨髄炎（osteomyelitis）————————85、237
骨髄芽球性白血病————————————————135
骨髄腫瘍性・腫瘍様疾患————————————136
骨髄腫細胞————————————————————137
骨髄性白血病————————————————135
骨髄造血細胞————————————————135
骨髄単球性白血病————————————————135
骨髄バンク————————————————————51
骨性仮骨————————————————————237
骨折（fracture）————————————————237
骨粗鬆症（osteoporosis）————————225、237
コッドマン三角（Codmann triangle）————243
骨軟化症（osteomalacia）————————237
骨軟骨腫（osteochondroma）————————241
骨肉腫（osteosarcoma）————————87、243
固定————————————————————262
古典的リンパ球優位型ホジキンリンパ腫————141
ゴム腫————————————————————71、253
孤立腎嚢胞（soritary renal cyst）————203
コレステリン結晶————————————————109
コレステロール結石————————————————35
コンゴ赤染色————————————————————31
混合結石————————————————————35
混合細胞型ホジキンリンパ腫————————141
混合腫瘍————————————————87、105
コン症候群（Conn's syndrome）————231
混濁腫脹（cloudy swelling）————————31
根治手術————————————————————95
混乱期（アルツハイマー病）————————255

■さ

サーファクタント————————————145、155
細菌（bacterium、bacteria）————————85
細菌性炎症————————————————————69
細菌性心内膜炎（bacterial endocarditis）————127
細菌性髄膜炎（bacterial meningitis）————253
細菌性赤痢（bacillary dysentery）————175
臍静脈————————————————————59
再生（regeneration）————————————46、47
再生医学————————————————————50
再生結節————————————————————183
再生不良性貧血（aplastic anemia）————133
再疎通（recanalization）————————57
細動脈硬化症————————————39、109、113
細動脈硬化症（arteriolosclerosis）————109

サイトカイン ··· 67、109
サイトメガロウイルス (cytomegalovirus) ··········· 83
サイトメガロウイルス感染 ··························· 81
再発 (recurrence) ····································· 91
細胞検査士 ··· 262
細胞死 ··· 43
細胞傷害型アレルギー ································· 75
細胞障害性脳浮腫 ····································· 249
細胞傷害性T細胞 ································ 73、75
細胞診 ··· 262
細胞浸潤 ··· 65
細胞性免疫 (cellular immunity) ·········· 72、73、75、93
細胞性免疫不全 ······································· 81
細胞内小器官 ···································· 31、33
作業肥大 ··· 45
柵状配列 ·· 257、261
錯綜配列 (disarray) ·································· 131
左心不全 ··· 147
嗄声 ··· 143
擦過細胞診 ··· 15
サプレッサーT細胞 ··································· 73
サリドマイド ··· 25
サルコイドーシス (sarcoidosis) ·········· 71、139、155
Ⅲ型アレルギー反応 ···················· 75、77、79、197
3次性副甲状腺機能亢進症
(tertiary hyperparathyroidism) ··················· 233

■し

CRP (C-reactive protein) ····························· 65
CML (chronic myelogenous leukemia) ················ 135
CLL (chronic lymphogenous leukemia) ··············· 135
COPD (chronic obstructive pulmonary disease) ······· 153
C型肝炎 (hepatitis C) ······························· 181
CCU (coronary care unit) ··························· 123
Gタンパク ··· 99
シーハン症候群 (Sheehan's syndrome) ··············· 225
CPC (clinico-pathological conference) ················ 263
GVHD (移植片対宿主病) ····························· 51
シェーンライン・ヘノッホ紫斑病 ····················· 55
紫外線 ··· 97
痔核 (hemorrhoids) ·································· 179
色素乾皮症 ··· 97
色素細胞腫瘍 ··· 247
色素性絨毛結節性滑膜炎
(pigmented villonodular synovitis) ················· 239
色素変性 (pigment degeneration) ····················· 33
色素母斑 (pigmented nevus) ··················· 103、247
子宮外妊娠 (ectopic pregnancy) ····················· 219
子宮筋腫 (myoma uteri) ····························· 215
子宮頚癌 (uterine cervical cancer) ··················· 213
子宮頚部上皮内癌 ····································· 15

子宮頚部上皮内腫瘍
(cervical intraepithelial neoplasm) ················· 213
子宮腺筋症 (adenomyosis uteri) ····················· 215
糸球体基底膜肥厚 ····································· 79
子宮腟部偽びらん (pseudoerosion) ··················· 213
子宮内膜癌 (endometrial carcinoma) ··········· 93、215
子宮内膜症 (endometriosis) ·························· 215
子宮内膜嚢胞 (endometrial cysts) ··················· 217
子宮内膜剥離不全 (irregular shedding) ··············· 215
子宮内膜増殖症
(endometrial hyperplasia without atypia) ··········· 215
子宮内膜異型増殖症
(atypical endometrial hyperplasia) ················· 215
歯原性嚢胞 (odontogenic cysts) ····················· 161
自己 ··· 73
自己抗原 ··· 79
自己免疫寛容 ··· 79
自己免疫疾患 ·································· 31、78、79
自己免疫性溶血性貧血 ································· 133
自己融解 (autolysis) ···························· 43、262
歯根嚢胞 (radicular cyst) ···························· 161
脂質異常症 (dyslipidemia) ··························· 195
四肢の壊疽 ··· 109
歯周病 (periodontal diseas) ·························· 161
視床出血 ··· 251
痔静脈叢 ··· 59
シスチン結石 ··· 205
自生体 ··· 27
失血死 ··· 113
湿疹 (eczema) ······································· 245
紫斑 (purpura) ······································· 55
脂肪壊死 (fat necrosis) ························ 191、221
脂肪腫 (lipoma) ······························· 103、169
脂肪塞栓 ··· 57
脂肪肉腫 (liposarcoma) ························ 87、105
脂肪変性 (fatty degeneration、steatosis) ············· 33
シモンズ病 (Simmonds' disease) ···················· 225
若年型糖尿病 ··· 39
若年性ポリープ (juvenile polyp) ···················· 177
シャム双生児 ··· 25
シャルコー・ライデン結晶 ··························· 153
シャント (shunt) ··························· 116、117、119
腫 (-oma) ··· 87
縦隔疾患 ··· 158
縦隔腫瘍 (mediastinal tumor) ······················· 159
周期性同期性放電 (PSD) ····························· 261
充血 (hyperemia) ······························· 52、53
蓚酸結石 ··· 205
13-トリゾミー ··· 19
収縮性無気肺 (contraction atelectasis) ··············· 145
重症筋無力症 (myasthenia gravis) ·········· 75、159、235

重症複合免疫不全
（severe combined immunodeficiency）‥‥‥‥‥81
修正大血管転位症‥‥‥‥‥‥‥‥‥‥‥‥119
縦走潰瘍‥‥‥‥‥‥‥‥‥‥‥‥‥‥‥‥175
終動脈‥‥‥‥‥‥‥‥‥‥‥‥‥‥‥‥‥59
18-トリゾミー‥‥‥‥‥‥‥‥‥‥‥‥‥‥19
終末期腎（end stage kidney）‥‥‥‥‥‥199
絨毛癌（choriocarcinoma）‥‥‥‥207、217、219
絨毛性疾患（trophoblastic disease）‥‥‥‥219
絨毛腺腫（villous adenoma）‥‥‥‥‥‥‥177
絨毛羊膜炎（chorioamnionitis）‥‥‥‥‥‥219
粥状硬化‥‥‥‥‥‥‥‥‥‥‥‥‥‥‥251
粥状硬化症（atherosclerosis）‥‥‥‥109、121
粥状硬化斑（atheromatous plaque）‥‥‥‥109
粥状動脈硬化症‥‥‥‥‥‥‥‥‥‥39、113
手術材料の診断‥‥‥‥‥‥‥‥‥‥‥263
腫脹（tumor）‥‥‥‥‥‥‥‥‥‥‥‥‥65
出血（hemorrhage）‥‥‥‥‥54、55、93、249
出血傾向（hemorrhagic tendency）‥‥54、55、135
出血性梗塞‥‥‥‥‥‥‥‥‥‥‥‥‥‥59
出血性梗塞（肺）‥‥‥‥‥‥‥‥‥‥‥147
出血性ショック‥‥‥‥‥‥‥‥‥‥‥‥61
出血性素因‥‥‥‥‥‥‥‥‥‥‥‥‥‥55
出血性膀胱炎‥‥‥‥‥‥‥‥‥‥‥‥205
出生前診断‥‥‥‥‥‥‥‥‥‥‥‥‥‥17
術中迅速診断‥‥‥‥‥‥‥‥‥‥‥‥263
シュニッツラー転移‥‥‥‥‥‥‥‥‥173
授乳期‥‥‥‥‥‥‥‥‥‥‥‥‥‥‥221
腫瘍（tumor）‥‥‥‥‥‥‥‥‥‥15、86、87
腫瘍各論‥‥‥‥‥‥‥‥‥‥‥‥102、104
腫瘍間質‥‥‥‥‥‥‥‥‥‥‥‥‥‥‥89
腫瘍関連抗原‥‥‥‥‥‥‥‥‥‥‥‥‥93
腫瘍減量手術‥‥‥‥‥‥‥‥‥‥‥‥‥95
腫瘍細胞‥‥‥‥‥‥‥‥‥‥‥‥‥87、89
腫瘍実質‥‥‥‥‥‥‥‥‥‥‥‥‥‥‥89
腫瘍塞栓‥‥‥‥‥‥‥‥‥‥‥‥‥‥‥57
腫瘍の悪性度‥‥‥‥‥‥‥‥‥‥‥‥‥95
腫瘍の命名法‥‥‥‥‥‥‥‥‥‥‥‥‥87
腫瘍様病変‥‥‥‥‥‥‥‥‥‥‥‥‥241
循環血液量減少性ショック（hypovolemic shock）‥61
循環障害‥‥‥‥‥‥‥‥‥‥‥‥15、65、139
上衣腫（ependymoma）‥‥‥‥‥‥‥‥259
常位胎盤早期剥離‥‥‥‥‥‥‥‥‥‥219
上衣ロゼット（ependymal rosette）‥‥‥‥257
漿液性炎‥‥‥‥‥‥‥‥‥‥‥‥‥‥‥71
漿液性嚢胞性腺腫（serous cystadenoma）‥‥217
漿液性嚢胞腺癌（serous cystadenocarcinoma）‥217
傷害関連分子パターン‥‥‥‥‥‥‥‥‥67
上顎癌（maxillary carcinoma）‥‥‥‥‥143
消化性潰瘍（peptic ulcer）‥‥‥‥‥‥‥167
上気道感染‥‥‥‥‥‥‥‥‥‥‥‥‥‥77

上気道疾患‥‥‥‥‥‥‥‥‥‥‥‥‥142
上行性感染‥‥‥‥‥‥‥‥‥‥‥‥‥201
常在細菌叢‥‥‥‥‥‥‥‥‥‥‥‥‥‥83
小細胞癌（small cell carcinoma）‥‥‥‥157
硝子化‥‥‥‥‥‥‥‥‥‥‥‥‥‥‥‥31
硝子化細動脈硬化症‥‥‥‥‥‥‥‥‥109
硝子変性（hyalinization）‥‥‥‥‥‥‥‥31
硝子膜形成‥‥‥‥‥‥‥‥‥‥‥‥‥155
硝子様物質‥‥‥‥‥‥‥‥‥‥‥‥‥‥31
常染色体‥‥‥‥‥‥‥‥‥‥‥‥‥‥‥19
常染色体異常（autosomal chromosome disorder）‥19
常染色体優性（顕性）遺伝病
（autosomal dominant disorder）‥21、131、177、199、203
常染色体劣性（潜性）遺伝‥‥‥‥‥‥‥‥39
常染色体劣性（潜性）遺伝病
（autosomal recessive disorder）‥‥‥‥‥21
上大静脈症候群（vena cava superior syndrome）‥115
小脳出血‥‥‥‥‥‥‥‥‥‥‥‥‥‥251
小脳虫部‥‥‥‥‥‥‥‥‥‥‥‥‥‥257
小脳扁桃ヘルニア‥‥‥‥‥‥‥‥‥‥249
上皮腫（epithelioma）‥‥‥‥‥‥‥‥‥87
上皮性悪性腫瘍‥‥‥‥‥‥‥‥‥‥‥177
上皮性腫瘍（epithelial tumor）‥‥‥‥‥‥87
上皮性非上皮性混合腫瘍‥‥‥‥‥‥‥105
上皮内癌（carcinoma in situ）‥‥‥15、99、213
泡沫細胞‥‥‥‥‥‥‥‥‥‥‥‥‥‥109
静脈圧上昇‥‥‥‥‥‥‥‥‥‥‥‥‥‥53
静脈角‥‥‥‥‥‥‥‥‥‥‥‥‥‥‥‥91
静脈血栓症（venous thrombosis）‥‥‥114、115
静脈瘤（varix）‥‥‥‥‥‥‥‥‥‥114、115
小葉癌（lobular carcinoma）‥‥‥‥‥‥223
小葉性肺炎‥‥‥‥‥‥‥‥‥‥‥‥‥149
小葉中心性肺気腫‥‥‥‥‥‥‥‥‥‥153
初期硬結‥‥‥‥‥‥‥‥‥‥‥‥‥‥253
初期変化群（primary complex）‥‥‥‥‥151
食細胞‥‥‥‥‥‥‥‥‥‥‥‥‥‥‥‥83
食道癌（esophageal cancer）‥‥‥‥‥‥163
食道静脈瘤（esophageal varix）‥‥‥‥59、163
食道静脈瘤破裂（rupture of esophgeal varix）‥59、185
女性化乳房‥‥‥‥‥‥‥‥‥‥‥‥‥221
所属リンパ節‥‥‥‥‥‥‥‥‥‥‥‥‥91
ショック（shock）‥‥‥‥‥‥‥‥‥60、61
ショック腎（shock kidney）‥‥‥‥‥‥‥61
ショックの悪循環‥‥‥‥‥‥‥‥‥‥‥61
ショック肺（shock lung）‥‥‥‥‥‥‥‥61
自律神経失調症‥‥‥‥‥‥‥‥‥‥‥‥39
痔瘻（anal fistula）‥‥‥‥‥‥‥‥‥‥179
脂漏性角化症（seborrheic keratosis）‥‥‥245
腎盂癌（carcinoma of renal pelvis）‥‥‥203
腎盂腎炎（pyelonephritis）‥‥‥‥‥201、209
腎炎（hepatitis）‥‥‥‥‥‥‥‥‥‥‥‥71

腎炎症候群 (nephritic syndrome) ································· 195
腎芽腫 (nephroblastoma) ··· 203
心奇形 ·· 119
真菌 (fungus) ··· 85
心筋壊死 ··· 121
心筋炎 (myocarditis) ··· 126
真菌髄膜炎 (mycotic meningitis) ······························ 253
心筋梗塞 (myocardial infarction) ········· 63、109、121、123
心筋症 (cardiomyopathy) ·································· 130、131
心筋障害 ··· 235
神経芽細胞腫 (neuroblastoma) ··························· 99、231
神経芽腫 (neuroblastoma) ·· 159
神経系腫瘍 ·································· 97、159
神経原性萎縮 (neurogenic atrophy) ··························· 235
神経鞘腫 (neurinoma) ······························ 159、169、261
神経性萎縮 (neurogenic atrophy) ························ 29、255
神経性筋萎縮 ·· 29
神経性難聴 ·· 199
神経節神経腫 (ganglioneuroma) ······························· 159
神経線維腫 (neurofibroma) ································ 159、261
神経線維腫症 (neurofibromatosis) ······················ 97、261
神経内分泌細胞 ··· 157
神経梅毒 (neurosyphilis) ··· 253
腎結核 (renal tuberculosis) ····································· 201
腎盂結石 ··· 205
心原性ショック (cardiogenic shock) ···························· 61
心外閉塞・拘束性ショック (obstructive shock) ··············· 61
進行 (progression) ·· 99
進行胃癌 (advanced gastric cancer) ···························· 171
腎硬化症 (nephrosclerosis) ······································· 203
進行性筋ジストロフィー ··· 235
進行性病変 ··· 15
進行麻痺 (general paresis) ·· 253
深在性主幹静脈の閉塞 ·· 115
腎細胞癌 (renal cell carcinoma) ·························· 103、203
心室中隔欠損症 (ventricular septal defect) ···················· 117
心室中隔の穿孔 ··· 123
心室瘤 ··· 123
滲出 (exudation) ··· 65
滲出液 ··· 159
滲出性炎 ··· 71
腎腫瘍 ··· 203
浸潤癌 (invasive carcinoma) ······························· 99、223
浸潤性発育 (infiltrative growth) ································· 91
尋常性天疱瘡 (pemphigus vulgaris) ···························· 245
尋常性疣贅 (verruca vulgaris) ··································· 245
真性血友病 ··································· 23、55
腎性高血圧 ·· 111
真性細菌類 ··· 85
新生児呼吸窮迫症候群
(neonatal respiratory distress syndrome) ············· 145、155

新生児肺硝子膜症 ··· 155
真性動脈瘤 (true aneurym) ······································ 113
新生物 (neoplasm) ·· 87
心臓死 ··· 43
心臓喘息 (athma cardiale) ··· 63
心臓の拡張 ·· 124
心臓の肥大 ·· 124
心臓病細胞 ··· 63
心臓弁膜症 ·· 128
迅速診断 ··· 263
心タンポナーデ ························ 61、63、113
シンチグラフィ ·· 65
心電図 ··· 121
腎動脈狭窄 ·· 109
心内膜炎 (endocarditis) ······················ 77、126、127
心内膜床欠損 ·· 117
侵入奇胎 ··· 219
塵肺症 (pneumoconiosis) ··· 155
心破裂 ··· 123
真皮内母斑 ·· 247
心不全 (cardiac failure) ···················· 62、63、119、131
腎不全 (renal failure) ···················· 39、40、41、195、199
心房中隔欠損 ·· 27
心房中隔欠損症 (atrial septal defect) ·························· 117
心膜嚢胞 ··· 159

■す
髄芽腫 (medulloblastoma) ·· 259
膵癌 (pancreatic cancer) ·· 193
水腎症 (hydronephrosis) ······················ 29、201、209
錐体路 ··· 255
垂直伝播 (vertical transmission) ································· 83
水痘・帯状疱疹ウイルス (varicellazoster virus) ·········· 245
膵島細胞腫 (pancreatic islet cell tumor) ······················ 193
水頭症 (hydrocephalus) ······················ 25、29、249
水尿管症 ··· 209
髄膜腫 (meningioma) ·· 259
髄様癌 (medullary carcinoma) ····························· 89、229
杉綾模様 (herringbone pattern) ································· 105
スタイン・レーベンタール症候群
(Stein-Leventhal syndrome) ·································· 217
ズダン染色 ··· 33
スタンフォード分類 ·· 113
ステロイド性骨粗鬆症 ··· 237
ステント留置術 ··· 123
スピクラ形成 ·· 243
スピロヘータ類 ·· 85
スポーツマン心臓 ··· 125

■せ
性感染症関連疾患 (sexually transmitted disease) ·······211

性器奇形 231
生検手術 95
生検診断 263
星細胞腫 257
成熟奇形腫 105
成熟抑制 (maturation arrest) 207
精上皮腫 (seminoma) 207
正所性機能性腫瘍 (normotopic functional tumor) 93
成人型糖尿病 23、39
成人型びまん性膠腫 256
成人呼吸窮迫症候群 (respiratory distress syndrome) 145、155
成人T細胞白血病 (adult T-cell leukemia) 97、135
精神分裂病 23
性腺萎縮 235
性腺間質性腫瘍 217
性染色体 19
性染色体異常 (sex chromosome disorder) 19
精巣炎 (orchitis) 207
性早熟 231
精巣腫瘍 (testicular tumors) 207
精巣上体炎 (epididymitis) 207
声帯ポリープ (vocal cord polyp) 143
生物学的原因 71
生物学的発がん因子 97
生物学的要因 (biological factors) 25
性ホルモンバランスの失調 221
生理的萎縮 (physiological atrophy) 29
生理的再生 47
生理的な肥大 (心臓) 125
生理的容積負荷 125
脊索腫 (chordoma) 243
赤色血栓 57
脊髄性筋萎縮症 21
脊髄癆 (tabes dorsalis) 253
脊椎カリエス 237
赤白血病 135
赤痢アメーバ 175
赤痢菌 175
赤緑色覚異常 23
接触感染 83
石灰化 (calcification) 35
舌癌 (cancer of the tongue) 161
赤血球増多症 119
赤血球沈降速度 65
石けん泡状陰影 (soap-bubble appearance) 243
接触出血 213
接触性皮膚炎 (contact dermatitis) 75、77、245
接吻潰瘍 167
セルトリ細胞単独症 (germ cell aplasia、Sertoli-cell-only syndrome) 207

セルトリ・ライディヒ細胞腫 217
線維化 183
線維腫 (fibroma) 103、169、217
線維性異形成症 (fibrous dysplasia) 241
線維腺腫 (fibroadenoma) 221
線維素性炎 71
線維素溶解 57
線維素溶解亢進 55
線維肉腫 (fibrosarcoma) 105
腺癌 (adenocarcinoma) 87、103、157、171、223
腺管型成型 (tubule forming type) 223
腺管形成 103
尖圭コンジローマ (condyloma acuminatum) 211
穿孔 (perforation) 167
穿孔性潰瘍 (perforating ulcer) 167
前骨髄球性白血病 135
潜在癌 (latent cancer) 209
栓子 (embolus) 57
腺腫 (adenoma) 87、103、169、177
腺腫性ポリープ (adenomatous polyp) 169、177
腺腫内癌 (carcinoma in adenoma) 177
腺腫様甲状腺腫 (adenomatous goiter) 227
線条体 255
染色体異常 (chromosomal abnormality) 17、18、19
全身死 43
全身性アナフィラキシー 77
全身性エリテマトーデス (systemic lupus erythematosus) 75、79、199
全身性紅斑性狼瘡 (systemic lupus erythematosus) 75、79、199
全身の骨軟化症 237
選択性 (感染症) 83
選択的γグロブリン欠損症 81
選択的チアノーゼ 119
先端巨大症 (acromegaly) 225
先端肥大症 45
疝痛 35、205
穿通 (penetration) 167
先天異常 (congenital anomaly) 15、16、17、24
先天奇形 17、26、27、249
先天性巨大結腸症 (congenital megacolon) 179
先天性食道閉鎖症 (congenital esophageal atresia) 163
先天性心疾患 23、116、117、119
先天性心内膜弾性線維症 131
先天性代謝異常 21
先天性胆道閉鎖症 (congenital biliary atresia) 189
先天性トキソプラズマ症 25
先天性風疹症候群 25
先天性免疫不全 81
先天梅毒 25
全能性幹細胞 51

潜伏感染 (latent infection) ……………………… 83
全胞状奇胎 ……………………………………… 219
腺様嚢胞癌 (adenoid cystic carcinoma) ……… 161
前立腺炎 (prostatitis) …………………………… 209
前立腺過形成 ……………………………………… 45
前立腺癌 (prostatic cancer) ……………… 93、209
前立腺特異抗原 (prostate specific antigen) …… 209
前立腺肥大症 (benign prostatic hypertrophy) … 209

■そ
早期胃癌 (early gastric cancer) ……………… 171
早期先天梅毒 …………………………………… 25
造血幹細胞 ……………………………………… 51
早産 (premature labor) ………………………… 219
層状構造 (扁平上皮癌) ……………………… 103
巣状糸球体硬化症 (focal glomerular sclerosis) … 197
創傷治癒 (wound healing) ……………… 48、49
増殖性炎 …………………………………………… 71
双胎奇形 ………………………………………… 27
象皮病 …………………………………………… 53
僧帽弁逆流症 (mitral regurgitation) ………… 129
僧帽弁狭窄 (mitral stenosis) ………………… 129
僧帽弁閉鎖不全症 ……………………………… 125
総論 (general pathology) ………………………… 15
即時型反応 ……………………………………… 75
促進 (promotion) ………………………………… 99
塞栓症 (embolism) ………………………… 56、57
続発性萎縮腎 (secondary contracted kidney) … 199
続発性高血圧症 (secondary hypertension) …… 111
続発性再生不良性貧血 ………………………… 133
続発性静脈瘤 …………………………………… 115
続発性心筋症 (secondary cardiomyopathy) …… 131
続発性肺高血圧 ………………………………… 147
側副循環 (collateral circulation) ………… 58、59
粟粒結核症 (miliary tuberculosis) …………… 151
組織所見 ………………………………………… 263
組織診 …………………………………………… 262
組織増殖 (炎症) ………………………………… 65
組織標本 ………………………………………… 262
ゾリンジャー・エリソン症候群
(Zollinger-Ellison syndrome) ………………… 167
蹲踞 ……………………………………………… 119

■た
ターナー症候群 (Turner syndrome) …………… 19
第1期梅毒 ……………………………………… 253
第1次治癒 ……………………………………… 49
ダイオキシン汚染 ……………………………… 25
胎芽病 …………………………………………… 17
大血管転位症 (transposition of the great vessels) … 119
太鼓ばち指 ……………………………………… 119

大細胞癌 (large cell carcinoma) ……………… 157
第3期梅毒 ……………………………………… 253
胎児性癌 (embrional carcinoma) ……… 207、217
胎児性水俣病 …………………………………… 25
胎児赤芽球症 …………………………………… 133
胎児病 …………………………………………… 17
代謝障害 ………………………………………… 15
帯状回ヘルニア ………………………………… 249
代償性肥大 ……………………………………… 45
代償不全 ………………………………………… 45
大腸炎 …………………………………………… 175
大腸癌 (colon cancer) …………………… 97、177
大腸ポリープ (colon polyp) ………………… 177
大動脈解離 (aortic dissection) ……………… 113
大動脈騎乗 ……………………………………… 119
大動脈狭窄 (AS) ………………………… 125、129
大動脈縮窄症 (coarctation of the aorta) …… 119
大動脈弁狭窄症 ………………………………… 125
大動脈弁閉鎖不全症 (AR) ……………… 125、129
大動脈瘤 ………………………………………… 109
体内照射 ………………………………………… 95
第2期梅毒 ……………………………………… 253
第2次治癒 ……………………………………… 49
大脳基底核 ……………………………………… 113
第Ⅷ凝固因子の欠損 …………………………… 55
太陽光線様外観 ………………………………… 243
大葉性肺炎 (lobar pneumonia) ……………… 149
第4期梅毒 ……………………………………… 253
第四脳室 ………………………………………… 257
多因子遺伝病
(disorder of multifactorial inheritance) …… 21、23、39、111
ダウン症候群 …………………………………… 19
唾液腺腫瘍 ……………………………………… 161
多核巨細胞 ………………………… 227、229、243
多極分裂像 ……………………………………… 89
多クローン性 (polyclonal) …………………… 137
多形腺腫 (pleomorphic adenoma) …………… 161
多胎妊娠 (multiple pregnancy) ……………… 219
脱臼 (dislocation) ……………………………… 239
脱髄疾患 ………………………………………… 261
多発性関節炎 …………………………………… 77
多発性筋炎 (polymyositis) ………………… 79、235
多発性硬化症 (multiple sclerosis) …………… 261
多発性骨髄腫 (multiple myeloma) …………… 137
WHO分類 (悪性リンパ腫) …………………… 141
タマネギ状層状陰影 …………………………… 243
単因子遺伝病 (single-gene disease) …………… 21
胆管細胞癌 (cholangiocellular carcinoma) …… 187
単球 (monocyte) ………………………………… 69
組織球 (histiocyte) ……………………………… 69
単球性白血病 …………………………………… 135

単クローン性 (monoclonal) ・・・・・・・・・・・・・・・・ 87、137
胆汁うっ滞 (intrahepatic cholestasis) ・・・・・・・・・ 183
単純性甲状腺腫 (simple goiter) ・・・・・・・・・・・・・・・・ 227
単純ヘルペスウイルス感染 ・・・・・・・・・・・・・・・・・・・ 253
男性不妊症 (male sterility) ・・・・・・・・・・・・・・・・・・ 207
胆石症 ・・・ 189
単体奇形 ・・ 27
胆嚢炎 ・・・ 189
胆嚢癌 (gallbladder cancer) ・・・・・・・・・・・・・・・・・ 189
タンパク尿 (proteinuria) ・・・・・・・・・・・・・・・・ 77、195
タンパク変性 ・・・・・・・・・・・・・・・・・・・・・・・・・・・・・・・ 30、31
単発性骨嚢腫 (solitary bone cyst) ・・・・・・・・・・・ 241
炭粉沈着症 ・・・・・・・・・・・・・・・・・・・・・・・・・・・・・・・・・・・・ 155
短絡 (shunt) ・・・・・・・・・・・・・・・・・・・・・・・・・・・・・・・・・・ 117

■ち

チアノーゼ (cyanosis) ・・・・・・・・・・・・・・・・・ 117、119
チアノーゼ群先天性心疾患 ・・・・・・・・・・・・・・・・・・・ 118
チェックバルブ現象 ・・・・・・・・・・・・・・・・・・・・・・・・・・・ 77
遅延型アレルギー ・・・・・・・・・・・・・・・・・・・・・・・ 75、245
遅延型過敏反応T細胞 ・・・・・・・・・・・・・・・・・・・・・・・・ 73
蓄膿症 (empyema) ・・・・・・・・・・・・・・・・・・・・・ 71、143
腟炎 (vaginitis) ・・・・・・・・・・・・・・・・・・・・・・・・・・・・・ 211
知能発育不良 ・・・・・・・・・・・・・・・・・・・・・・・・・・・・・・・・ 235
遅発性ウイルス感染 (slow virus infection) ・・・・・ 85
着床前診断 ・・・・・・・・・・・・・・・・・・・・・・・・・・・・・・・・・・・・・ 17
中硬膜動脈 ・・・・・・・・・・・・・・・・・・・・・・・・・・・・・・・・・・・ 249
中心壊死 (central necrosis) ・・・・・・・・・・・・・・・・・・ 89
中心性肥満 ・・・・・・・・・・・・・・・・・・・・・・・・・・・・・・・・・・・ 225
虫垂炎 (appendicitis) ・・・・・・・・・・・・・・・・・・・・・・・ 175
中枢神経系の細菌感染症 ・・・・・・・・・・・・・・・・・・・・・ 253
中枢神経障害 ・・・・・・・・・・・・・・・・・・・・・・・・・・・・・・・・・・ 25
中毒性急性尿細管壊死症 ・・・・・・・・・・・・・・・・・・・・・ 201
中分化型 ・・・・・・・・・・・・・・・・・・・・・・・・・・・・・・・・・・・・・・・ 89
中膜脆弱性 ・・・・・・・・・・・・・・・・・・・・・・・・・・・・・・・・・・・ 113
長管骨 ・・ 237
蝶形紅斑 ・・・・・・・・・・・・・・・・・・・・・・・・・・・・・・・・・・・・・・ 79
腸結核 ・・ 175
腸重積 (intussusception) ・・・・・・・・・・・・・・・・・・・ 179
腸上皮化生 ・・・・・・・・・・・・・・・・・・・・・・・・・・・・・・・・・・・・ 47
聴神経 ・・ 261
腸捻転 (volvulus) ・・・・・・・・・・・・・・・・・・・・・・・・・・・ 179
重複奇形 ・・・・・・・・・・・・・・・・・・・・・・・・・・・・・・・・・・・・・・・ 27
腸閉塞 (ileus) ・・・・・・・・・・・・・・・・・・・・・・・・・・・・・・・ 179
直撃損傷 (coup injury) ・・・・・・・・・・・・・・・・・・・・・ 249
直接侵入 ・・・・・・・・・・・・・・・・・・・・・・・・・・・・・・・・・・・・・・・ 83
直接ビリルビン ・・・・・・・・・・・・・・・・・・・・・・・・・・・・・・・ 37
チョコレート嚢胞 (chocolate cyst) ・・・・・・・・・・・ 217
沈着 ・・ 31

■つ・て

ツァーンの梗塞 ・・・・・・・・・・・・・・・・・・・・・・・・・・・・・・・ 59
椎間板ヘルニア (herniated intervertebral disk) ・・・・・ 239
痛風 (gout) ・・・・・・・・・・・・・・・・・・・・・・・・・・・・・・ 40、41
痛風結節 ・・・・・・・・・・・・・・・・・・・・・・・・・・・・・・・・・・・・・・・ 41
ツツガムシ病 ・・・・・・・・・・・・・・・・・・・・・・・・・・・・・・・・・・ 85
ツベルクリン反応 ・・・・・・・・・・・・・・・・・・・・・・・・・・・・ 151
DIC (disseminated intravascular coagulation) ・・・・・ 55
低アルブミン血症 (hypoalbuminemia) ・・・・・・・ 195
DNAウイルス ・・・・・・・・・・・・・・・・・・・・・・・・・・・・・・・・ 97
TNM分類 ・・・・・・・・・・・・・・・・・・・・・・・・・・・・・・・・・・・・・ 95
T/NK細胞性リンパ腫 ・・・・・・・・・・・・・・・・・・・・・・・ 141
低形成 ・・・ 29
T細胞 ・・・・・・・・・・・・・・・・・・・・・・・・・・・・・・・・・・・・ 69、73
T細胞リセプター ・・・・・・・・・・・・・・・・・・・・・・・・・・・・・ 73
低酸素血症 ・・・・・・・・・・・・・・・・・・・・・・・・・・・・・・・・・・・ 147
DCM (dilated cardiomyopathy) ・・・・・・・・・・・・・ 131
ディ・ジョージ症候群 (Di George syndrome) ・・・ 81、233
T前駆細胞性リンパ芽球型リンパ腫
(precursor T-cell lymphoblastic lymphoma) ・・・・・ 141
低タンパク血症 ・・・・・・・・・・・・・・・・・・・・・・・・・・・・・・・ 53
DPB (diffuse panbronchiolitis) ・・・・・・・・・・・・・ 153
低分化型 ・・・・・・・・・・・・・・・・・・・・・・・・・・・・・・・・・・・・・・・ 89
停留睾丸 (cryptorchism) ・・・・・・・・・・・・・・・・・・・・ 207
低リン酸血症 ・・・・・・・・・・・・・・・・・・・・・・・・・・・・・・・・・ 233
Tリンパ球 ・・・・・・・・・・・・・・・・・・・・・・・・・・・・・・・・・・・ 73
テタニー (tetany) ・・・・・・・・・・・・・・・・・・・・・・・・・・・ 233
鉄欠乏状態 ・・・・・・・・・・・・・・・・・・・・・・・・・・・・・・・・・・・ 133
鉄欠乏性貧血 (iron deficiency anemia) ・・・・・・・ 133
デブリドマン (de' bridement) ・・・・・・・・・・・・・・・・ 49
デュシェーヌ型筋ジストロフィー ・・・・・・・・・・・・・ 23
デュシェーヌ型 (Duchenne type) ・・・・・・・・・・・ 235
転移 (metastasis) ・・・・・・・・・・・・・・・・・・・・・・・・・・・ 91
転移性肝癌 (metastatic liver tumor) ・・・・・・・・・ 187
転移性骨腫瘍 ・・・・・・・・・・・・・・・・・・・・・・・・・・・・・・・・・ 243
転移性再発 ・・・・・・・・・・・・・・・・・・・・・・・・・・・・・・・・・・・・ 91
転移性腫瘍 ・・・・・・・・・・・・・・・・・・・・・・・・・・・・・ 187、217
転移性脳腫瘍 (matastatic brain tumors) ・・・・・・ 259
転移性肺癌 (metastatic lung cancer) ・・・・・・・・・ 157
転座 ・・ 19
転写活性 ・・・・・・・・・・・・・・・・・・・・・・・・・・・・・・・・・・・・・・・ 99
点状出血 (petechia) ・・・・・・・・・・・・・・・・・・・・・・・・・・ 55

■と

頭蓋咽頭腫 (craniopharyngioma) ・・・・・・・・・・・・ 259
頭蓋内圧亢進 ・・・・・・・・・・・・・・・・・・・・・・・・・・・・・・・・・ 249
同系移植 ・・・・・・・・・・・・・・・・・・・・・・・・・・・・・・・・・・・・・・・ 51
凍結切片法 ・・・・・・・・・・・・・・・・・・・・・・・・・・・・・・・・・・・ 263
糖原変性 (glycogen degeneration) ・・・・・・・・・・・・ 33
糖原病 (glycogen storage disease) ・・・・・・・・・・・・ 33
統合失調症 ・・・・・・・・・・・・・・・・・・・・・・・・・・・・・・・・・・・・ 23

糖質コルチコイド分泌亢進症 111
同種移植 51
動静脈瘻 .... 115、125
疼痛 (dulor) 65
疼痛管理 97
糖尿病 (diabetes mellitus) .... 33、38、39、109、225
糖尿病性腎症 (diabetic nephropathy) 199
糖尿病の合併症 39
動脈解離 113
動脈管開存症 (patent ductus arteriosus) 117
動脈硬化症 (arteriosclerosis) .... 108、109
動脈瘤 (aneurysm) .... 55、109、112、113
動脈瘤様骨嚢腫 (aneurysmal bone cyst) 241
トキソプラズマ原虫 25
トキソプラズマ症 249
特異性炎 71
禿頭 235
特発性間質肺炎 149
特発性自然気胸 153
特発性血小板減少性紫斑病 55
特発性再生不良性貧血 133
特発性心筋症 (idiopathic cardiomyopathy) 131
特発性大腿骨頭壊死
(idiopathic bone necrosis of femoral head) 237
特発性肺血鉄症 147
特発性肥大 45
特発性副甲状腺機能低下症
(idopathic hypoparathyroidism) 233
特発性副腎皮質萎縮 231
吐血 (hematemesis) 55
兎唇 27
トロポニンT 121
トラコーマ 85
トランスアミナーゼ 181
トリグリセリド (triglyceride) 183
トリゾミー 19
Toll様リセプター 67
貪食 (phagocytosis) 49

■な
内因子 133
内因性喘息 153
内臓奇形 27
内臓逆位 27
内軟骨腫 (enchondroma) 241
内分泌性萎縮 (hormonal atrophy) 29
内分泌性肥大 45
内膜異型増殖症 215
内膜癌 215
内膜増殖症 (endometrial hyperplasia) 215
軟骨化生 47

軟骨性腫瘍 241
軟骨肉腫 (chondrosarcoma) 241

■に
ニーマン・ピック病 (Niemann-Pick disease) 139
Ⅱ型アレルギー反応 .... 75、77、245
2型糖尿病 39
肉化 (carnification) 149
肉芽腫 (granuloma) .... 65、69、71
肉芽組織 (granulation tissue) .... 48、49、65
肉眼所見 263
肉腫 (sarcoma) .... 87、105
肉変化 (carnification) 49
2次仮骨 237
2次結核症 151
2次孔欠損症 117
2次性高血圧症 (secondary hypertension) .... 111、231
2次性ショック 61
2次性副甲状腺機能亢進症
(secondary hyperparathyroidism) 233
2次性副甲状腺機能低下症
(secondary hypoparathyroidism) 233
21-トリゾミー 19
二重体 27
2次リンパ浮腫 (secondary lymphedema) 115
日光性角化症 (solar keratosis) 247
ニトログリセリン .... 121、123
ニトロソ化合物 171
乳癌 93
乳管癌 (ductal carcinoma) 223
乳管内乳頭腫 (intraductal papilloma) 221
乳癌の疫学 223
乳癌の病理学 223
乳癌の臨床 223
乳腺炎 221
乳腺症 .... 45、221
乳頭癌 (papillary carcinoma) 229
乳頭筋の断裂 123
乳頭腫 (papilloma) 103
乳頭分泌物 223
乳房温存治療 223
乳房外パジェット病 (extrammary Paget's disease) 211
乳房内腫瘤 221
ニューモシスチス・イロベチイ
(pneumocystis jirovecii) 83
乳房X軟線撮影 223
尿管結石 205
尿酸結石 .... 35、205
尿糖 39
尿道炎 (urethritis) 205
尿道結石 205

尿毒症 41、93
尿崩症 (diabetes insipidus) 225
尿路狭窄 201
尿路結石症 (urolithiasis) 205
尿路上皮癌 (urothelial carcinoma) 103、205
尿路上皮性乳頭腫 (urothelial papilloma) 205
認知症 253、255
妊娠性絨毛癌 219
妊娠中毒 219
妊娠反応 207

■ね・の

猫鳴き症候群 19
ネフローゼ症候群 (nephrotic syndrome) 195、197、199
粘液水腫 (myxedema) 227
粘液性嚢胞腺癌 (mucinous cystadenocarcinoma) 217
粘液性嚢胞腺腫 (mucinous cystadenoma) 217
粘液の分泌 103
粘液変性 129
捻挫 (sprain) 239
粘膜下腫瘍 (submucosal tumor) 169
膿球 69
膿胸 (pyothrax) 149
脳血管障害 111
脳血栓症 (cerebral thrombosis) 251
脳梗塞 (cerebral infarction) 109、251
脳塞栓症 (cerebral embolism) 251
脳挫傷 (cerebral contusion) 249
脳死 43
脳出血 (cerebral hemorrhage) 109、113、251
脳腫瘍 (brain tumor) 257
脳循環障害 115
嚢状動脈瘤 (saccular aneurysm) 113、251
膿腎症 (pyonephrosis) 201
脳脊髄炎 25
脳動脈瘤 113、203
脳膿瘍 (brain abscess) 253
脳浮腫 (brain edema) 249
脳ヘルニア (cerebral herniation) 249
嚢胞 (cyst) 217
嚢胞腎 (polycystic kidney) 203
嚢胞性膵線維症 (cystic fibrosis of pancreas) 191
嚢胞腺腫 (cystadenoma) 217
膿瘍 (abscess) 71、149、237

■は

バーキットリンパ腫 (Burkitt lymphoma) 97、141
パーキンソン病 (Parkinson's disease) 255
肺うっ血 (pulmonary congestion) 129、147
肺炎 (pneumonia) 71、85、148、149、150
肺炎球菌 (pneumococcus) 149

肺気腫 (pulmonary emphysema) 153
肺虚脱 (pulmonary collapse) 145
配偶子病 (gamete disorder) 17、18、19
肺結核 (pulmonary tuberculosis) 151、175
敗血症 (sepsis) 85
肺高血圧症 (pulmonary hypertension) 117、125、147
肺梗塞 (pulmonary infarction) 147
胚細胞性腫瘍 207、217
胚細胞低形成 (germ cell hypogenesis) 207
胚腫 (germinoma) 259
肺出血 (pulmonary hemorrhage) 147
肺腫瘍 156
肺水腫 (pulmonary edema) 63、147
肺線維症 (pulmonary fibrosis) 149、155
肺塞栓 57、147
肺塞栓症 (pulmonary thromboembolism) 147
肺転移 91
肺動脈狭窄症 119
肺動脈弁狭窄症 125
梅毒 (syphilis) 71、253
梅毒性大動中膜脈炎 (mesoaortitis luetica) 113
梅毒性弁膜炎 129
梅毒トレポネーマ (Treponema pallidum) 25、253
肺の循環障害 146
肺門型肺癌 157
廃用 (無為) 萎縮 (immobilization atrophy) 29
ハヴァース (Havers) 管 237
破壊性胞状奇胎 219
白色血栓 57
白内障 199、235
白板症 (leukoplakia) 161
パジェット病 (Paget's disease) 223
橋本甲状腺炎 227
橋本病 (Hashimoto's thyroiditis、 Hashimoto disease)
79、227
播種 (dissemination) 83、91
播種性血管内凝固症候群
(disseminated intravascular coagulation) 55
バセドウ病 (Basedow's disease) 75、111、227
破綻出血 55
がん遺伝子 (oncogene) 99
発がん因子 96、97
発がん機構 96、98
発がん実験 97
発がんの形態 99
発がんの生化学 99
発がんの分子機構 99
白血化 135
白血球数 68
白血病 (leukemia) 41、55、134、135、141
白血病細胞 135

白血病裂孔 (hiatus leukemicus)　135
発症　83
発生過程における融合の障害　27
発生の抑制　27
発熱 (calor)　65
発熱性疾患　77
馬蹄腎 (horse shoe kidney)　203
パトー症候群　19
花むしろ状 (storiform pattern)　247
花むしろ模様　105
パネート細胞　165
パパニコロー染色　262
バラ疹　253
パラフィン包埋　262
バリウム造影　173
半陰陽　231
晩期先天梅毒　25
反衝損傷 (contracoup injury)　249
汎血球減少症 (pancytopenia)　133
半月体　197
半月体形成性糸球体腎炎
(crescentic glomerulonephritis)　197
瘢痕 (scar)　49
瘢痕癌 (scar cancer)　157
瘢痕形成性無気肺　145
汎細葉性肺気腫　153
斑状出血 (ecchymosis)　55
伴性劣性 (X 連鎖潜性) 遺伝病
(X-linked recessive disorder)　235
ハンチントン病 (Huntigton's disease)　255
ハンマン - リッチ症候群 (Hamman-Rich syndrome)
　149

■ひ

鼻咽頭癌 (nasopharyngeal carcinoma)　97、143
PAS 染色　33
PSA (prostate specific antigen)　209
B 型肝炎 (hepatitis B)　181
B 型肝炎ウイルス　97
B 細胞　69、73
B 細胞性小細胞性リンパ腫
(B-cell small lymphocytic lymphoma)　141
B 細胞性リンパ腫　141
BCR-ABL1　99
bcl-2　99
B 前駆細胞性リンパ芽球型リンパ腫
(precursor B-cell lymphoblastic lymphoma)　141
PTHrP (parathyroid hormonerelated polypeptide)　233
PDA (patent ductus arteriosus)　117
BUN (blood urea nitrogen)　41
B リンパ球　73

鼻炎 (rhinitis)　143
被殻出血　251
非化膿性炎症細胞浸潤　235
非感染性心内膜炎　127
非機能性腺腫 (non-functioning adenoma)　225
肥厚性胃炎 (hypertrophic gastritis)　165
非自己　73
脾疾患　138
脾腫 (splenomegaly)　139
非腫瘍性反応性増殖疾患　221
鼻茸 (nasal polyp)　143
微小血管増殖　257
微小糸球体変化群 (minimal change disease)　197
微小浸潤癌 (microinvasive carcinoma)　213
非上皮性混合腫瘍　105
非上皮性腫瘍 (non-epithelial tumor)　87
微小無気肺 (microatelectasis)　145
皮疹　77
非浸潤癌 (non-invasive carcinoma)　223
ヒスタミン (histamine)　67、75
肥大 (心臓の)　125
肥大 (hypertrophy)　44、45、209
肥大型心筋症 (hypertrophic carciomyopathy)　131
肥大閉塞型心筋症　131
ビタミン D 中毒　35
ビタミン B12　133
非定型性疣贅性心内膜炎
(atypical verrucous endocarditis)　127
PTCA　123
非特異的感染防御機構　83
ヒト T 細胞白血病 I 型ウイルス　97
ヒト乳頭腫ウイルス　97
ヒトパピローマウィルス (human papilloma virus)　211
ヒト免疫不全ウイルス　81
皮内テスト　77
非妊娠性絨毛癌　219
皮膚癌　97
皮膚筋炎 (dermatomyositis)　79、235
皮膚線維腫 (dermatofibroma)　247
皮膚線条　225
皮膚軟部腫瘍　247
皮膚反応試験　77
非閉塞性無気肺 (non-obstructive atelectasis)　145
被包化 (encapsulation)　49
非抱合型ビリルビン　37
非ホジキンリンパ腫 (non-Hodgkin's lymphoma)　141
飛沫感染　83
肥満細胞 (mast cell)　69、75
びまん性大細胞型 B 細胞リンパ腫
(diffuse large B-cell lymphoma)　141
びまん性肺胞傷害 (respiratory distress syndrome)　155

びまん性汎細気管支炎 (diffuse panbronchiolitis) ……… 153
びまん性肥厚 ……………………………………………… 215
病因学 (etiology) ………………………………………… 15
病期 (stage) ……………………………………………… 95
病原体関連分子パターン ………………………………… 67
表層上皮性腫瘍 …………………………………………… 217
表層性胃炎 (superficial gastritis) ……………………… 165
病的骨折 …………………………………………………… 237
病的再生 …………………………………………………… 47
病的圧負荷による肥大 (心臓) ………………………… 125
病的容量負荷による肥大 ………………………………… 125
皮様囊腫 (dermoid cyst) ………………………… 105、217
表皮囊胞 (epidermal cyst) ……………………………… 245
表面免疫グロブリン ……………………………………… 73
病理医 (pathologist) ……………………………………… 262
病理解剖 …………………………………………………… 263
病理解剖診断書 …………………………………………… 263
病理学 (pathology) ………………………………… 14、15
病理診断 …………………………………………………… 262
病理診断部 ………………………………………………… 262
病理診断報告書 …………………………………………… 263
病理組織学 (histopathology) …………………………… 15
病理専門医 ………………………………………………… 262
病理発生学 (pathogenesis) ……………………………… 15
日和見感染 (opportunistic infection) … 83、85、135、151
びらん (erosion) ………………………………………… 167
ビリルビン (bilirubin) …………………………………… 37
ビリルビン結石 …………………………………………… 35
非淋菌性 …………………………………………………… 205
非淋菌性尿道炎 ……………………………………… 85、205
ヒルシュスプルング病 …………………………………… 179
貧血 (anemia) ……………………………… 132、133、135
貧血性梗塞 ………………………………………………… 59

■ふ

ファブリキウス囊相当器官 ……………………………… 73
ファロー四徴症 (tetralogy of Fallot) ………………… 119
不安定狭心症 (unstable angina) ……………………… 121
VSD (ventricular septal defect) ……………………… 117
VMA (vanillylmandelic acid) ………………………… 231
フィブリノイド変性 ………………………………… 79、127
フィブリン血栓 …………………………………………… 57
フィラデルフィア (Ph1) 染色体 ……………………… 135
フィラリア症 ……………………………………………… 115
封入体 (ウイルス性) …………………………………… 127
フェニルケトン尿症 ……………………………………… 21
負荷〈(over) load〉 ……………………………………… 125
不完全再生 ………………………………………………… 47
不完全痔瘻 ………………………………………………… 179
副甲状腺 (parathyroid gland) ………………………… 233
副甲状腺機能亢進症 ………………………………… 35、233

副甲状腺機能低下症 (hypoparathyroidism) ………… 233
副甲状腺ホルモン (parathormone) …………………… 233
複合組織型腫瘍 (胚細胞性腫瘍) ……………………… 207
複合母斑 …………………………………………………… 247
複合免疫不全 ……………………………………………… 81
副腎性器症候群 (adrenogenital syndrome) ………… 231
副腎皮質腺腫 (adrenocortical adenoma) …………… 231
副腎皮質ホルモン製剤 …………………………………… 231
腹水 ………………………………………………………… 53
副鼻腔炎 (sinusitis) …………………………………… 143
腹部大動脈 ………………………………………………… 113
腹膜炎 (peritonitis) ……………………………… 175、179
腹膜偽粘液腫 (pseudomyxoma peritonei) …………… 179
腹膜中皮腫 (mesothelioma) …………………………… 179
不顕性感染 ………………………………………………… 181
浮腫 (edema) ……………………… 52、53、77、131、195
不随意収縮運動 …………………………………………… 255
不正性器出血 ……………………………………………… 213
不整脈 ……………………………………… 119、123、131
物理的原因 (炎症) ……………………………………… 71
物理的発がん因子 ………………………………………… 97
物理的要因 (physical factors) ………………………… 25
ブドウ球菌 ………………………………………………… 149
ブドウ糖経口負荷試験 …………………………………… 39
舞踏病 ……………………………………………………… 255
部分胞状奇胎 ……………………………………………… 219
ブラ (bulla) ……………………………………………… 153
ブラロック短絡手術 ……………………………………… 119
プリオン …………………………………………………… 84
プリオン病 (prion disease) …………………………… 261
ブリックテスト …………………………………………… 77
プリン体 …………………………………………………… 41
ブルートン型無γグロブリン血症 ……………………… 81
ブレンナー腫瘍 (Brenner tumor) …………………… 217
プログレッション (progression) ……………………… 99
プロトオンコジーン ……………………………………… 99
プロモーション (promotion) …………………………… 99
分化度 ……………………………………………………… 95
吻合枝 ……………………………………………………… 59
分離の障害 ………………………………………………… 27

■へ

ベーカー囊胞 (Baker's cyst) ………………………… 239
平滑筋細胞 ………………………………………………… 109
平滑筋腫 (leiomyoma) ……………… 87、103、169、215
平滑筋肉腫 (leiomyosarcoma) …………………… 87、169
閉経後骨粗鬆症 …………………………………………… 237
閉鎖骨折 …………………………………………………… 237
閉塞性黄疸 …………………………………………… 189、193
閉鎖不全 (insufficiency) ……………………………… 129
閉塞 …………………………………………………… 57、93

閉塞性黄疸 (obstructive jaundice) ——————— 37
閉塞性血栓 ——————————————————— 57
閉塞性無気肺 (obstructive atelectasis) ———— 145
β細胞 ————————————————————— 39
β溶血性連鎖球菌 —————————————— 77、127
壁在性血栓 ——————————————————— 57
ヘテロ接合 ——————————————————— 21
ペニシリン ——————————————————— 77
ヘベルデン結節 ——————————————— 239
ヘマトキシリン ——————————————— 262
ヘムタンパク ————————————————— 37
ヘモグロビン ————————————————— 37
ヘモクロマトーシス (hemochromatosis) ———— 33
ヘモジデリン —————————————— 33、147
ヘモジデローシス (hemosiderosis) —————— 33
ヘリコバクター・ピロリ菌 (Helicobactor pylori) — 167
ヘルニア (hernia) ——————————————— 179
ヘルパーT細胞 —————————————— 73、81
ヘルペス脳炎 (herpes simplex encephalitis) —— 253
偏倚 ————————————————————— 87
変異型クロイツフェルト・ヤコブ病 ————— 261
変形性関節症 (osteoarthritis deformans) ——— 239
変質 ————————————————————— 65
変質性炎 ——————————————————— 71
変性 ————————————————————— 31
変性梅毒 ——————————————————— 253
弁置換術 ——————————————————— 129
ベンツピレン ————————————————— 97
扁桃腺肥大 —————————————————— 143
弁不全 ———————————————————— 115
扁平コンジローマ (condyloma latum) ——— 211、253
扁平上皮異形成 (dysplasia) ———————— 157
扁平上皮化生 ————————————————— 47
扁平上皮癌 (squamous cell carcinoma)
——————————— 15、87、103、143、157、247
扁平上皮乳頭腫 (squamous cell papilloma) —— 163
扁平上皮内病変 SIL (squamous intraeqithelial lesion)
——————————————————————— 213
弁膜炎 (endocarditis, valvitis) ————— 77、127
弁膜症 (valvular disease) —————— 77、127、129

■ほ

ポイッツ・ジェガース症候群
(Peutz-Jegers syndrome) ———————— 169
ポイッツ・ジェガースポリープ
(Peutz-Jegers polyp) ————————— 169
保因者 ———————————————————— 21、23
蜂窩織炎 (phlegmon) ———————————— 71、85
蜂窩肺 ———————————————————— 149
膀胱炎 (cystitis) —————————— 205、209
抱合型ビリルビン ——————————————— 37

膀胱結石 ——————————————————— 205
膀胱刺激症状 ————————————————— 205
膀胱腫瘍 (urinary bladder tumors) ————— 205
放射性ヨード治療の副作用 ———————— 233
放射線 ———————————————————— 25
放射線曝露 ————————————————— 229
放射線被曝 —————————————————— 97
放射線皮膚障害 ——————————————— 247
放射線療法 —————————————————— 95
胞状奇胎 (hydratidiform mole) —————— 219
紡錘形細胞 ————————————————— 229
紡錘形動脈瘤 (fusiform aneurysm) ———— 113
放線菌類 ——————————————————— 85
胞巣型横紋筋肉腫 —————————————— 105
傍中隔性肺気腫 ——————————————— 153
膨張性発育 (expansive growth) ——————— 91
乏突起膠腫 ————————————————— 257
乏尿 (oliguria) ———————————————— 77
ボーエン癌 —————————————————— 247
ボーエン細胞 ———————————————— 247
ボーエン病 (Bowen's disease) ——————— 247
ホーマーライト型ロゼット ————————— 257
ボールマン分類 ————————————— 171、177
母子間血液型不適合 ————————————— 133
ホジキン細胞 ————————————————— 141
ホジキンリンパ腫 —————————————— 140
補体たんぱく質 ——————————————— 67
ボタロー管 —————————————————— 117
発疹チフス ————————————————— 85
発赤 (rubor) ————————————————— 65
ホモ接合 ——————————————————— 21
ポリープ (polyp) ———————— 45、89、169
ポリオ ———————————————————— 235
ホルマリン固定パラフィン包埋法 —————— 262
ホルモン依存性 ——————————————— 209
ホルモン依存性癌 —————————————— 223
ホルモン依存性腫瘍 ————————————— 93
ホルモン剤 —————————————————— 95
ホルモン療法 ———————————————— 223
本態性高血圧症 (essential hypertension) — 23、111

■ま

マイコプラズマ (mycoplasma pneumoniae) — 151
マイコプラズマ類 —————————————— 85
膜性腎症 (membranous nephropathy) ——— 197
膜性増殖性糸球体腎炎
(membranoproliferative glomerulonephritis) —— 197
マクログロブリン血症 (macroglobulinemia) —— 137
マクロファージ (macrophage) —————— 69、83
マススクリーニングテスト ————————— 17
末梢型T細胞リンパ腫

（peripheral T-cell lymphoma、unspecified） 141
末梢循環不全 61
末梢神経腫瘍 261
麻痺性イレウス 179
マフッチイ症候群 241
マルファン症候群（Marfan's syndrome） 21、113
マロリー小体（Mallory body） 183
満月様顔貌 225
慢性胃炎（chronic gastritis） 165
慢性萎縮性胃炎（chronic atrophic gastritis） 165
慢性萎縮性膵炎 191
慢性右心不全 63
慢性うっ血性心不全 131
慢性炎症（chronic inflammation） 69、71
慢性潰瘍（chronic ulcer） 167
慢性肝炎（chronic hepatitis） 181
慢性気管支炎（chronic bronchitis） 153
慢性頸管炎（chronic cervicitis） 213
慢性甲状腺炎 79、227
慢性硬膜下血腫 249
慢性骨髄炎 237
慢性骨髄性白血病（chronic myelogenous leukemia） 135
慢性骨髄単球性白血病（CMMoL） 137
慢性左心不全 63
慢性腎盂腎炎（chronic pyelonephritis） 201
慢性腎炎症候群 195、197
慢性腎臓病 CKD（chronic kidney disease） 199
慢性腎不全 197、233
慢性膵炎（chronic pancreatitis） 191
慢性前立腺炎（chronic prostatitis） 209
慢性胆嚢炎（chronic cholecystitis） 189
慢性虫垂炎 175
慢性白血病 135、139
慢性鼻炎 143
慢性肥厚性鼻炎 143
慢性非特異性リンパ節炎
（chronic nonspecific lymphadenitis） 139
慢性閉塞性肺疾患
（chronic obstructive pulmonary disease） 152、153
慢性扁桃腺炎（chronic tonsillitis） 143
慢性リンパ性白血病
（chronic lymphogenous leukemia） 135
マントル細胞リンパ腫（mantle cell lymphoma） 141
マンモグラフィー 223

■み・む
未熟奇形腫 105
水いぼ 211
ミスマッチ修復遺伝子 101
ミトコンドリア 31
未分化癌（undifferentiated carcinoma） 103、229

未分化大細胞型リンパ腫
（anaplastic large cell lymphoma） 141
未分化多形肉腫
（undifferentiated pleomorphic sarcoma） 105
未分化胚細胞腫（dysgerminoma） 217
無気肺（atelectasis） 145
無菌性腎盂腎炎 201
むくみ 53
無形成 29
無酸素発作 119
無症候性キャリアー 181
無心体 27
無痛性横痃 253
無脳児 25
無排卵周期（anovulatory cycle） 215
無腐性壊死 237

■め・も
メイグス症候群（Meigs' syndrome） 217
明細胞癌（clear cell carcinoma） 217
迷入膵 169
メサンギウム細胞 197
メサンギウム増殖性糸球体腎炎
（mesangial proliferative glomerulonephritis） 197
メシチリン耐性黄色ブドウ球菌 85
メドゥーサの頭（caput medusae） 59
メネトリエ病 165
メラニン（melanin） 33
メラニン形成細胞（melanocyte） 247
メラニン産生能 247
免疫 73
免疫グロブリン（immunoglobulin） 73、137
免疫賦活療法 95
免疫複合体（immune complex） 75
免疫複合体型アレルギー 75
免疫不全 73、80、81
免疫療法 95
網膜 113
網膜芽細胞腫 99
毛様細胞性星細胞腫（Pilocytic astrocytoma） 257
モノソミー 19
門脈高血圧 139
門脈高血圧 59
門脈圧亢進症 183

■や・ゆ・よ
薬剤アレルギー 77
薬剤性肝障害（drug-induced liver disease） 77、183
山田分類 169
Ul 分類 167
ユーイング腫瘍（Ewing's tumor） 243

融解壊死 (liquefactive necrosis)⋯⋯⋯⋯⋯⋯43
有機水銀汚染⋯⋯⋯⋯⋯⋯⋯⋯⋯⋯⋯⋯⋯25
有棘細胞癌⋯⋯⋯⋯⋯⋯⋯⋯⋯⋯⋯⋯⋯247
疣贅⋯⋯⋯⋯⋯⋯⋯⋯⋯⋯⋯⋯⋯⋯⋯⋯127
遊走細胞⋯⋯⋯⋯⋯⋯⋯⋯⋯⋯⋯⋯⋯⋯69
溶血性黄疸 (hemolytic jaundice)⋯⋯⋯⋯37
溶血性貧血 (hemolytic anemia)⋯⋯77、133、139
溶骨型骨肉腫 (osteolytic⋯⋯⋯⋯⋯⋯243
葉酸⋯⋯⋯⋯⋯⋯⋯⋯⋯⋯⋯⋯⋯⋯⋯133
葉状腫瘍 (phyllodes tumor)⋯⋯⋯⋯⋯221
羊水過多症⋯⋯⋯⋯⋯⋯⋯⋯⋯⋯⋯⋯⋯25
容積負荷 (volume overload)⋯⋯⋯125、129
溶連菌感染後急性糸球体腎炎⋯⋯⋯⋯⋯197
予防手術⋯⋯⋯⋯⋯⋯⋯⋯⋯⋯⋯⋯⋯⋯95
Ⅳ型アレルギー反応⋯⋯⋯75、77、155、245
4大危険因子⋯⋯⋯⋯⋯⋯⋯⋯⋯⋯⋯109

■ら
ライソゾーム⋯⋯⋯⋯⋯⋯⋯⋯⋯⋯⋯⋯69
ライター症候群⋯⋯⋯⋯⋯⋯⋯⋯⋯⋯⋯205
ラクナ梗塞 (lacunar infarction)⋯⋯⋯251
卵黄嚢腫瘍 (yolk sac tumor)⋯⋯⋯207、217
卵管妊娠⋯⋯⋯⋯⋯⋯⋯⋯⋯⋯⋯⋯⋯219
卵管破裂⋯⋯⋯⋯⋯⋯⋯⋯⋯⋯⋯⋯⋯219
卵管膨大部⋯⋯⋯⋯⋯⋯⋯⋯⋯⋯⋯⋯219
ラングハンス型巨細胞⋯⋯⋯⋯⋯⋯69、71
ラングハンス細胞⋯⋯⋯⋯⋯⋯⋯⋯⋯207
卵巣腫瘍 (ovarian tumors)⋯⋯⋯⋯⋯217
卵胞嚢胞 (follicle cyst)⋯⋯⋯⋯⋯⋯217

■り
リード・シュテルンベルク細胞
(Reed-Sternberg cell)⋯⋯⋯⋯⋯⋯141
リウマトイド因子 (reumatoid factor)⋯239
リウマチ性心筋炎⋯⋯⋯⋯⋯⋯⋯⋯⋯127
リウマチ性心内膜炎 (rheumatic endocarditis)⋯127、129
リウマチ熱 (rheumatic fever)⋯⋯77、127
リウマトイド因子⋯⋯⋯⋯⋯⋯⋯⋯⋯79
リケッチア (rickettsia)⋯⋯⋯⋯⋯⋯85
リケッチア痘瘡⋯⋯⋯⋯⋯⋯⋯⋯⋯⋯85
リセプター (receptor)⋯⋯⋯⋯⋯⋯75
リゾチーム⋯⋯⋯⋯⋯⋯⋯⋯⋯⋯⋯83
リブマン・サックス心内膜炎⋯⋯79、127
リポイド (複合脂質) 蓄積症⋯⋯⋯⋯33
リポフスチン (lipofuscin)⋯⋯⋯⋯⋯33
隆起性皮膚線維肉腫
(dermatofibrosarcoma protuberans)⋯247
隆起性病変⋯⋯⋯⋯⋯⋯⋯⋯⋯⋯⋯45
流行性耳下腺炎⋯⋯⋯⋯⋯⋯⋯⋯⋯207
流産 (abortion)⋯⋯⋯⋯⋯⋯⋯⋯⋯219
流注膿瘍⋯⋯⋯⋯⋯⋯⋯⋯⋯⋯⋯⋯237

良性間葉腫⋯⋯⋯⋯⋯⋯⋯⋯⋯⋯⋯105
良性高血圧⋯⋯⋯⋯⋯⋯⋯⋯⋯⋯⋯111
良性骨性腫瘍⋯⋯⋯⋯⋯⋯⋯⋯⋯⋯241
良性腫瘍 (benign tumor)⋯⋯87、91、245
良性上皮性腫瘍⋯⋯⋯⋯⋯⋯⋯⋯⋯103
良性腎硬化症 (benign nephrosclerosis)⋯203
良性非上皮性腫瘍⋯⋯⋯⋯⋯⋯⋯⋯103
良性副甲状腺機能腺腫⋯⋯⋯⋯⋯⋯233
緑色連鎖球菌 (streptococcus viridans)⋯127
臨界期⋯⋯⋯⋯⋯⋯⋯⋯⋯⋯⋯⋯⋯25
淋菌性⋯⋯⋯⋯⋯⋯⋯⋯⋯⋯⋯⋯⋯205
淋菌性尿道炎⋯⋯⋯⋯⋯⋯⋯⋯⋯⋯205
燐酸結石⋯⋯⋯⋯⋯⋯⋯⋯⋯⋯⋯⋯205
輪状潰瘍⋯⋯⋯⋯⋯⋯⋯⋯⋯⋯⋯⋯175
輪状筋線維⋯⋯⋯⋯⋯⋯⋯⋯⋯⋯⋯235
臨床・病理カンファレンス
(clinicopathological conference)⋯⋯263
リンパ管閉塞⋯⋯⋯⋯⋯⋯⋯⋯⋯⋯115
リンパ球 (lymphocyte)⋯⋯⋯⋯⋯⋯69
リンパ球減少型ホジキンリンパ腫⋯⋯141
リンパ形質細胞性リンパ腫
(lymphoplasmacytic lymphoma)⋯⋯141
リンパ行性 (感染症)⋯⋯⋯⋯⋯⋯⋯83
リンパ行性転移⋯⋯⋯⋯⋯⋯⋯⋯⋯91
リンパ上皮腫 (lymphoepithelioma)⋯143
リンパ節腫大⋯⋯⋯⋯⋯⋯⋯⋯⋯⋯139
リンパ性白血病⋯⋯⋯⋯⋯⋯⋯⋯⋯135
リンパ節炎⋯⋯⋯⋯⋯⋯⋯⋯⋯⋯⋯138
リンパ節サルコイドーシス
(lymphadenitis in sarcoidosis)⋯⋯⋯139
リンパ肉芽腫⋯⋯⋯⋯⋯⋯⋯⋯⋯⋯85
リンパ浮腫 (lymphedema)⋯⋯⋯53、115
リンホカイン (lymphokines)⋯⋯⋯⋯73

■る・れ
類骨骨腫 (osteoid osteoma)⋯⋯⋯⋯241
類上皮細胞肉芽腫⋯⋯⋯⋯⋯139、175
類上皮細胞⋯⋯⋯⋯⋯⋯⋯⋯⋯69、71
類線維素壊死⋯⋯⋯⋯⋯⋯⋯⋯⋯⋯109
類線維素変性 (fibrinoid degeneration)⋯31
類内膜上皮内腫瘍
(endometrioid intraepithelial neoplasia)⋯215
類内膜癌 (endometrioid carcinoma)⋯217
ループス腎炎 (lupus nephritis)⋯⋯199
冷膿瘍⋯⋯⋯⋯⋯⋯⋯⋯⋯⋯⋯⋯⋯237
レイノー現象⋯⋯⋯⋯⋯⋯⋯⋯⋯⋯79
レックリングハウゼン病
(von Recklinghausen's disease)⋯⋯261
劣性遺伝⋯⋯⋯⋯⋯⋯⋯⋯⋯⋯⋯⋯23
レトロウイルス⋯⋯⋯⋯⋯⋯⋯⋯⋯97
レーヴィ小体⋯⋯⋯⋯⋯⋯⋯⋯⋯⋯255

連鎖球菌 ⎯⎯⎯⎯⎯⎯⎯⎯⎯⎯⎯⎯⎯ 149
連鎖球菌感染後急性糸球体腎炎
（acute postostreptococcal glomerulonephritis）⎯ 77
攣縮（spasm）⎯⎯⎯⎯⎯⎯⎯⎯⎯⎯⎯ 121、251

■**ろ・わ**

瘻孔 ⎯⎯⎯⎯⎯⎯⎯⎯⎯⎯⎯⎯⎯⎯⎯ 237
労作性狭心症（effort angina）⎯⎯⎯⎯⎯⎯ 121
漏出液 ⎯⎯⎯⎯⎯⎯⎯⎯⎯⎯⎯⎯⎯⎯⎯ 159
漏出性出血 ⎯⎯⎯⎯⎯⎯⎯⎯⎯⎯⎯⎯⎯ 55
老人性角化症 ⎯⎯⎯⎯⎯⎯⎯⎯⎯⎯⎯⎯ 247
老人性骨粗鬆症 ⎯⎯⎯⎯⎯⎯⎯⎯⎯⎯⎯ 237

老人性疣贅 ⎯⎯⎯⎯⎯⎯⎯⎯⎯⎯⎯⎯⎯ 245
老人斑 ⎯⎯⎯⎯⎯⎯⎯⎯⎯⎯⎯⎯⎯⎯⎯ 255
ロキタンスキー・アショフ洞
（Rokitansky-Aschoff sinus）⎯⎯⎯⎯⎯⎯ 189
ロッキー山紅斑熱 ⎯⎯⎯⎯⎯⎯⎯⎯⎯⎯ 85
濾胞癌（follicular carcinoma）⎯⎯⎯⎯⎯⎯ 229
濾胞性悪性リンパ腫 ⎯⎯⎯⎯⎯⎯⎯⎯⎯ 99
濾胞性歯嚢胞（follicular dental cyst）⎯⎯⎯ 161
濾胞性リンパ腫（follicular lymphoma）⎯⎯⎯ 141
ワイヤーループ病変（wire-loop lesion）⎯ 79、199
ワルチン腫瘍（Warrthin's tumor）⎯⎯⎯⎯ 161

新訂版
図解ワンポイント 病理学
第2版

著 者	岡田英吉
発行人	中村雅彦
発行所	株式会社サイオ出版
	〒101-0054
	東京都千代田区神田錦町 3-6 錦町スクウェアビル7階
	TEL 03-3518-9434　FAX 03-3518-9435

カバーデザイン	Anjelico
DTP	株式会社メデューム
本文イラスト	株式会社日本グラフィックス、千田和幸
印刷・製本	株式会社朝陽会

2015年12月20日 第1版第1刷発行
2021年 3 月 1 日 第2版第1刷発行
2024年 2 月20日 第2版第2刷発行

ISBN 978-4-907176-96-9　　ⒸE.Okada
●ショメイ：シンテイバンズカイワンポイントビョウリガクダイ2ハン
乱丁本、落丁本はお取り替えします。